JN301868

**豊富な症例とイラストをそろえ
明日からの診療に役立つ**

プライマリーケアー医のための
めまい診療の進め方

前横須賀共済病院　内科部長　**中山杜人** 著
群馬大学医学部耳鼻咽喉科名誉教授　**亀井民雄** 監修

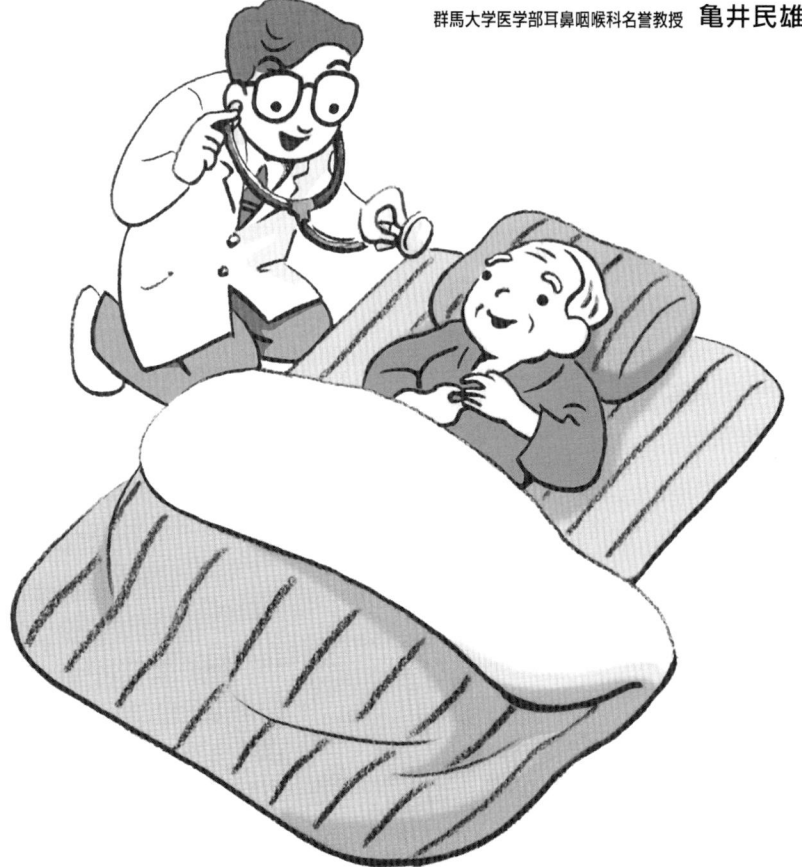

株式会社 **新興医学出版社**

序　文

　近年，ストレス社会を反映してか，めまいを訴えて内科外来や急患室を訪れる患者は増加の一途を辿っている(イラスト1)．特に内科の場合は，中高年のめまい患者が多い．事実，年々めまい外来を訪れる60歳以上の患者が確実に増多している．若年者のめまいはあまり重大な疾患はないが，中高年者のめまいは動脈硬化を背景にしているので，脳卒中や狭心症，心筋梗塞の前兆になっていることもある．「めまい」は内科学会雑誌でタイトルになったこともあり，医師会の勉強会などで「めまい」の講演会があると，座席がなくなるほどの盛況である．こうした医療環境のなかで，実地臨床に即役立つマニュアル的なものをと思い立った次第である．著者は最初，耳鼻咽喉科医としてスタートし，その後，内科医として計33年間めまい診療に従事してきた．

　この間，臨床医にとって重要な役割は，学理より医療を優先することであり，臨床の原点は，何はさておき目前の患者の苦痛を取り去ることではなかろうか，ということをあらためて認識した．それゆえ，本書に記載したことは内科は無論のこと，むしろプライマリーケアーに携わる医師に即戦力となるよう，最初に「めまい診療概論」として救急外来や初診時にめまいの患者を診察する際に，役立つ事項を掲げ，間に具体的に症例をあげて，経過を詳述することにより，読者にとって一層理解しやすいように記載した．そして「めまい診療概論」と最後の「めまい診療まとめ」を読むだけでも，かなり本書の目的を理解していただけると思う．

　実地臨床家の方々に本書をご活用いただければ幸いと考え，めまいの専門的な理論の展開を避け，明日からでもすぐ診療に反映できるよう具体的症例を多くした．種々の症例の経過を眼振所見にこだわらず，気軽に読み進めていただきたい．ただメニエール病については，プライマリーケアー医が遭遇する確率が少ないので，症例数が少なくなってしまったのは否めない．

　症例は，第一部から第三部まで分かれており，第一部は比較的古い症例，第二部は比較的新しい症例，そして第三部は最近の症例とし，頭部MRI，MRA，頸部MRAの写真を数多く掲載した．当院にMR装置が初めて導入され，本格的にスタートしたのは昭和63年4月からと記憶している．この時点から頭部MRIが，そして平成8年からはMRAが撮影可能となったので，体内に金属が入っている人と本人がキャンセルした場合を除き，ほぼ全症例に施行し，その有用性と重要性とを認識した．

　また，頭位性めまい，特に発作性頭位眩暈は，自覚症状，眼振所見は内耳に起因する良性発作性頭位眩暈と鑑別困難な所見を呈しながら中枢障害，ことに小脳・脳幹障害によるものが少なくない．特に40歳以後に初発した場合，頭部MRIだけではなく頭部や頸部のMRAが不可欠である．

　MRが登場する以前のCTのみの時代に，頭部CTで異常なければ内耳性めまいと診断した症例が，後にMRAが撮れるようになり，椎骨脳底動脈循環不全と考えなければ以後の経過と他覚所見が合致しないことが判明し，考えを新たにした．それゆえ，外来で患者から初診時と診断名が違うではないかと言われたこともある．めまいの治療において，薬の組み合わせ（漢方薬も含めて）や量を加減した結果，ようやく改善する症例が多々ある．決して短期間で改善した症例だけではない．そうした治療に難渋した症例もあえて記載した．本書がプライマリーケアーに日夜携わる方々に少しでもお役に立つことを願ってやまない．

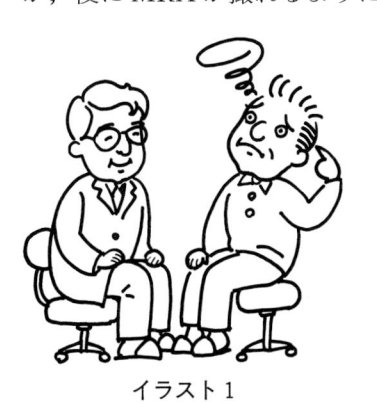

イラスト1

平成16年　吉日

著　者

目　次

めまい診療概論

I．救急外来でめまい患者を診たら　5
1．救急車でストレッチャーで搬入された場合　5

II．新患外来でめまいを診たら，あるいは再診で診察している人がめまいを訴えたら　6
①めまいの診断はほぼ問診で決まる　6
②3分で椎骨脳底動脈循環不全を見分ける問診法　7
③診察時のオーダー，投薬，注意事項　7

III．問診のコツ　8
①めまいの性状と随伴症状　8
②何時に，何をしている時に起こったのか？　8
③持続時間はどれくらいか　9
④中年以降のめまいは次のような症状の有無について問診する　10
⑤既往歴の聴取　10

IV．平衡機能検査を行う順序　11

V．めまいはどのようにして起きる？めまい，眼振を起こす機序　15

VI．めまいにはどんな病気がある？　16
1．末梢性めまいとは　16
（1）良性発作性頭位眩暈　16
（2）内耳性（あるいは末梢前庭性）めまい　16
（3）メニエール病　16
（4）突発性難聴に伴うめまい　16
（5）前庭神経炎　17
（6）耳帯状疱疹に伴うめまい　17
（7）流行性耳下腺炎に伴う耳鳴，難聴，めまい　17
（8）頭部外傷に伴うめまい　17
（9）SM，KM，EVM中毒によるめまい　17
（10）良性再発性眩暈症（片頭痛に伴うめまい）　17
（11）真珠腫性中耳炎から波及した内耳炎　17
（12）内耳梅毒　17
（13）顎関節症に伴うめまい（コステン症候群）　17
（14）遅発性内リンパ水腫　18

2．中枢性めまいとは　18
（1）椎骨脳底動脈循環不全　18

（2）発作性頭位眩暈（狭義） 18
　　　　　　発作性頭位眩暈（狭義）の症例呈示 21
　　（3）悪性発作性頭位眩暈 21
　　（4）小脳出血および梗塞 21
　　（5）脳幹病変（腫瘍，動静脈奇形，梗塞，出血，炎症） 22
　　（6）聴神経腫瘍 22
　　（7）OPCA（オリーブ橋小脳萎縮症） 22

　3．その他のめまい 22
　　（1）循環器疾患を背景としためまい 22
　　（2）甲状腺疾患に伴うめまい 22
　　（3）慢性呼吸不全に伴って起こるめまい 22
　　（4）脳血管性パーキンソニズム 23
　　（5）妊娠中に起こるめまい 23
　　（6）眼科的なめまい 23

　4．稀なめまいのケース 23
　　（1）大動脈弓症候群（脈なし病）に伴うめまい 23
　　（2）鎖骨下動脈盗血症候群 23
　　（3）大脳性のめまい 23
　　（4）神経圧迫症候群 23

VII．めまい診断のコツ 24
　　（1）詳しい病歴をとれば，診断はそれだけでほぼ判明する 24
　　（2）可能なら末梢性と中枢性を区別すること 25
　　（3）プライマリーケアーで診るめまいについては，60歳以上の老年者のメニエール病はほとんど考えなくてよい 25
　　（4）中高年のめまい 25
　　（5）高齢者の非回転性めまい 25

VIII．第一線の臨床医のための重要事項 26

IX．中高年の発作性頭位眩暈―症例による検討― 28
　　（1）発作性頭位眩暈後6年で脳出血で死亡した症例 28
　　（2）発作性頭位眩暈後2年にして脳梗塞を起こした症例 28
　　（3）低酸素状態がきっかけで発作性頭位眩暈を起こした症例 29
　　（4）頭部MRAにて右前大脳動脈閉塞が見つかった症例 29
　　（5）頭部MRAにて右前大動脈閉塞が認められた症例 29
　　（6）頭部MRIにて大脳だけでなく，橋，小脳にも小梗塞が認められた症例 30
　　（7）頸動脈カラードップラー法で右総頸動脈―内頸動脈にかけて狭窄率62％のアテローム硬化が認められた発作性頭位眩暈症例 30
　　（8）頭部MRIで左内包後脚に小梗塞が認められた症例 32

（9）発作性頭位眩暈後，9年して脳血管性パーキンソニズムを起こした症例　32
（10）糖尿病→動脈硬化→椎骨脳底動脈循環不全を背景とした発作性頭位眩暈症例　32
（11）左椎骨動脈結紮→椎骨脳底動脈循環不全が関与していると判断された発作性頭位眩暈症例　32
（12）3年後，右小脳半球に梗塞が見つかった発作性頭位眩暈症例　33
（13）発作性頭位眩暈で頸部MRAにて左椎骨動脈の描出なく，脳底動脈の蛇行も認められた症例　33
（14）発作性頭位眩暈後，5年経過して未破裂脳動脈瘤が発見された症例　34
（15）首がこきっと音がした直後にめまいを起こし，発作性頭位眩暈と診断した症例　34
（16）発作性頭位眩暈後3ヵ月して，意識障害で救急車で運ばれて来た症例　34

症　例

【症例第1部】　末梢（内耳）性や中枢性（頭蓋内疾患）のめまい症例

❶　内耳性めまいを思わせた小脳梗塞症例　38
❷　一見，末梢性めまいと思われたが，頭部MRIにて判明した前庭神経核の梗塞症例　39
❸　2日間で回転性めまいが消失した複視を伴う小脳の出血梗塞症例　41
❹　片頭痛に呉茱萸湯，めまいに半夏白朮天麻湯を用いた良性再発性眩暈症（片頭痛性めまい）　42
❺　心療内科で自律神経失調症と診断されたBarré-Lieou症候群　43
❻　回転性めまいを主訴に急患として来院した橋部小梗塞症例　44
❼　眼前暗黒と回転性めまい後10年を経て脳梗塞を起こした症例　45
❽　回転性めまい，複視を主訴とした脳幹脳炎症例　46
❾　回転性めまいを主訴とした小脳虫部出血症例　47
❿　側臥位のまま救急車で運ばれて来た，回転性めまいに複視を伴った小脳出血症例　48
⓫　回転性めまいで頭部MRIにて発見された良性脳腫瘍症例　49
⓬　メニエール病を思わせる所見を呈し，頭部MRIにて発見された小脳橋角部腫瘍症例　50
⓭　頸椎の強い変形を背景とした椎骨脳底動脈循環不全症例　51
⓮　末梢性めまいまたは椎骨脳底動脈循環不全を思わせる症状で発症し，めまいが1日で消失した小脳梗塞症例　53
⓯　肺癌からの転移性小脳腫瘍症例　54
⓰　椎骨脳底動脈循環不全で発症，1年後クモ膜下出血を起こし，死亡した症例　56
⓱　発作性頭位眩暈後2年6ヵ月を経てから，糖尿病性昏睡で死亡した症例　57
⓲　発作性頭位眩暈後1年3ヵ月してから，下肢の不全麻痺を生じた症例　58
⓳　椎骨脳底動脈循環不全を発症後，2年4ヵ月してから橋梗塞を起こした症例　59
⓴　強い頭痛を主訴に救急外来を訪れた発作性頭位眩暈の症例　60
㉑　ふわふわする浮動性の非回転性めまいが2年間続いた症例　62
㉒　ふらっとする非回転性めまいで発症し，4年7ヵ月後に左上下肢のしびれをきたし，脳梗塞が判明した症例　63

○一見，内耳性を思わせためまい　……………………………………………………症例❶❷❸
○不定愁訴様のめまい　……………………………………………………………………症例❹❺
○めまいと脳梗塞　…………………………………………………………………………症例❻❼
○脳幹脳炎　……………………………………………………………………………………症例❽
○小脳出血　………………………………………………………………………………症例❾❿

- ○ 良性腫瘍 ……………………………………………………………………………………症例⓫⓬
- ○ 変形性頸椎症とめまい ……………………………………………………………………症例⓭
- ○ 小脳梗塞 ……………………………………………………………………………………症例⓮
- ○ 肺癌小脳転移 ………………………………………………………………………………症例⓯
- ○ めまい後死亡した症例 ……………………………………………………………………症例⓰⓱
- ○ めまい後脳梗塞を起こした症例 …………………………………………………………症例⓲⓳
- ○ 非回転性めまい ……………………………………………………………………………症例⓴㉑㉒

【症例第2部】 末梢（内耳）性めまい，めまいと脳血管障害，めまいと脳腫瘍

㉓ 両側耳鳴，動揺感で受診し，頸部MRAにて椎骨動脈径の左右差が判明した症例　68
㉔ Meyer Zum Gottesberge氏頭振り試験でSMによる影響が明らかになった症例　70
㉕ メニエール病症例　72
㉖ ウィルス感染が先行し，前庭神経炎と診断した症例　75
㉗ 幼時に一側性感音難聴となり，最近対側耳に耳鳴，難聴を起こし，回転性めまいも生じた遅発性内リンパ水腫症例　76
㉘ 耳鳴，難聴（蝸牛症状）を伴わない非定型メニエール病症例　79
㉙ 若年者のメニエール病症例　80
㉚ 発作性頭位眩暈で受診し，頭部MRAで左中大脳動脈起始部狭窄，カラードップラー法で頸部左内頸動脈狭窄が判明した症例　82
㉛ 回転性めまいで受診し，頭部MRIにて小梗塞，頸部MRAで右椎骨動脈の描出不良が判明した症例　84
㉜ 慢性腎不全，高血圧で近医にて治療中，発作性頭位眩暈で受診し，頸部MRAにて椎骨動脈径の著明な左右差が認められた症例　86
㉝ 若年者に発症した，ヒステリー発作を合併した椎骨脳底動脈循環不全症例　88
㉞ 回転性めまい発作後，8年して心筋梗塞を起こし，緊急入院後すぐ死亡した症例　90
㉟ 動揺感のめまいと両側耳鳴で受診し，4年4ヵ月後にクモ膜下出血を起こし，緊急入院した症例　92
㊱ 発作性頭位眩暈を起こしてから9年後，頭部MRAで脳底動脈に未破裂動脈瘤が発見された症例　94
㊲ 大動脈弁閉鎖不全に発作性頭位眩暈を合併し，5年後に右半身不全麻痺を生じた症例　96
㊳ 某病院でメニエール病と診断されたが，その後平衡機能障害が2年続き，当科転院後高脂血症，糖尿病が判明．頭部MRIで大脳に小梗塞，頭部MRAで左椎骨動脈に屈曲が認められた椎骨脳底動脈循環不全の症例　98
㊴ 近医で良性発作性頭位眩暈と診断を受けたが，眼前暗黒を伴い，頭部MRIにて左側頭葉に梗塞，頭部MRAにて明らかな椎骨動脈径の左右差が発見された発作性頭位眩暈の症例　100
㊵ 心筋梗塞を起こしてから5年後に複視を伴う非回転性めまいを生じ，頭部MRIにて左橋梗塞が，頭部MRAで右中大脳動脈起始部狭窄，脳底動脈描出不良が認められた椎骨脳底動脈循環不全の症例　102
㊶ 回転性めまいで受診し，頭部MRIにて後頭葉に髄膜腫が発見された症例　105
㊷ 高血圧の治療中，回転性めまいを起こし，頭部MRAにて右中大脳動脈分岐部付近に未破裂脳動脈瘤が発見された症例　106
㊸ 軽いめまい感と左耳後部痛で受診し，頭部MRIで脳下垂体腫瘍が見つかった症例　107
㊹ 眩暈にて救急車で入院し，椎骨脳底動脈循環不全と診断したが，後日の頭部MRIにて脳下垂体腫瘍が発見された症例　108
㊺ めまいで受診し，椎骨脳底動脈循環不全を背景とした発作性頭位眩暈と診断したが，頭部MRIにて松果

体嚢胞が認められた症例 109
㊻ 一見，良性発作性頭位眩暈の所見を呈し，頭部 MRI にて橋梗塞が見つかった発作性頭位眩暈症例 110
㊼ 糖尿病で通院中，発作性頭位眩暈を起こし，4 年後の頭部 MRI で右側頭葉に梗塞が見つかった症例 112

○過去に内耳性めまいと診断された椎骨脳底動脈循環不全症例 ……症例㉓
○内耳性めまい ……症例㉔㉕㉖㉗㉘㉙
○内頸動脈系，椎骨脳底動脈系の血行不全 ……症例㉚㉛㉜㉝
○めまい後の心筋梗塞，クモ膜下出血，脳底動脈の未破裂動脈瘤 ……症例㉞㉟㊱
○一見，末梢（内耳）性めまいのように見えた症例 ……症例㊲㊳㊴㊵
○めまいと脳腫瘍，未破裂脳動脈瘤 ……症例㊶㊷㊸㊹㊺
○めまいと脳梗塞 ……症例㊻㊼

【症例第 3 部】 末梢（内耳）性めまい，頭蓋内の重大な疾患

㊽ メニエール病 116
㊾ メニエール病 118
㊿ メニエール病が考えられた症例 119
(51) メニエール病 121
(52) レルモワイエ症候群 123
(53) 回転性めまいと左右に揺れる感じを主訴とした遅発性内リンパ水腫症例 124
(54) 良性再発性眩暈症 125
(55) 良性発作性頭位眩暈症例 126
(56) 良性発作性頭位眩暈症例 127
(57) ムンプスウイルスによる内耳炎の症例 128
(58) 耳性帯状疱疹の症例（帯状疱疹ウイルスによるめまい） 130
(59) ウイルス性と考えられた脳幹脳炎の症例 131
(60) ゾビラックスが著効したラムゼイ・ハント症候群症例 132
(61) 頑固なめまいを訴えた前庭神経炎が疑われた症例 134
(62) 治療に難渋していたが，ゾビラックスが著効した症例 136
(63) 抗めまい薬がまったく効果なく，ゾビラックスでようやくめまいが改善した椎骨脳底動脈循環不全の症例 138
(64) 回転性めまいで発症，入院後 3 日目で死亡した糖尿病合併，右延髄梗塞，小脳梗塞の症例 140
(65) めまい発作後 4 年して心筋梗塞で死亡した症例 141
(66) ふらふらするめまいで入院し，小脳梗塞が判明したが，後日死亡した膠原病の症例 142
(67) 回転性めまい発作後 1 年 8 ヵ月して脳出血を起こし，右完全片麻痺になった症例 144
(68) めまい発作後 6 年して脳梗塞を起こした椎骨脳底動脈循環不全の症例 145
(69) 発作性頭位眩暈後 7 年 6 ヵ月して脳出血で急死した症例 146
(70) 発作性頭位眩暈後 6 年してクモ膜下出血にて急死した症例 148
(71) メニエール症候群といわれていたが，頭部 MRI で比較的大きな小脳梗塞が発見された症例 150
(72) 平衡障害を主訴に入院した橋部梗塞の症例 152
(73) 近くの病院で前庭神経炎の疑いといわれ，頭部 MRI で橋部小梗塞が発見された症例 154
(74) めまい発作後 2 日して異型狭心症を起こした 90 歳の椎骨脳底動脈循環不全症例 156

㊆ 発作性頭位眩暈後1ヵ月して構音障害，四肢の不全麻痺をきたした症例　158
㊆ 良性発作性頭位眩暈と診断し，後日頭部 MRI で陳旧性脳出血が発見された症例　160
㊆ 一見，末梢（内耳）性のめまいを呈し，後日中脳の小梗塞が発見された心房細動の症例　162
㊆ めまい後 3 年 6 ヵ月して脳梗塞を起こした高血圧合併椎骨脳底動脈循環不全の症例　164
㊆ 近くの耳鼻咽喉科で良性発作性頭位眩暈と診断され，頭部 MRI で陳旧性脳出血が認められた症例　166
㊆ 椎骨脳底動脈循環不全後 2 年して一過性脳虚血発作を起こした症例　167
㊆ 頭部 MRI で橋部に小梗塞があり，方向交代性上向性眼振が認められた発作性頭位眩暈の症例　168
㊆ ぐらっとするめまいで発見された脳内出血（右被殻出血）の症例　169
㊆ 前下小脳動脈虚血発作の症例　171
㊆ 後下小脳動脈閉塞症（ワレンベルグ症候群）の症例　173
㊆ めまいと流動物，固形物がまったく入らないことを主訴に受診したワレンベルグ症候群の症例　175
㊆ 頭部 MRI で小脳橋角部嚢胞が発見された発作性頭位眩暈症例　177
㊆ 非定型めまいにて受診，頭部 MRI で小脳橋角部腫瘍が発見された症例　178
㊆ 回転性めまいで受診し，頭部 MRI で松果体嚢胞が発見された症例　180
㊆ 一見，末梢性ないし内耳性のめまいにみえたが，頭部 MRI で小脳橋角部腫瘍が見つかった症例　182
㊆ 回転性めまいで受診し，後日髄膜腫がみつかった症例　184
㊆ 非定型めまいと眼の奥が痛いとのことで受診し，頭部 MRI で大脳に髄膜腫が発見された症例　185
㊆ 非定型めまいで受診し，頭部 MRI にて右小脳橋角部嚢胞が発見された症例　186
㊆ 回転性めまいで受診し，頭部 MRI で松果体嚢胞が発見された症例　187
㊆ 回転性めまいを主訴に受診し，大脳に髄膜腫が発見された症例　188
㊆ 回転性めまいで頭部 MRI にて左頭頂葉に血管腫が発見された橋部小梗塞の症例　190
㊆ 回転性めまいで受診し，頭部 MRI で左前頭葉血管腫がみつかった症例　192
㊆ めまい後 3 年して，脳動脈瘤が発見された椎骨脳底動脈循環不全症例　194
㊆ 両側脳動脈瘤が発見され，2 年後に一方が破裂した椎骨脳底動脈循環不全症例　195
㊆ 発作性頭位眩暈で頭部 MRA にて脳動脈瘤が見つかった症例　196
㊆ 発作性頭位眩暈で頭部 MRA にて脳動脈瘤が見つかった症例　197
㊆ 頸部 MRA で右椎骨動脈の Kinking（ねじれ）が認められた椎骨脳底動脈循環不全症例　198
㊆ 頸部 MRA で椎骨動脈の 2 回交叉と脳底動脈の著しい蛇行が発見された椎骨脳底動脈循環不全の症例　200
㊆ 頸部 MRA にて椎骨動脈の Kinking（ねじれ）が発見された発作性頭位眩暈の症例　201
㊆ 頸部 MRA で，椎骨動脈が 2 回交叉している所見がみられた発作性頭位眩暈の症例　203
㊆ 良性発作性頭位眩暈と診断され，頸部 MRA で左椎骨動脈が屈曲していた発作性頭位眩暈の症例　204
㊆ 左椎骨動脈がかなり細く，kinking（ねじれ）も認められた発作性頭位眩暈症例　205
㊆ 若年ながら頸部 MRA で強い椎骨動脈の屈曲と脳底動脈の蛇行が見つかった発作性頭位眩暈症例　207
㊆ 左半身の異常感覚を伴った発作性頭位眩暈症例　208
㊆ 良性発作性頭位眩暈と酷似した眼振所見を呈し，頭部 MRI で橋部に高信号域が認められた症例　209
㊆ アーノルドキアリー奇形が判明した発作性頭位眩暈症例　214
㊆ Dandy-Walker 奇形（小脳虫部の低形成）に発作性頭位眩暈を起こした症例　216
㊆ 8 年間ぐらっとするめまいが続いたという症例　218
㊆ 妊娠中にめまいが起こる場合もある！　220
㊆ 稀な軽度のめまいで，無視されそうな圧外傷による迷路（内耳）障害のケース　221
㊆ 主に左上肢を挙げた時の眼前暗黒を主訴に受診した左椎骨動脈狭窄の症例　222

- ⑯ 大動脈弓症候群に伴うめまいが考えられた症例　224
- ⑰ 真武湯で20年来のめまいが消えた！　226
- ⑱ 便の回数が多い人のめまいには真武湯を！　227
- ⑲ 真武湯が奏効した椎骨脳底動脈循環不全症例　228
- ⑳ 病院をはしごしてもよくならず，苓桂朮甘湯を増量してやっとめまいが治まった症例　229
- ㉑ 真性多血症に伴うめまい　231
- ㉒ 回転性めまいで救急で来院し，頭部MRAにて解離性椎骨動脈瘤が疑われ，5ヵ月後に椎骨脳底動脈系のTIAを起こした症例　233
- ㉓ ふわっとするめまいで受診，頭部MRAにて右中大脳動脈閉塞が判明した症例　236

- ○内耳性めまい ··· 症例㊽㊾㊿51 52 53 54 55 56
- ○ウイルス性めまい ··· 症例57 58 59 60
- ○頑固に続くめまい ··· 症例61 62 63
- ○めまいと脳卒中，虚血性心疾患 ················· 症例64 65 66 67 68 69 70 71 72 73 74 75 76 77 78 79 80 81 82
  - （症例64 65 66 69 70はめまい後に死亡した症例）
  - （症例67 68 75 78 80はめまい後，脳卒中，TIAを起こした症例）
  - （症例74はめまい後2日して異型狭心症で入院した症例）
- ○前下小脳動脈虚血，後下小脳動脈閉塞症 ·· 症例83 84 85
- ○囊胞，脳腫瘍が認められた症例 ··· 症例86 87 88 89 90 91 92 93 94 95 96
- ○脳動脈瘤が発見された症例 ··· 症例97 98 99 100
- ○椎骨動脈のKinking（ねじれ），交叉が認められた椎骨脳底動脈循環不全症例 ········· 症例101 102
- ○椎骨動脈のKinking（ねじれ），交叉，屈曲がみられた発作性頭位眩暈 ········· 症例103 104 105 106 107
- ○中枢性（頭蓋内病変）と考えられる発作性頭位眩暈 ··· 症例108 109
- ○先天性奇形に伴うめまい ·· 症例110 111
- ○その他のめまい ·· 症例112 113 114 115 116
- ○漢方薬が奏効しためまい ·· 症例117 118 119 120
- ○血液疾患に伴うめまい ··· 症例121
- ○血管病変によるめまい ·· 症例122 123

めまい診療まとめ

I．めまいと一過性脳虚血発作，脳腫瘍，脳動脈瘤　238
1．めまいと一過性脳虚血発作（内頸動脈領域）　238
2．めまいと脳腫瘍　238
3．めまいと脳動脈瘤　239

II．第一線のプライマリーケアー医のためのめまい診療の進め方　241
1．内科でよく遭遇するめまい　241
（1）椎骨脳底動脈循環不全　241
（2）発作性頭位眩暈　242
（3）循環器疾患を背景としためまい　242

（4）末梢性あるいは内耳性のめまい　242
　　①メニエール病　242
　　②突発性難聴　242
　　③良性発作性頭位眩暈　243
　　④前庭神経炎　243
　　⑤ウイルス性疾患に伴って起こる内耳性めまい　243

2．その他の内科で遭遇するめまい　243
　（1）甲状腺疾患に伴うめまい　243
　（2）慢性呼吸不全に伴って起こるめまい　243
　（3）脳血管性パーキンソニズム　243
　（4）大脳性のめまい　243
　（5）妊娠中に起こるめまい　243
　（6）眼科的なめまい　243

3．めまいで最終的にしておくことは　244

III．明日からでも役に立つめまいの実践診療　244
1．眼振以外のめまい診断へのアプローチ　244
2．プライマリーケアーでのめまいの処方　245
3．めまい患者のめまい以外の症状について　246
　（1）嘔気，嘔吐　246
　（2）しびれ　246
　（3）頭痛，首筋の痛み，頭重感　247
　（4）肩凝り　247
　（5）頭鳴　247

4．外来でよく遭遇するQ＆A　247

IV．最終的に頭に入れておくこと　248
1．中高年者のめまいで多いのは椎骨脳底動脈循環不全（眼振は一定方向）　248
2．発作性頭位眩暈（眼振は方向交代性）　250
3．見逃してはならぬもの　250

V．これからのめまい診療の注意点　250

おわりに　251
文　献　252
索　引　253

めまい診療概論

高齢者のめまいは要注意(イラスト2)

これからはプライマリーケアーが重視される.
かかりつけ医:
　「どれどれ,めまいが起きたって?」
老婆:
　「先生,すみませんねー.明け方からぐるぐる回って起きられないし,体はしびれるし,頭の後が
　ズキズキするんですよ.娘がメニエールじゃないのと言うんですよ」
かかりつけ医:
　「おばあちゃん,めまいにしびれ,後頭部痛を伴っていればメニエール病ではありませんね.病院
　で頭を調べてもらった方がいいですよ」

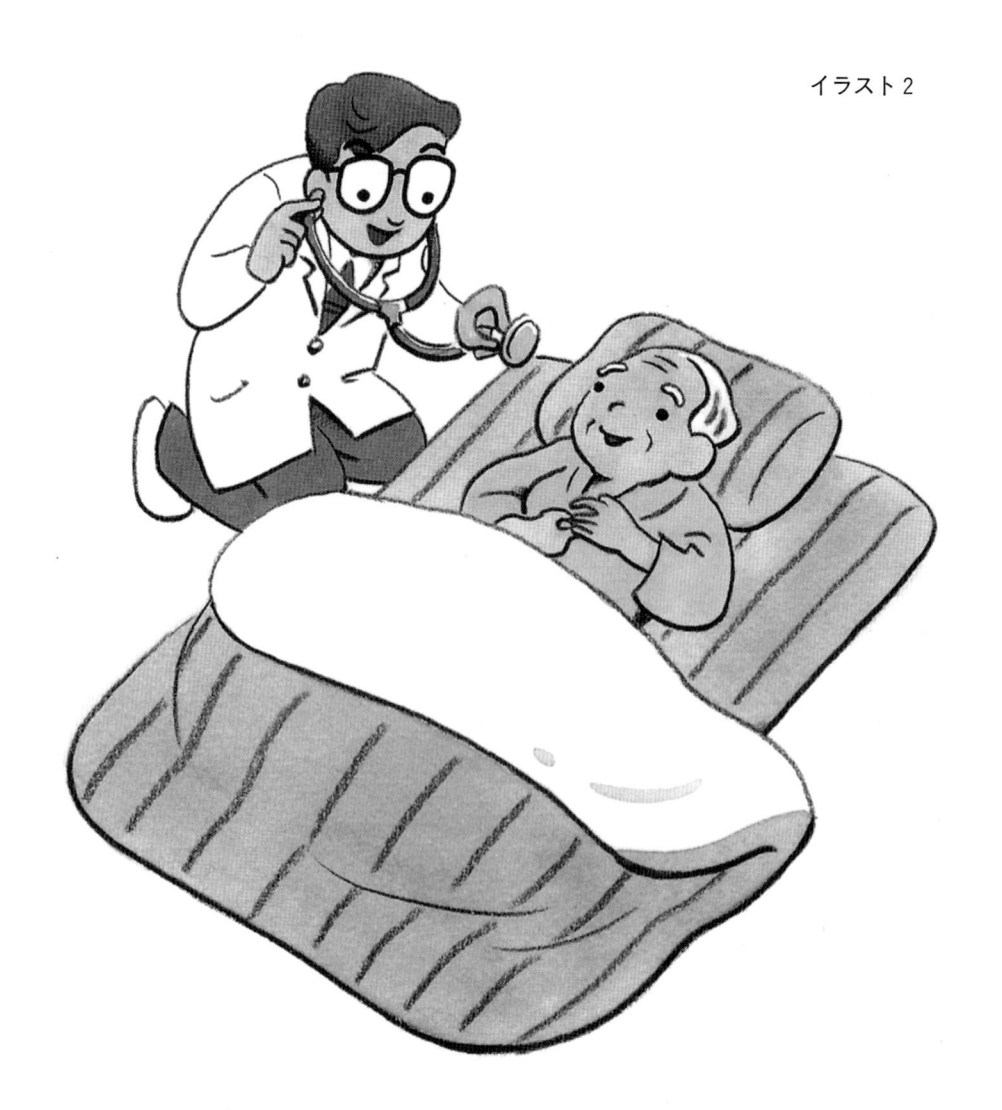

イラスト2

もうめまい＝メニエール病の診断はやめよう（イラスト3）

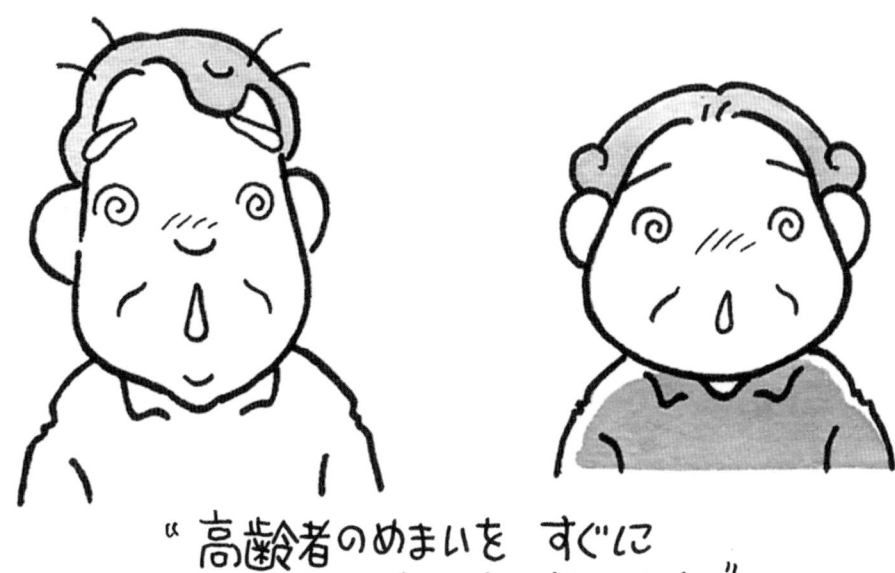

"高齢者のめまいを すぐに メニエール病と言わないでね"

イラスト3

めまい診療は難しくない

① それにはシンプルに考えるとよい

診断はともかくとして重大疾患を見逃さない

② 頭蓋内疾患，心疾患等

特に中高年のめまいは内耳よりまず頭蓋内疾患を考える．

治　療

③ 基本的にはほぼ同じ．あとは薬の選び方とサジ加減．

高血圧を治療中の中高年者が明け方に，めまい以外に後頭部痛，しびれ，複視のいずれかの症状を伴って来院したら，後頭蓋窩の出血，梗塞に注意！

ふらふら，ぐらぐらするという症状，雲の上を歩く感じ（イラスト4），頭が地に引き込まれる感じ（イラスト5）もめまいの一種，フレンツェル眼鏡を使えば（できれば暗室で），眼振の存在が確認される．時には重大な病気が隠れていることもあるので要注意！

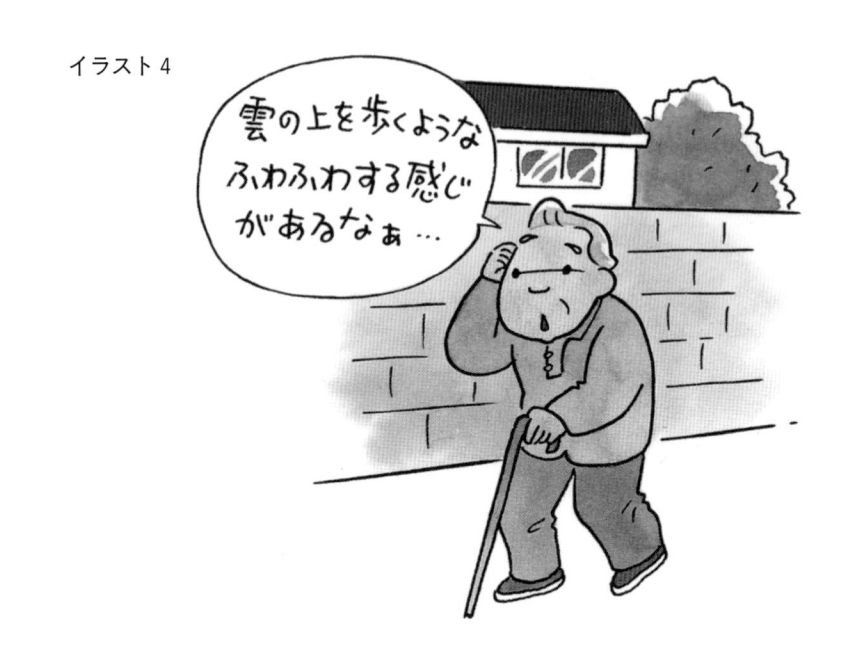

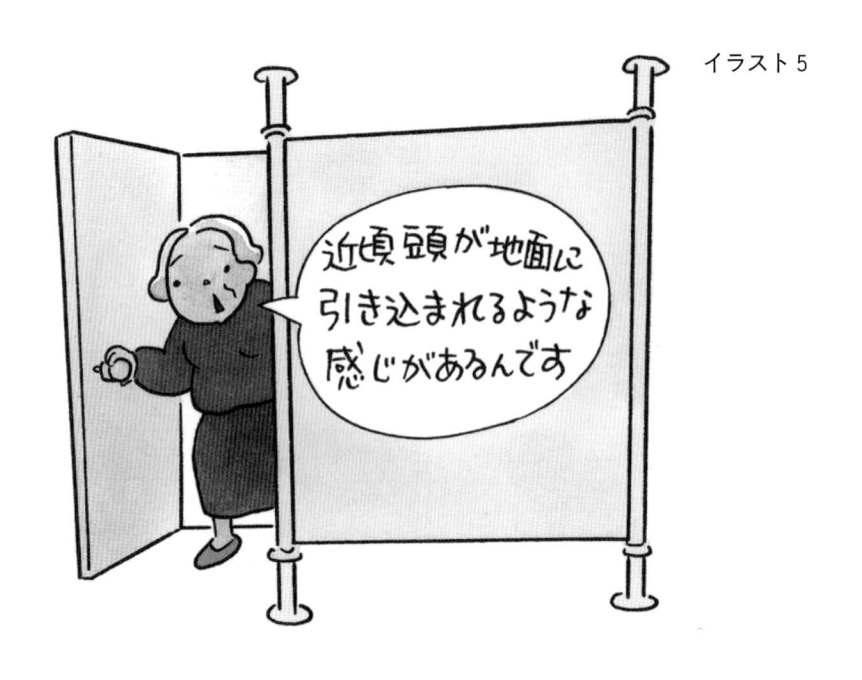

イラスト4

雲の上を歩くような
ふわふわする感じ
があるなぁ…

イラスト5

近頃頭が地面に
引き込まれるような
感じがあるんです

めまい診療概論

I．救急外来でめまい患者を診たら

1．救急車でストレッチャーで搬入された場合（イラスト6）

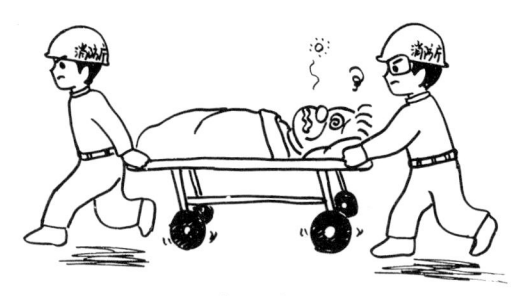

イラスト6

① 体位は側臥位をとっているか→yes→脳幹，小脳病変を考え，出血を除外するため，ただちに頭部CTを→様子観察も含めて入院．

② 眼振を観察し，後頭部痛，複視，しびれ（四肢末端あるいは口周囲），耳鳴，難聴，嘔気，嘔吐の有無を確かめる．

眼振：
 a．純回旋性 ◯，◯ → 脳幹小脳病変を除外するため，ただちに頭部CTを→入院
 b．垂直性 ↓，↑
 c．方向固定性眼振
   ・水平性→
   ・回旋要素の強い水平性 ◯
   ・または水平回旋混合性眼振 ◯
       ↓
中高年者ならまず椎骨脳底動脈循環不全を疑う．

眼振が検査できなくてもめまい以外に後頭部痛，複視，しびれの三つの症状のうちどれか一つがある場合→入院．なければ，メイロン250 ml 1/2ボトル＋メタボリン（ビタミンB_1）50 mg＋プリンペラン1A（嘔気，嘔吐がある場合）を投与して，めまいが治まれば帰宅可．

めまいが治まらなければ入院を考えるが，その前に血圧が下がっていなければセルシン（5 mg）1Aを筋注（高齢者では（10 mg）1Aを打つと，血圧がダウンして死亡することあり），さらにメリスロン（1錠，6 mg）2錠，セロクラール1錠，セファドール1錠を処方し内服させてみる．こうするとめまいが治まって帰宅可能となることがあるのでぜひ実行されたい．

若い患者なら末梢性（内耳性）を考える．
例：前庭神経炎，良性発作性頭位眩暈，メニエール病．

上記と同じ処置をして，めまいが治まれば帰宅可．治まらなければ入院．

- ただしストレッチャーで運ばれて来るような患者は相当めまいが強いはずなので入院させた方が無難．どうしてもベッドがなければメリスロン，セロクラール，セファドールを上記同様に内服させると治まって帰宅可能となることもある．
- いずれにせよ入院後は可能なら専門医に相談すること．
- 帰宅させる場合は，例えば次のような処方をしておく．

Rp）① メリスロン（1錠，6 mg）3錠，セロクラール（1錠，20 mg）3錠，セファドール3錠，
　　② プリンペラン3～6錠（嘔気，嘔吐がある場合）

③ 後頭部痛，複視，しびれのいずれか一つまたは二つ以上あれば中枢性病変（頭蓋内病変）を疑う．

めまいに複視，あるいは四肢末端のしびれ（手袋靴下型）や口周囲のしびれが加わったらそれだけでメニエール病ではない．

複視は上部脳幹の，そして口周囲のしびれ感は脳幹の三叉神経核の虚血を意味する．

II. 新患外来でめまいを診たら，あるいは再診で診察している人がめまいを訴えたら

　プライマリーケアーでみるめまいの確率は，椎骨脳底動脈循環不全と発作性頭位眩暈が圧倒的に多い．
　メニエール病は全めまい症例の5％程度にすぎない（ただしこの確率は耳鼻咽喉科での数字）．内科では0.6％である．

① めまいの診断はほぼ問診で決まる

　美容院や床屋で，寝た時や起きた時に回転性めまいがあった（イラスト7）と聞いたら→即座に発作性頭位眩暈を疑う．
　ただし若い人なら→良性発作性頭位眩暈を考える．
　左あるいは右を下にした時，上を向いた時（イラスト8），頭を枕に着けた時，あるいは起き上がる時などのめまいなら→発作性頭位眩暈を考える．

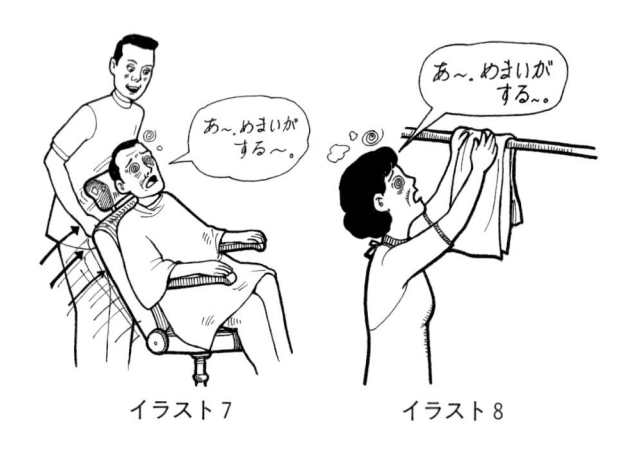

イラスト7　　　　イラスト8

　ただし，若い人なら良性発作性頭位眩暈を考えるが，高齢者なら，動脈硬化→椎骨脳底動脈循環不全を背景とした発作性頭位眩暈を考えた方がよい．
　高齢者では頭部MRIでラクナ梗塞（小梗塞），側脳室周囲の虚血性変化などが見つかることが多く，この時は将来脳卒中が発生する可能性があり注意．

　◎発作性頭位眩暈は変形性頸椎症や，陳旧性心筋梗塞，狭心症，不整脈のような循環器疾患が背景になっていることもある．
　◎ペースメーカーを装着している人が，回転性めまいや，軽い時はふわっとするとかぐらっとするというような，いわゆるめまい感を訴えて来ることもあるが（イラスト9），決して気のせいではない．フレンツェル眼鏡を用いてよく見ると眼振が把握できる．
　◎ペースメーカーが入っているような症例は，多かれ少なかれ椎骨脳底動脈循環不全があると考えても間違いない．

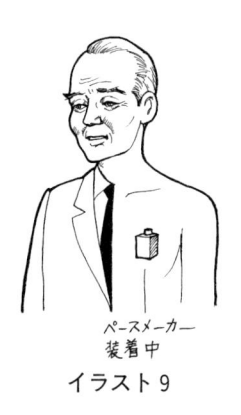

イラスト9

　◎一つ付け加えておくと，発作性頭位眩暈では，ふつうめまい時の耳鳴を伴わない（ただし以前からある耳鳴は考えに入れない．つまりめまい時の増強がなければ有意とせず）．
　循環器疾患を持つ患者がめまいを訴えたら，即，椎骨脳底動脈系の循環不全が少なくともあるなと頭に浮かんでくるようにした方がよい．
　次に中高年者のめまいの大部分を占める椎骨脳底動脈循環不全を短時間で判断する方法を示す．

② 3分で椎骨脳底動脈循環不全を見分ける問診法

次に掲げる症状の（ ）内に○を付けてみて，回転性めまい，ぐらっとするめまい，ふわっとするめまいにプラスして○が1個以上付けば椎骨脳底動脈循環不全を疑う．

◎逆にこれらの症状があればメニエール病やいわゆるメニエール症候群ではない！

- ●頭が後に引かれる感じ（ ）（イラスト10）
- ●靴ひもを結ぶ時のように下を向く時めまいを起こす（ ）（イラスト11）

◎つまり縦の変化でめまいを起こしやすい

- ●四肢末端（手先足先）のしびれ（手袋靴下型と称する）（ ）
- ●複視（ ）
- ●霧視（景色に霧がかかったように見える）（ ）
- ●眼前暗黒（ ）
- ●発汗（冷汗）（ ）
- ●脱力発作（ ）
- ●意識消失（ ）
- ●比較的強い後頭部痛（ ）
- ●両側耳鳴，頭鳴（ ）

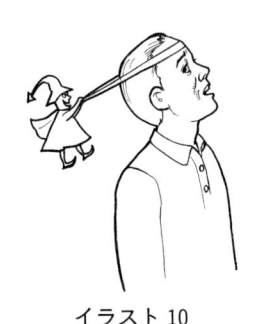

イラスト10

イラスト11

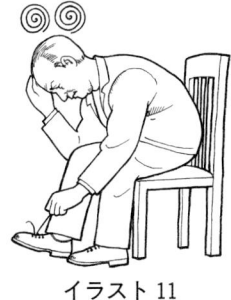

- ●異常血圧（高い場合と低い場合がある）（ ）
- ●口周囲しびれ感（ ）

③ 診察時のオーダー，投薬，注意事項

前庭機能検査を行う余裕がなければ，問診である程度見当をつけてから，一応，自発眼振をみて，また，たとえ眼振がわからなくても専門医に紹介する．

もし病院内であれば紹介する前にオーダーしておく検査（ただし可能な範囲でOK）は以下である．

① 頸椎 X-ray，4方向または6方向
② 頭部 MRI（単純CTは大きな脳梗塞と脳出血のみ診断可能で，脳腫瘍を発見するのは困難）

そして処方する薬は以下である（一処方例に過ぎないが）．

| Rp） ① メリスロン （1錠，6 mg）3錠 |
| セロクラール （1錠，20 mg）3錠 |
| またはサーミオン 3錠 |
| ② セファドール 3錠 |
| ③ プリンペラン 3〜6錠 |
| （嘔気，嘔吐がある場合） |

その他の注意事項を揚げておくと，

- ●30歳以上の人は頸椎変形をみておくことは非常に重要（特に高齢者は必須）．
- ●プライマリーケアーで救急医や内科医がメニエール病にあたる確率は非常に少ない．
- ●前庭神経炎の原因の一つはウイルスではないかといわれているので，2週間から1ヵ月以内に風邪にかかったことがあるかどうかが参考になる．
  そして耳鳴がないことが大前提である．
- ●中高年の回転性めまい患者の血圧がふだんより異常に高い場合，高血圧によるめまいと診断してはならない．脳幹の血管運動中枢は前庭神経核に近接しているので，脳幹の循環障害があれば当然めまいと血圧上昇が起こる．
- ●高齢者のめまい患者で，血圧が200以上となっていても降圧薬で急激に下げない方がよい．さらに梗塞を増やすことになり得る．

●中年またはより若い患者で一側性の耳鳴が続き，難聴もあるという時は聴神経腫瘍を疑う．ただし確率は非常に少ない．

III．問診のコツ

めまい患者を診察する場合，何はさておき問診が一番大切で，これによってほぼ診断がついてしまうといっても過言ではない．ここではまず問診でどういうことを聞き出し，診断に結び付けるかについて触れる．

めまいは回転性なのかそれとも立ちくらみやふらつきなのか？

回転性めまいなら末梢性前庭障害（内耳性めまい），メニエール病，良性発作性頭位眩暈などが代表的，中枢性（頭蓋内疾患）なら椎骨脳底動脈循環不全，小脳，脳幹の出血や梗塞を考える．

立ちくらみは，起立性低血圧，つまり脳幹の虚血で起こるといわれている．それゆえ，老人なら椎骨脳底動脈循環不全を考え，若い人なら起立性調節障害（若い人では起立性低血圧とはいわず，起立性調節障害を用いる）を疑う．

次にふわっとする，ぐらっとする，あるいはふらつきなどの症状は，軽い回転性めまいや，さらにはめまいが十分回復していない時の症状のことがある．

成書には，これらの症状は，老人の椎骨脳底動脈循環不全でみられるという記載がある．しかし，聴神経腫瘍，頸性めまい，脳幹梗塞，小脳梗塞，脳幹，小脳の変性疾患などでも起こり得る．

そして軽度の内耳性めまいや，結核剤としてのSM（硫酸ストレプトマイシン），KM，EVM（一般名：エンビオマイシン，商品名：ツベラクチン）による両側前庭機能障害などでも起こるのである．つまり，内耳性めまい，中枢性めまい（頭蓋内疾患）のいずれでも起こり得るのである．

この際ぜひ聞いておきたいことは階段の昇降に際し，昇る時より降りる時の方が辛いかどうか，手すりにつかまらないと怖いかどうかを聞き出すこと．これは両側前庭機能障害（頻度は少ない）か，あるいは中枢性（頭蓋内疾患）のいずれかを示唆する．

① めまいの性状と随伴症状

回転性なのか，非回転性なのか，非回転性ならそれは立ちくらみなのかふらつきなのか．

回転性のめまいに嘔気，嘔吐，耳鳴，難聴などの随伴症状を伴う場合でも，すぐメニエール病と診断するのは好ましくない．

横須賀共済病院内科で昭和62年にめまい外来開設以来，平成14年12月までにわれわれが診察した2938例の患者のうち，確実にメニエール病と診断された例は18例しかない．

理由は内科を受診してくるめまい患者は耳鳴，難聴（蝸牛症状）を強く訴えることが少ない．

蝸牛症状が目立つ患者は当然，耳鼻咽喉科を受診するからである．

典型的なメニエール病の場合，めまいに伴って多くは一側性の耳鳴が増強し，難聴となり，めまいが治まってくると耳鳴，難聴も軽減してくるというのが特徴的である．さらにめまい発作を繰り返すうちに，多くの場合，ついには高度難聴に陥る．

教科書的には，嘔気，嘔吐が強い場合は末梢性が多いとされるが，老人の椎骨脳底動脈循環不全でも，これらの症状はよくみられる．両側の耳鳴，耳閉感がめまいと無関係に起こる場合もあるし，めまいに伴って起こる場合もあるが，多くはめまいとは無関係に右左別々に起こる．この場合もまず椎骨脳底動脈循環不全を考える（参考1）．

② 何時に，何をしている時に起こったのか？

小脳梗塞は早朝に起きやすい．末梢性（内耳性）めまい，または内耳の血流障害を伴っている椎骨脳底動脈循環不全の症例では，「朝，横になっている状態で目が醒めたら，すでに目が回っていた」と訴えられることがある．「トイレに行こうとして，ぐるぐる目が回った」という訴えは非常に多いが，これは末梢性でも中枢性（頭蓋内疾患）でも起こる．

③持続時間はどれくらいか

末梢性（内耳性）→数十分～数時間（発作性めまい），または2日以上続き，1週間以内に治まるめまい（持続性めまい）（ちなみにメニエール病の回転性めまい発作は2日以上続かない）．

中枢性→数秒間のぐらっとする感じ，あるいは数分間のめまい（椎骨脳底動脈循環不全）．

強いめまいで1週間以上経ってもよくならないめまい（一般的に小脳や脳幹の梗塞を考えるが，例外的に翌日ないし，数日中によくなってしまう梗塞の症例もある）（**参考2**）．

📎 参　考 1

両側感音難聴が2～3ヵ月で急速に進行してくる場合，あるいは突然起こる場合，脳梗塞の前兆になるので要注意（イラスト12）．はなはだしい場合は医師の目前で急激に聞こえなくなり，すぐに意識障害→脳幹梗塞となった症例を経験したことがある．また，数年かかって両耳が徐々に聞こえなくなった場合も，単なる老人性と考えずに椎骨脳底動脈循環不全を考えた方がよい．

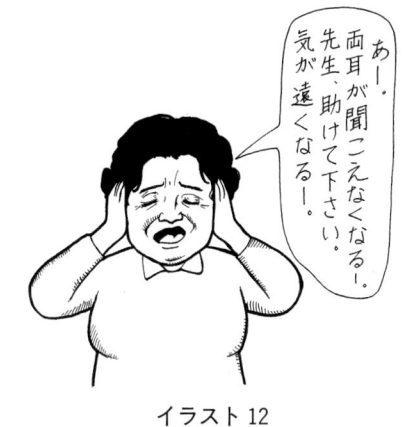

（吹き出し：あー，両耳が聞こえなくなる．先生，助けて下さい．気が違くなるー．）

イラスト12

📎 参　考 2

ただし，たった1回だけの回転性めまい発作で前庭神経核の梗塞が頭部MRIで見つかった症例が1例と，やはり1回だけのめまい発作で後日，頭部MRIにて小脳梗塞が発見された症例が2例と計3例を経験している．そのなかの小脳梗塞の1例を示す（図1a，図1b）．

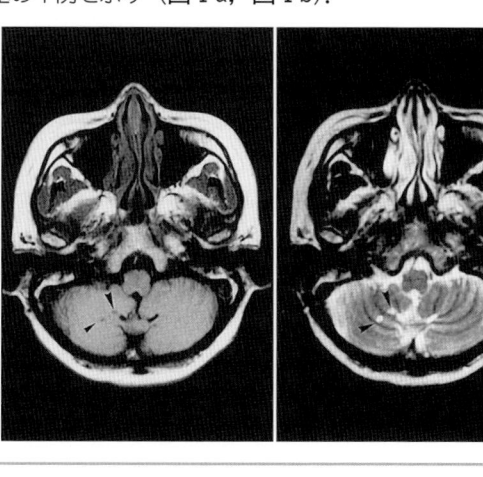

図1　46歳，女性，単純頭部MRI
　a：右小脳に小梗塞を認める（▶）．T1強調画像．
　b：T2強調画像．

④ 中年以降のめまいは次のような症状の有無について問診する

- めまい→椎骨脳底動脈循環不全のめまいは回転性だけでなく，左右に揺れる感じ，あるいはふわっとする感じとか，非回転性のめまい感を訴えることもある．また，中高年者の立ちくらみは起立性低血圧→脳幹の血管運動中枢の循環障害，→つまりは椎骨脳底動脈循環不全で起こると考えられる．したがって，立ちくらみといえども将来の脳梗塞に注意を払う必要がある
- 口周囲しびれ感
- 構音障害
- 四肢末端のしびれ（手袋靴下型）→ Cervical myelopathy で左右対称性に生じる[4]
- 複視
- 霧視
- 眼前暗黒感*（中高年者は後頭葉の虚血を考える）→将来の脳血管障害もあり得る前駆症状の一つなので要注意
- 発汗
- 脱力発作（イラスト13）

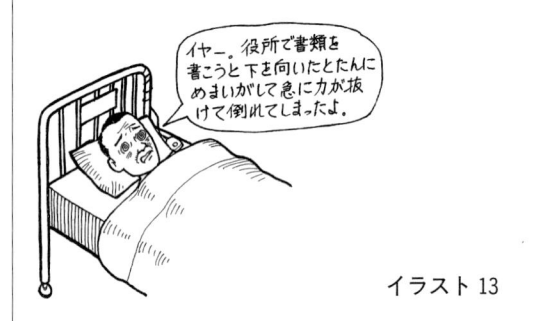

イラスト13

- 意識障害→高齢者では上部脳幹の脳幹網様体の虚血を意味する[4]．失神やてんかんの小発作を鑑別する必要もあり
- 後頭部痛
- 頻脈
- 両側耳鳴→これがあれば椎骨脳底動脈循環不全はほぼ決まり
- 頭鳴→これがあれば脳底動脈循環不全があると考えてよい
- 異常血圧（高くなることも低くなることもあるが，多くは高くなる）

＊参考：眼前暗黒感は，貧血や低血糖でも起こり得る．糖尿病初期の31歳の女性が低血糖を起こした際，眼前暗黒感を訴えたことがある．

⑤ 既往歴の聴取

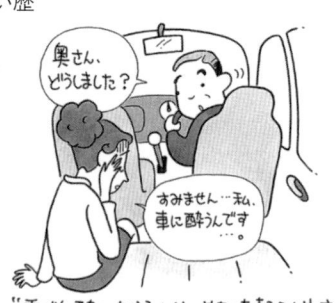

- 過去のめまい歴
- 乗り物酔い（乗り物酔いしやすい人はめまいを起こしやすい）（イラスト14）

イラスト14

- 中耳炎（真珠腫性中耳炎から炎症が内耳に波及してめまいを起こすことがある）（イラスト15）

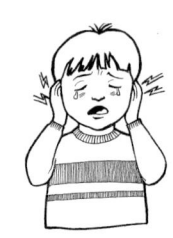

イラスト15

- むち打ち症（頸性めまいの原因となることあり）
- 頭部外傷（外傷直後に迷路振盪によるめまいが起こることがあるが，良性発作性頭位眩暈の形をとって頭部外傷後20年〜30年してからめまいが起こることもある）（イラスト16）

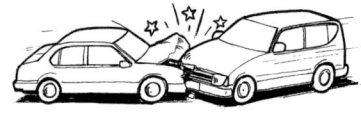

イラスト16

- 音響外傷（銃を撃ったことのある人や，現在銃を時々撃っている人に音響外傷が原因で良性発作性頭位眩暈が起こることがある（イラスト17）
- 頸椎牽引歴
- 最近の抜歯（イラスト18）（一言メモ1）

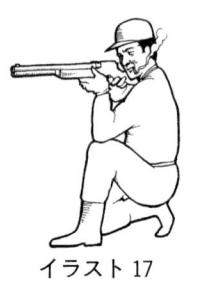

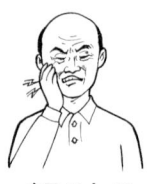

イラスト17　　イラスト18

- SM，KM，EVM の使用の有無

一言メモ1

ある歯科で抜歯3本を同時に施行され,その直後にめまいを伴う突発性難聴になった症例を経験したことがある.

IV. 平衡機能検査を行う順序(表1, 図2, 図3)

平衡機能検査を行う際,まず両脚直立検査を開眼と閉眼で行い,次に足踏み検査を同様にして開眼と閉眼で行う.そして患者を坐位にして裸眼にて注視眼振を観察してから,フレンツェル眼鏡下に自発眼振検査を行う.フレンツェル眼鏡検査はできるだけ暗室で行う.次にこの眼鏡をかけたままで頭振り眼振検査を行い,その後,仰臥位にし,頭位眼振と頭位変換眼振検査を行う.

頭振り眼振検査を行ったうえで頭位眼振検査ならびに頭位変換眼振検査を行うと,眼振の誘発率が高まり,診断に有利となる.めまいの診断においては,たとえめまいの症候が治っている時期であっても,眼振さえ把握できればそれで診断ができる.

次に日常行われている前庭平衡機能検査について簡単に説明したい.このなかで特に重視したいのは頭振り眼振検査であり,これを実施することにより,眼振誘発率が高まり診断が容易になる.

表1 めまい検査(平衡機能検査)

1. 両脚直立検査
2. マン検査
3. 単脚直立検査
4. 足踏み検査
5. 歩行検査

2と3は鋭敏過ぎるので高齢者には向かない.4は一側性の前庭障害で偏倚現象を検出するのによい方法である.

6. 眼振検査
  ① 注視時眼振検査
    (1) 注視眼振検査
    (2) 異常眼球運動検査(中枢性の異常眼球運動をみる)
  ② 非注視時眼振検査
    (1) 自発眼振検査(フレンツェル眼鏡を使用)
    (2) 頭位眼振検査
    (3) 頭位変換眼振検査

(文献[1]:日本平衡神経科学会,編:「イラスト」めまいの検査.診断と治療社,p8,1995より引用,一部改変)

*頭振り眼振検査:潜在している眼振を誘発させる検査としては大変有用な検査.

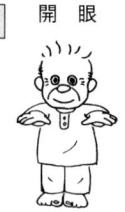

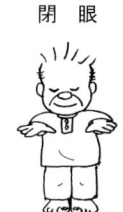

1. 両脚直立検査　　開眼　　閉眼

2. マン検査
3. 単脚直立検査
4. 足踏み検査　　開眼　　閉眼

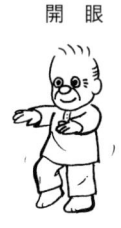

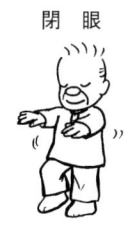

足踏み検査（真上からみたところ）

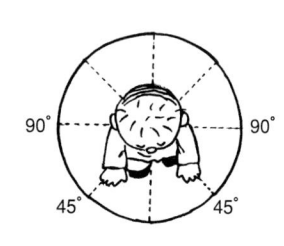

開眼と閉眼にてそれぞれ行うが50歩足踏みする方法と100歩足踏みする方法がある．

閉眼50歩の場合：
　身体方向の変化45°以上の偏倚→陽性
閉眼100歩の場合：
　身体方向の90°以上の偏倚→陽性
とする．

5. 歩行検査

一定の距離を歩かせて右へ寄っていくか左へ寄っていくかをみる目的で開眼と閉眼で行う．

2と3は鋭敏過ぎるので，一般に高齢者には向かない．
4は一側性の前庭障害で偏倚現象を検出するのによい方法である．

6. 眼振検査

① 注視時眼振検査
　（1）注視眼振検査

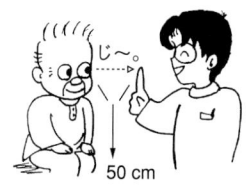

裸眼で眼前約50cmの距離にある目標物を上下左右約30°側方視させて眼振の有無を観察する．

② 非注視時眼振検査
　（1）自発眼振検査

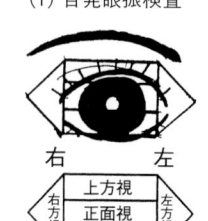

裸眼で正面視させて眼振の有無をみる．できるだけ暗室で検査する．

患者にフレンツェル眼鏡を装着したところ

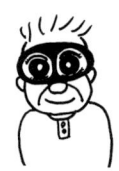

被験者からは検者の眼や姿は見えないし，眼球が拡大されてみえるので，微妙な眼球運動を見分けやすい．

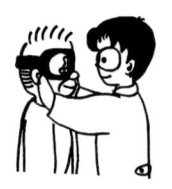

患者にフレンツェル眼鏡を装着し，正面視，左右側方視，上下方視をさせて，眼振の有無を観察する．

(2) 頭位眼振検査

この検査は下図の①→⑥の順序で行う．

右回し ⑤	懸垂頭位 ④	左回し ⑥
右回し ②	仰臥位 ①	左回し ③

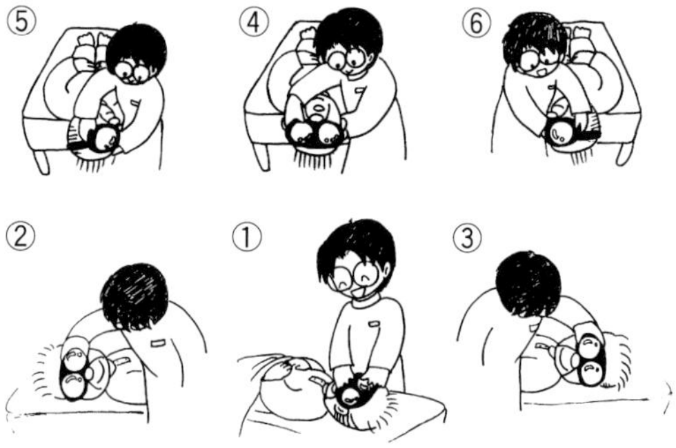

(3) 頭位変換眼振検査

この検査は⑦→⑧の順序で行う．

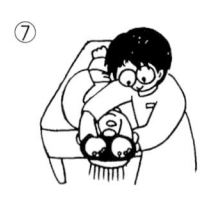

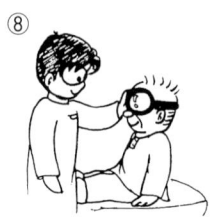

懸垂頭位 ⑦
坐位 ⑧

図2　めまい検査

IV. 平衡機能検査を行う順序

(＊) 頭振り眼振検査

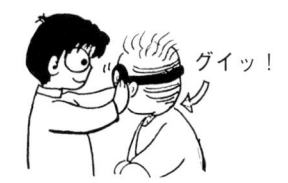

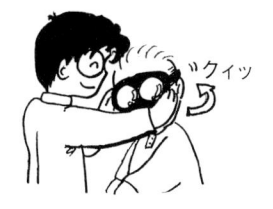

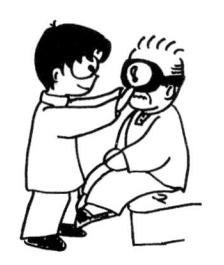

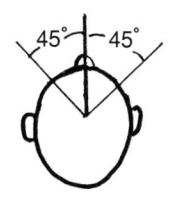

フレンツェル眼鏡を装着後，閉眼させ，頭を30°前に傾け，水平方向に毎秒2往復の早さで30回左右各45°の角度で医師が患者の頭を振る．

一言メモ 2

頭振り眼振検査とは：

狭義の自発眼振が認められない症例に対し行う方法で，頭を振る方向は水平方向，垂直方向があるが，普通は水平方向で行う．患者は坐位とし，フレンツェル眼鏡を装着後，閉眼させ，頭を30°前に傾け，水平方向に毎秒2往復の早さで30回左右各45°の角度で医師が患者の頭を振る．頭振り終了後に眼を開けさせて眼振の状態を診る．この時患者によっては「いつもと同じようなめまいです」と言う人もいる．

頭振り眼振検査の眼振誘発率はめまいを訴えて来院する人の約70％といわれているが，当院めまい外来では90％以上の印象がある．水平に頭を振って誘発されてくる眼振には，第Ⅰ相のみ眼振がみられる場合と第Ⅰ相と第Ⅱ相の両方に出現する場合と二通りある．この場合，第Ⅱ相目の眼振は第Ⅰ相目の眼振と反対方向に向かって出現する．

眼振は多くは水平性で，左右の前庭機能のアンバランスを反映する（方法については亀井民雄：頭振り眼振に関する最近の知見について．耳鼻臨床 89：10, p.1167-1176, 1996より引用）．

頭を振るとなぜ眼振が生じるのか？

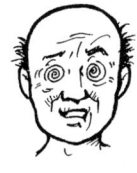

めまいを起こしたあとは内耳前庭系の左右のバランスのくずれが情報として潜在して残っている．

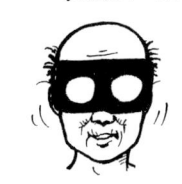

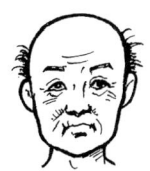

めまいがない状態でも

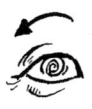

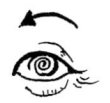

頭を振ると

もう一度両側内耳前庭系が刺激されてその情報が前庭神経核に入り，その興奮が貯えられる（いわゆる速度蓄積）．そして頭振りを停止すると前庭神経核から興奮（速度蓄積）が放出され，その際左右の不均衡があると，眼振が再現される．

【自発眼振検査】　　　　　　　【頭振り眼振検査】

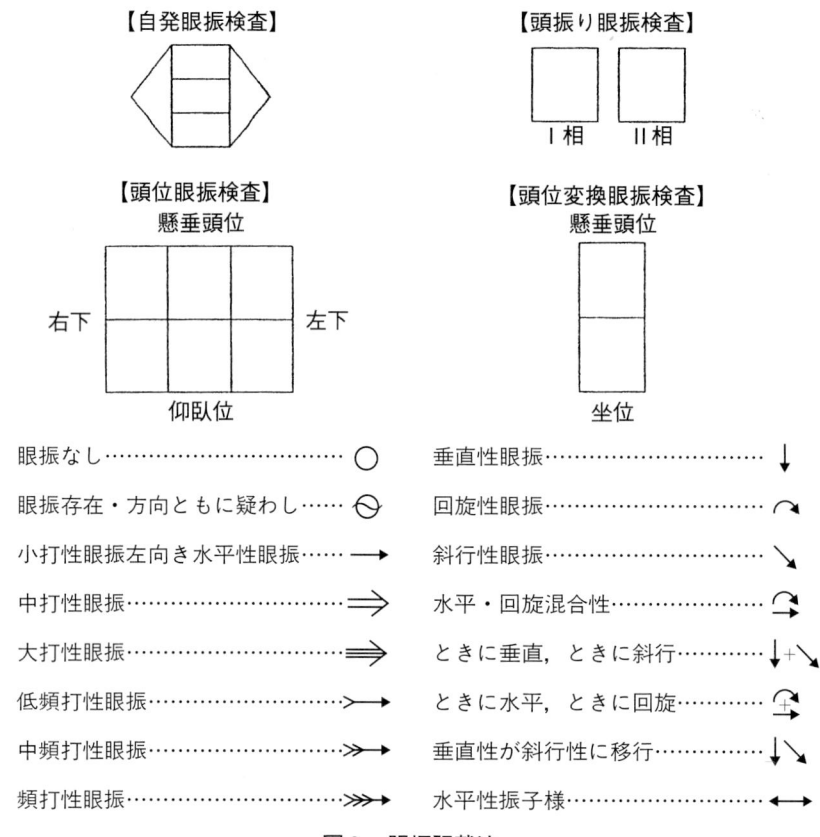

　　　　　　　　　　　　　　　　Ⅰ相　　Ⅱ相

【頭位眼振検査】　　　　　　　【頭位変換眼振検査】
　　懸垂頭位　　　　　　　　　　　懸垂頭位

右下　　　　　左下

　　仰臥位　　　　　　　　　　　　　坐位

眼振なし……………………………○　　　垂直性眼振……………………………↓
眼振存在・方向ともに疑わし……⦵　　　回旋性眼振……………………………↷
小打性眼振左向き水平性眼振……→　　　斜行性眼振……………………………↘
中打性眼振…………………………⇒　　　水平・回旋混合性……………………↻
大打性眼振…………………………⇛　　　ときに垂直，ときに斜行……………↓+↘
低頻打性眼振………………………≻→　　ときに水平，ときに回旋……………↔↻
中頻打性眼振………………………≫→　　垂直性が斜行性に移行………………↓↘
頻打性眼振…………………………⋙→　　水平性振子様…………………………↔

図3　眼振記載法

眼振は矢印の記号であらわす．

（文献[1]：日本平衡神経科学会，編：「イラスト」めまいの検査．診断と治療社．p147, 1995より引用）

V. めまいはどのようにして起きる？めまい, 眼振を起こす機序

図4のごとく, 内耳, 小脳, 脳幹の前庭神経核はそれぞれ神経路で密接に結びついている. さらに, 前庭神経核から中枢路として, 脳幹上部にある眼球運動核へ内側縦束(MLF; medial longitudinal fasciculus)という神経路が行っている. そして脳幹の中心部にある傍正中橋毛様体 (PPRF; paramedian pontine reticular formation)とも神経路で結ばれており, 前庭神経核, MLF*, PPRF (側方注視中枢としての役割がある) ともに眼運動に関与している. したがってこれらのいずれの部分が障害されても眼振や, めまいを生じ得る.

つまり, 内耳, 小脳, 脳幹の前庭神経核はじめ, 眼運動に関与しているところのどの部分が障害されても回転性めまいは起こり得るのである. ことに, 小脳の役割とは, 眼球運動を較正したり, 抑制したりする働きがある.

それゆえ, 小脳機能がうまく働かなくなると, 制御が効かなくなって, 視線変更に際して眼球が止まるべき位置にびしっと来なくなって行き過ぎたり(測定過大)(イラスト19), 目的の位置に達しなかったりする(測定過小)(イラスト20).

内耳, 小脳（特に小脳虫部の一部と, 小脳下虫と呼ばれる結節, 片葉), 脳幹の前庭神経核は発生学的にも同じなので, いわば「だんご3兄弟」のような関係ともいえる（イラスト21).

それゆえ, どの部分が冒されても眼振, めまいが起こり得るのである**.

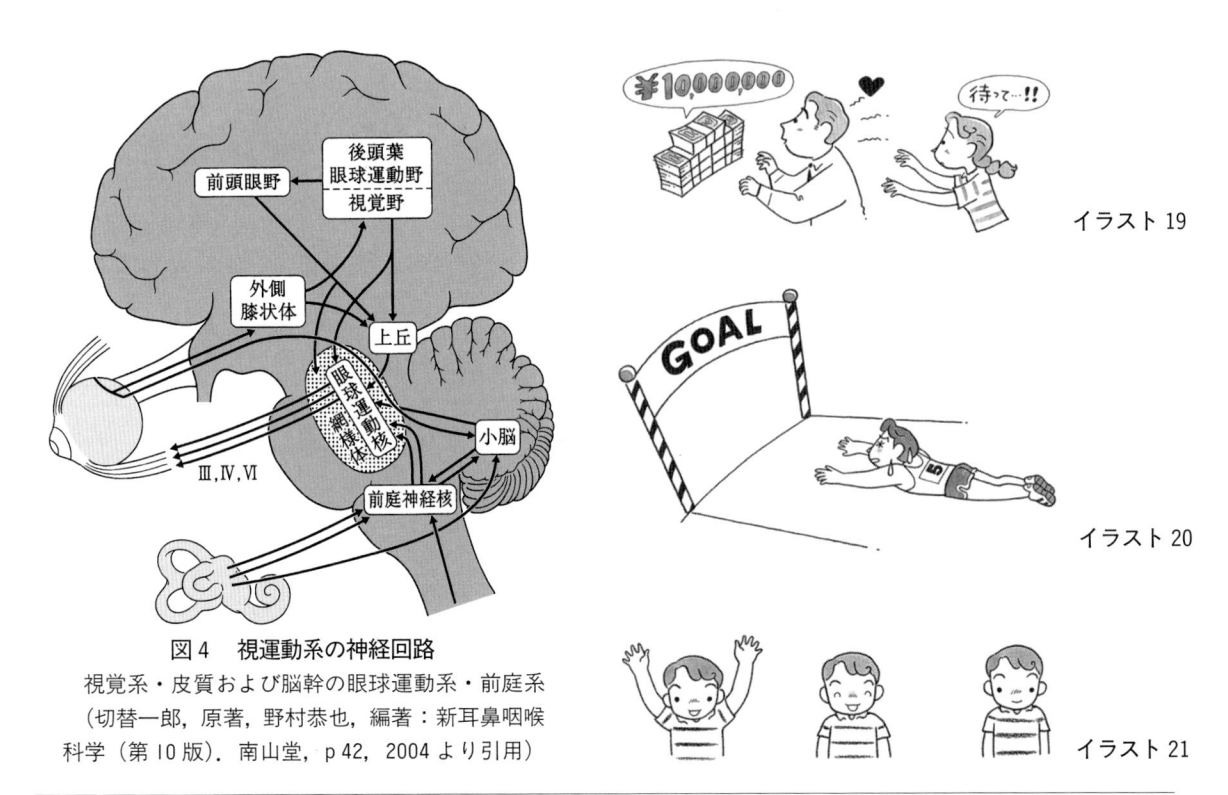

図4 視運動系の神経回路

視覚系・皮質および脳幹の眼球運動系・前庭系
(切替一郎, 原著, 野村恭也, 編著：新耳鼻咽喉科学（第10版). 南山堂, p42, 2004 より引用)

イラスト19

イラスト20

イラスト21

---

*参考：MLFの異常はMLF症候群として知られている. 症状は側方視をさせた時, 外転眼の眼振と内転眼の麻痺が出現し, 輻輳は保たれているという状態である. 橋出血, 多発性硬化症, 上部脳幹の虚血でみられる.

**参考：内耳, 脳幹の前庭神経核, 小脳, 大脳はどのような関係にあるのか？それを理解しやすいよう, 江戸時代の幕藩体制にたとえてみよう.
　　　内耳は, いわば小藩の松平を名乗る大名であり, 前庭神経核は将軍を出した紀州藩であり, 小脳は幕府のお目付役である水戸藩, 大脳はこれらを統括する将軍家に相当する.

VI. めまいにはどんな病気がある？

めまいの診断に際しもっとも重要なことは、末梢性のめまい（内耳性のめまい）と中枢性のめまい（頭蓋内疾患）を区別することである．

1．末梢性めまいとは

解剖学的には、内耳（前庭器官、三半規管）→前庭神経→脳幹の前庭神経核（末梢とは内耳から前庭神経核の入り口までをいう）の病変で起こるめまい．

(1) 良性発作性頭位眩暈

診断のコツ 「理髪店や美容院で急に寝たり起きたりした時にぐるぐる回る」と聞けば、すぐに診断がつく（ただし、この症状は椎骨脳底動脈循環不全を背景とした発作性頭位眩暈でも起こり得る）．過去の中耳炎、頭部外傷、SM、KM の使用歴、音響外傷などが参考になる．

難聴、耳鳴を伴わず、めまいを起こす頭位にしてから眼振が出るまでに、数秒の潜伏時間がある．

さらにめまい頭位にしてそのまま観察していると多くは1分以内にめまい、眼振が消失する．これを減衰現象と称する．

図5のごとく頭位変換眼振検査にて懸垂頭位と坐位で方向の逆転する眼振が認められるが、これが特徴．

めまいを起こす機序については、次のような説が有力．前庭器官である卵形嚢、球形嚢は耳石（炭酸カルシウム）とそれを被う耳石膜、さらにその下の有毛細胞から成る．耳石は常に新しく生産され、古くなった耳石は周辺に落ちて吸収される．しかし時に、この落ちて必要なくなった耳石が吸収されずに三半規管の膨大部にある有毛細胞に付着したり、あるいは半規管内を浮遊していたりすると、頭位の変換でめまいが誘発される．特に中耳炎の罹患や、SM、KM の投与により耳石の生産と吸収がうまくいかなくなると、このようなめまいが起こってくる．

(2) 内耳性（あるいは末梢前庭性）めまい（明確にメニエール病とはいえないが、明らかに末梢性を考える場合）

(3) メニエール病

1861年、フランス人の医師であったメニエールが、内耳の異常によって起こるめまいもあると報告した．それまではめまいはすべて脳の病気であると考えられていた．

病態としては、進行性内リンパ水腫（内耳の内リンパ液が増え続ける状態）と考えられており、内リンパ液を満たしている膜迷路が内圧に負けて破けた時に回転性めまいが起こるといわれている．

(4) 突発性難聴に伴うめまい（イラスト22）

診断のコツ メニエール病との違いは、ある日突然急激に一側性の高度難聴となり、時に回転性の数日続くめまいを伴うことがあるが、めまい発作を繰り返すことがないのが特徴．

内耳血行障害や、ウイルス性炎などが原因．

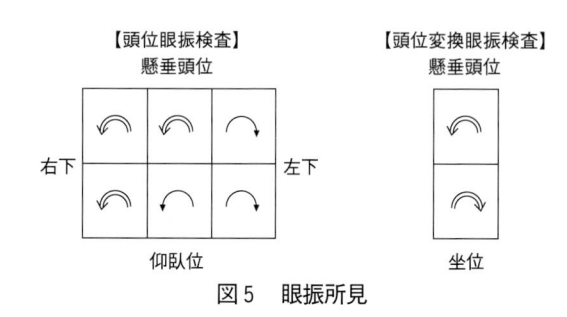

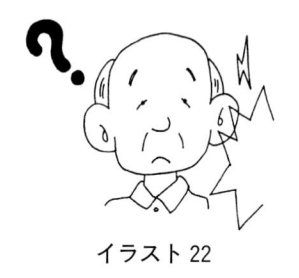

図5 眼振所見

イラスト22

(5) 前庭神経炎

|診断のコツ| 耳鳴がなく，数日続く激しい回転性のめまいのみ，というのが特徴．前駆症状としての2～4週間前の風邪症状を聞き出す（参考3）．

＊めまいは最初は回転性だが，後遺症としてのふらふら感が残ることがある．

特に交差点で信号を見るときや，道路で左右を確認する時などに，ふらふら，ぐらぐらを感じることがある．この症状がしつこく続くのである（症例26，症例61）．

さらに，前庭神経炎であってもウイルスが原因とは限らない．

従来，前庭神経炎＝内耳性と考えられてきたなかに，脳幹部の梗塞が含まれ，むしろこの方が多いということが，最近いわれてきている[2]（症例73）（参考4）．

他にウイルス疾患に伴って起こるめまいとして，次に代表的なものを二つ掲げる．

(6) 耳帯状疱疹（顔面神経麻痺があればラムゼイ・ハント症候群）に伴うめまい

三叉神経Ⅱ，Ⅲ枝領域に特有の紅斑と水疱形成を生じ，回転性めまい，ふらつきが起こる．

(7) 流行性耳下腺炎に伴う耳鳴，難聴，めまい

耳下腺腫脹の後，時に耳下腺腫脹に先行して耳鳴，耳閉感，難聴が突発性難聴の形をとって生じる．少し遅れて回転性めまいとふらつきが現れる．

(8) 頭部外傷に伴うめまい

頭部外傷後に起こるめまい，平衡障害をいう．

(9) SM，KM，EVM 中毒によるめまい

(10) 良性再発性眩暈症（片頭痛に伴うめまい）

|診断のコツ| 片頭痛の既往もしくは家族歴がある．寝不足，疲労，ストレスで誘発されやすく，女性に多い．耳鳴，難聴はない．

片頭痛とめまいが同時に起こるとは限らない，時期がずれてもよい．

(11) 真珠腫性中耳炎から波及した内耳炎

(12) 内耳梅毒（ワッセルマン氏反応陽性＋回転性めまい）

梅毒性内耳炎は病理学的には内リンパ水腫を生じる．

(13) 顎関節症に伴うめまい（コステン症候群）

|診断のコツ| 顎がガクガク音がするのとほぼ時を同じくしてめまいが起こる．時に患者から「そういうめまいはそもそもあるのでしょうか」と質問されることがある．

📎 **参　考 3**

可能性のある病原体はインフルエンザウイルス，コクサッキーウイルス，アデノウイルス，RS ウイルスなどである．

📎 **参　考 4**

平成14年，もう1例，前庭神経炎と言われ，頭部 MRI を撮ったところ，脳幹橋部に高信号域が見つかった74歳の女性を経験している．

(14) 遅発性内リンパ水腫(一見，メニエール病と似た症状を呈する)

過去に高度な一側性感音難聴がある人に，後年難聴耳と同じ側（同側型）または反対側（対側型）に2次的に進行性の内リンパ水腫が生じる．

そのためにメニエール病とそっくりの回転性めまい，嘔気，嘔吐と（同側型），対側型ではさらに難聴，耳鳴の出現，変動が起こる．過去の高度な一側性感音難聴の原因は，主にウイルス感染（ムンプス，麻疹），他に側頭骨外傷，乳様突起炎，ジフテリアによる内耳炎，突発性難聴，アブミ骨切除などが知られている．この際，一側性高度感音難聴が生じてから同側耳（患側耳），または対側耳（健側耳）に，新たに進行性内リンパ水腫が生じるまでの期間は，数年〜数十年と幅がある．

診断のコツ まずメニエール病と違うのは，既往歴として高度の一側性難聴が存在することである（メニエール病では普通このような一側性高度感音難聴はみられない！）．さらに遅発性内リンパ水腫の同側型はすでに高度の難聴があるため難聴の変動は伴わないが，対側型の場合，聴力は良くなったり悪くなったり変動するのが特徴．

2．中枢性めまいとは

脳幹の前庭神経核→視床→頭頂葉などの障害で生じるめまい．小脳障害でめまいを生じることもある．

(1) 椎骨脳底動脈循環不全

前庭神経核は脳幹のなかでももっとも血行不全に陥りやすい場所なので，椎骨脳底動脈領域の循環不全を起こすと，最初に障害を受ける．それゆえに前庭神経核だけの障害ではめまいしか現れない．中高年者のメニエール病様の症状あるいは非回転性めまい（立ちくらみ，眼前暗黒感などの症状）に，手足の先のしびれ，舌のしびれ，複視，霧視のうちどれか一つでも伴えば，それだけでメニエール病ではない．自覚症状で後ろに引かれる感じがあるという時や，閉眼足踏み検査にて，後方や斜め後方によろけて行くような時にはこの疾患を疑う．時に意識障害を伴うことあり．

(2) 発作性頭位眩暈（狭義）（とりあえずこの病名を用いたが，今のところ学会でも正式の病名を付けていない．**参考6**を参照）

参 考 5

末梢性ことに内耳性めまいを起こす人は，よく聞くと乗り物酔いをする人が多い．しかし高齢者がめまいを起こす場合，たとえ乗り物酔いをするからといって簡単に内耳性めまいと診断しない方がよい．

参 考 6

発作性頭位眩暈（狭義）についてはまだ学会で正式に決められた訳ではないがとりあえず次のように取り扱っておく．

発作性頭位眩暈（広義）
　① 良性発作性頭位眩暈
　② 悪性発作性頭位眩暈
　③ 発作性頭位眩暈（狭義）

③は症状，眼振所見が酷似しているため，良性発作性頭位眩暈との鑑別は多くは困難（椎骨脳底動脈領域の循環不全が背景にあると考えられる）．

頸部MRIで椎骨脳底動脈の狭窄，蛇行，屈曲，動脈経の著しい左右差などが認められれば椎骨脳底動脈領域の循環不全が背景にあると判断される．

また，変形性頸椎症（椎間孔狭小，骨棘形成），心疾患などが背景にあり，椎骨脳底動脈領域の血行不全により，一見，良性発作性頭位眩暈と同様の症状（頭位変換時のめまい）を呈する．

さらに，頭部MRIで小脳，橋部に小梗塞や，虚血性変化が認められる症例，大脳における脳梗塞，脳出血の既往のある症例でも，一見，良性発作性頭位眩暈と同様の症状（頭位変換時のめまい）が起こり得る．

あらためて述べるが，ここで取り上げたのは**参考6の③の発作性頭位眩暈（狭義）**である．

ただ眼振所見は大別すると二通りあって，**図6**に示すように方向交代性下向性回旋性（時に水平性）眼振（**図6左**）が認められる場合と，方向交代性上向性水平性（時に回旋性）眼振さらに時には下眼瞼向き斜行性眼振（**図6右**）も認める場合がある．

良性発作性頭位眩暈と同じ症状なので，頭を枕に着ける時や起き上がる時，頭を左に向けるあるいは右に向けるなどの特定の頭位（いわゆるめまい頭位）をとることにより，つまり頭位変換時にめまいが起こる．さらにめまいが起こる頭位にしてからめまいや眼振が発現するまでに数秒の潜伏時間があり，めまい頭位にしてそのまま観察していると，多くは1分以内で眼振が消えてめまいも消失する．そしてもう一度同じ頭位をとらせると，めまいと眼振は軽減するかまたは消失する（減衰現象）．

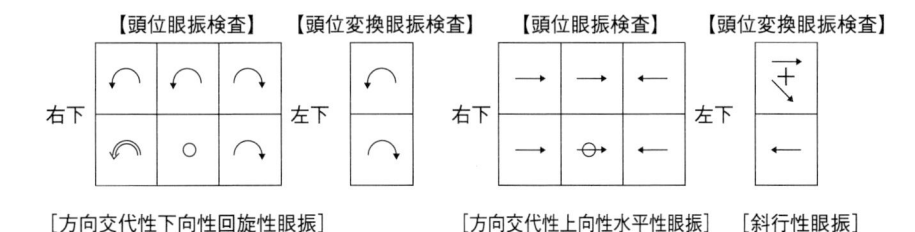

図6　眼振所見

ほっと一息コーナー1

「脳卒中最前線」という書籍の中に，良性発作性頭位眩暈（ここでは良性が付いているが）が取り上げられており，中年を過ぎたころ（特に50〜60歳）にもっとも多く，突如として起こるめまいで，特定の頭位をとると回転性のめまいが起こることがあるが心配のないものが多いので，落ち着いて経過をみるべきであると記載がある[3]．しかしわれわれは良性発作性頭位眩暈に酷似した発作性頭位眩暈の眼振所見を示し，1年3カ月後に脳梗塞を起こした80歳の男性と，やはり発作性頭位眩暈を起こした後，一度は右上肢のしびれをきたし，脳梗塞で入院となり，さらにその後ふわふわと揺れる感じと右上下肢の不全麻痺とを起こし，再び脳梗塞で入院した糖尿病（境界型），高脂血症の70歳の女性を経験している．

さらに，71歳の男性で回転性めまいを起こし，某耳鼻咽喉科医に良性発作性頭位眩暈と診断されたことがあり，その後，同様のめまいを3〜4回起こし，8年後に小脳梗塞を起こした症例を経験している．いずれの症例も初老を過ぎた高齢者であり，このようなめまいは将来の重大疾患につながることもあるので注意が必要である．

参考 7

頸椎とめまいの関連性についての具体的な症例をあげると，頸椎の強い変形から椎骨脳底動脈循環不全→発作性頭位眩暈を起こし，30年間どこへ行っても診断がつかなかった（どの施設にても頸椎のレントゲン写真を撮っていなかった！），寝ている時以外はほとんど常にぐらぐらするという69歳女性のめまい症例を経験したことがある（図7）．頸部MRAを撮ってみたところ，右の椎骨動脈が左に比べて細いことも判明した（図8）．

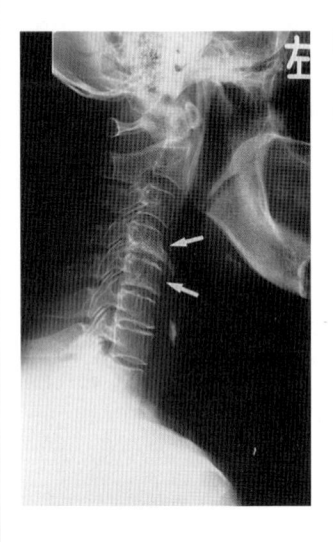

図7　頸椎 X-ray
　　C_4，C_5で頸椎の変形が強い（⇨）．

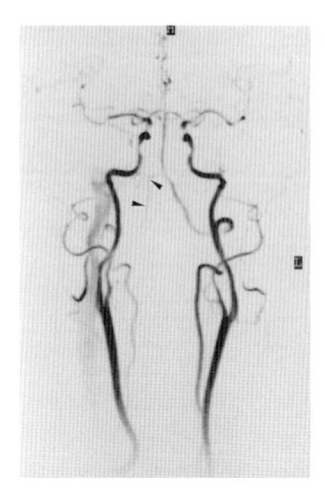

図8　単純頸部 MRA
　　右椎骨動脈が左に比べ細く，屈曲している（▶）．

これらの二つの因子が重なって長年のめまいを引き起こしていたと思われた．実際この症例は頭部をぐるぐる回すとぐらぐら感が一層ひどくなると言っていた．頸椎 X-ray を撮るか否かは診断上重要で（特に中高年者のめまいの場合），これが決め手になることがある．

一言メモ 3

発作性頭位眩暈の眼振所見を呈する症例で頭部 MRI を撮ると，大脳の穿通枝領域に無症候性脳梗塞や虚血性変化が見つかることがよくある．したがって，中高年者が発作性頭位眩暈を呈した場合，患者には「めまい自体は心配ない」が，「むしろ将来の脳梗塞の危険性も時にはあるので，血栓を防ぐような食事や，酒，タバコを禁じるなどの日常生活に気をつけてください」と警告しておく方がよい．

一言メモ 4

内科医として，めまいを起こした症例を最初からずっと経過を診ていて，しかも脳卒中を起こした後も経過を観察していると，非常に痛切に感じるのである．著者が耳鼻咽喉科でめまい症例を診ていた頃は，めまいがよくなれば，その患者はもう来なくなるため，その人が将来，脳卒中を起こしたか否かの情報は得られなかった．というのは，たとえそのようなことが起こったとしても，患者は耳鼻咽喉科には受診せず，内科か脳外科に収容されたはずである．このような理由から，中高年者の発作性頭位眩暈を診たら，特に高脂血症，高血圧，糖尿病の人などには将来の脳梗塞のリスクまで話すことにしている．

次に具体的な症例を8例紹介する．ここではわかりやすくするため簡単に記載しておく．詳しくは，**コーヒーブレーク1**の次に，追加症例とともに記載してあるので，参照していただきたい．

発作性頭位眩暈（狭義）の症例呈示

① 73歳，女性
すでに3回狭心症発作を経験．
平成4年10月，朝起きようとしたら，回転性めまいあり．めまいは2〜3分で，他に症状なく，発作性頭位眩暈と診断した．
平成10年1月，左上下肢不全麻痺にて救急外来を受診．
頭部CTにて大脳に広汎な出血を認め，翌日死亡．

② 51歳，女性
脳出血後17年経過して発作性頭位眩暈を起こした．以後は気管支喘息発作のたびにめまいを起こしている．本症例は眩暈発作後2年経過して平成9年9月に右脳梗塞を起こした．

③ 80歳，女性
肺線維症をベースにした慢性呼吸不全，在宅酸素療法中の患者．
入院中に発作性頭位眩暈を起こした．在宅酸素療法中の患者が発作性頭位眩暈を起こすことはよくある．

④ 76歳，男性
発作性頭位眩暈．頭部MRAを撮ったところ，右前大脳動脈閉塞がみつかった．

⑤ 83歳，女性
発作性頭位眩暈を起こし，頭部MRAを撮ったところ，右前大脳動脈閉塞がみつかった．

⑥ 76歳，男性
前立腺癌で泌尿器科に入院中．発作性頭位眩暈を起こし，頭部MRIを撮ったところ，橋，小脳に小梗塞が発見された．

⑦ 77歳，女性
発作性頭位眩暈を起こしたが，心電図で二段脈が判明し，後日，頸動脈カラードップラー法にて右内頸動脈の62％狭窄が発見された．

⑧ 35歳，女性
発作性頭位眩暈で受診し，頭部MRIで大脳の左内包後脚に小梗塞が認められた．発作性頭位眩暈とこの内包の小梗塞は直接の関連性はないが，30歳代でも大脳に小梗塞あるいは虚血が認められることもあるので，「良性発作性頭位眩暈でしょう．まったく心配ありません」という言葉は慎むべきと考える．

(3) 悪性発作性頭位眩暈

小脳，脳幹，第4脳室周辺の病変（出血，梗塞などの血管病変，腫瘍）で起こる．

良性発作性頭位眩暈と違うのは，めまい頭位をとった時に，良性なら30秒以内にめまいも眼振も治まることが多いのに，悪性の場合にはいつまで経っても眼振，めまいが治まらない．しかも眼振出現までの潜伏時間がない．そのため患者はいつもめまいを起こさない頭位をとっている．

例えば救急外来に運ばれためまいの患者がある一定の頭位をとり続ける時は要注意．この場合，ただちに頭部CTを施行する．

例外はあるが，一般的に内耳性の場合は患側を上にし，中枢性の場合には，患側を下にすることが多い．

眼振は垂直性であったり，方向交代性であったりする．

(4) 小脳出血および梗塞（代表的なのが後下小脳動脈閉塞症〈ワレンベルグ症候群または延髄外側症候群ともいう〉，さらに上小脳動脈閉塞症，前下小脳動脈閉塞症もある）（図9）

自覚的に後頭部痛（強いことが多い）を訴えることが多い．小脳梗塞と出血は明け方に多い．

めまい，頭痛を訴える患者が「ゲーゲー」吐いていたら，命にかかわることがあるので要注意．

眼振は水平性，垂直性，純回旋性（回旋性要素の強い，つまり眼球がまさにぐるっと回っていくような感じ．しかし時には一見，内耳性の疾患を思わせる水平回旋混合性眼振が認められることもあるが）などがみられ，自覚的に「崖

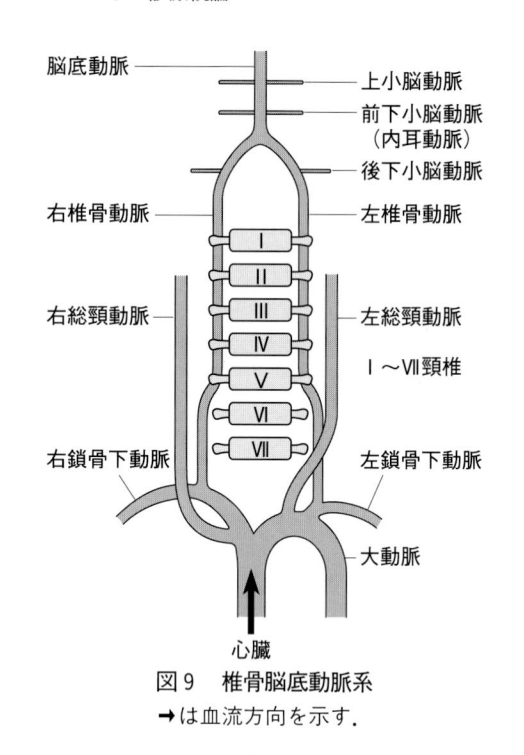

図9　椎骨脳底動脈系
➡は血流方向を示す．

［図ラベル：脳底動脈，上小脳動脈，前下小脳動脈（内耳動脈），後下小脳動脈，右椎骨動脈，左椎骨動脈，右総頸動脈，左総頸動脈，I〜VII頸椎，右鎖骨下動脈，左鎖骨下動脈，大動脈，心臓］

から急に落ちる感じ」とか「体や頭が地に引き込まれる感じ」といった訴えがある．

(5) 脳幹病変（腫瘍，動静脈奇形，梗塞，出血，炎症）

|診断のコツ|　自発眼振検査にて左右注視方向性眼振を認めた場合，脳幹病変を疑う．ただし，正常でも現れる極位眼振との鑑別が大切．それゆえ眼振検査の際，あまり側方視をさせると極位眼振が出ることがあるので，いわゆる白目が隠れる程度がよい．さらに輻輳障害や，上方視での視ミオクローヌスにも注意．これらは中脳病変を示唆する．

(6) 聴神経腫瘍

前庭神経から発生する良性腫瘍で，初発症状としては，多くは一側性の耳鳴，難聴，非回転性めまいで，進行すると顔面知覚異常とか顔面神経麻痺が現れ，平衡障害も強くなる．

|診断のコツ|　一側性の耳鳴と難聴の人がめまい感を訴え，階段を降りる時の方が上がる時より怖いということを聞き出せば，この疾患を疑う．頭部単純CTではわからずMRIで診断がつく．

ただ中年女性で一見，メニエール病様の症状と方向固定性眼振を呈し，頭部MRIで思いがけなく小脳橋角部腫瘍が見つかった例を2例経験したことがある（症例12，症例89）．

(7) OPCA（オリーブ橋小脳萎縮症）

歩行時などに「ぐらつく」とかゆらゆら揺れる感じを訴える．

3．その他のめまい

(1) 循環器疾患を背景としためまい

徐脈，頻脈，洞不全症候群，WPW症候群，房室ブロック，上室性，心室性期外収縮，ペースメーカーを装着中の患者，冠動脈の虚血性疾患などの患者では，椎骨脳底動脈循環不全か，またはそれを背景とした発作性頭位眩暈によるめまい（強ければ回転性，軽ければくらくら，ふわふわ）を起こす．

めまい診療においては，まず心臓の聴診と脈の触診は重要である．脈に触れるだけでも動脈硬化の有無を知ることができる．

(2) 甲状腺疾患に伴うめまい

甲状腺疾患に伴うめまいは，循環器の障害を起こし，このために椎骨脳底動脈系の血行不全が起こる結果，めまいを生じる．

(3) 慢性呼吸不全に伴って起こるめまい

前庭神経核は低酸素に弱いので，低酸素が関係していると思われるが，椎骨脳底動脈循環不

📝 **一言メモ5**

ただしめまい，耳鳴，難聴をまったく訴えないサイレントな聴神経腫瘍のケースもあるので注意されたい．このようなケースを経験している．

全を背景とした発作性頭位眩暈の形をとることが多い．

在宅酸素療法を行っている患者は，よく回転性めまいを起こす．

(4) 脳血管性パーキンソニズム

頭部 MRI で多発性脳梗塞がある高齢者で，不安定感や，前方へ転倒しやすいことなどをめまいとして訴えることがある．しかし，時には脳循環障害によると思われる軽いくらくらする，ふわふわするなどのめまい感を合併していることもある．

このような場合，めまい感のみを取り除くことは可能である．

(5) 妊娠中に起こるめまい

妊娠初期に軽いめまい感を訴えることがある．昭和 62 年 1 月から平成 15 年 6 月まで診た 3021 例のめまい患者中，3 例経験した（症例 113）．

このうち 1 例は良性発作性頭位眩暈であった．

(6) 眼科的なめまい

高齢者で老眼鏡が合わなくて，ぐらつくというめまい感を訴えることもある．

眼鏡を変えると，それだけでめまい感が消失したケースを経験したことがある．

4．稀なめまいのケース

(1) 大動脈弓症候群（脈なし病）に伴うめまい（症例 116）

(2) 鎖骨下動脈盗血症候群

診断のコツ　左上肢を挙げたとたんにめまいがすると聞けばすぐにわかる．

(3) 大脳性のめまい

稀に大脳性のめまいもある．非回転性めまいとは限らない．回転性めまいのこともある．前庭神経上行路が投射している大脳の頭頂葉の 2 ｖ野が虚血をきたし，大脳性のめまいが起こる 29 頁，(5) 発作性頭位眩暈および症例 123 を参照．

(4) 神経圧迫症候群

動脈硬化で蛇行した椎骨動脈あるいは前下小脳動脈，後下小脳動脈により第Ⅷ脳神経が圧迫されて起こる．回転性めまい発作は 2〜3 分から数分以内で治まるが，繰り返し起こり，耳鳴を伴うこともある．しつこく繰り返されるめまいはこの疾患にも注意を払う必要がある．

🎧 ほっと一息コーナー2

頸椎の変形と加齢との関連性については，めまいの直接原因ではなかったが 25 歳の女性で，すでに頸椎の変形が始まっている症例を経験したことがある．

ところが，70 歳，80 歳になっても頸椎 X-ray は軽度の変化しか見られない場合もあり，必ずしも加齢と比例するものではない．

当科でのめまい症例についてはほとんどすべて頸椎 X-ray を撮っているので，その結果判明した次第である．

逆に頸椎に変形があってもそれだけでめまいを起こすとは限らない．

肩凝り，頸部筋の緊張，動脈硬化，椎骨動脈や脳底動脈の屈曲，蛇行のような他の因子が加わってめまいが起こりやすい状態になる．

ほっと一息コーナー3

　内耳性のめまいに使う薬剤はメリスロンやセファドールが代表的だが，回転性めまいと四肢先端のしびれ（手袋靴下型）を訴えて来院した高齢の患者で，某医師からメリスロンのみ処方されていて，回転性めまいはよくなったが，軽いふらつきとしびれが残っているとのことだった．

　椎骨脳底動脈循環不全と判断して，メリスロンに脳循環改善剤を加えたら，それらの症状はすっかりとれて，大変喜ばれたことがある．

一言メモ6

　次の症例は著者の経験談である．

　回転性めまい，耳鳴，難聴を繰り返し，メニエール病の診断をつけて治療（当時はCTのみでMRはなし）し，その後めまいはよくなり，そのまま経過をみていた64歳女性の症例で，最近軽い回転性めまいが再発し，頭部MRIを撮ったら大脳に小梗塞がみつかった．さらに，健康診断を兼ねて行った心電図でSTの低下が，ホルター心電図で発作性の心房細動がみつかった．つまり心臓や脳の動脈硬化を背景とした椎骨脳底動脈循環不全であった．

　さらにこの症例は現在，脳血管性パーキンソニズムで歩行時，前につんのめりそうで危ないと言っているような状態である．以前は耳性めまいの診断で通用していたが，MRIの出現により見直さなければならなくなってきている．厚生省のメニエール病研究班が作成した診断基準を満たさない限り，メニエール病と診断しない方がよい．メニエール病は決して多くない疾患（耳鼻咽喉科で全めまい症例の5〜10％，内科めまい外来で0.6％）であり，メニエール症候群という診断名も今日ではあまり用いない．

VII. めまい診断のコツ

(1) 詳しい病歴をとれば，診断はそれだけでほぼ判明する

① 重要なことは風邪症状が2週間〜1ヵ月以内にあったか？
　　―前庭神経炎（耳鳴を伴っていればこの診断名はつけない）

② 上を向いた時にめまいがする，枕に頭を付ける時，急に起き上がる時にめまいがする
　　―若い人なら良性発作性頭位眩暈
　　―中高年者では椎骨脳底動脈循環不全を背景とした発作性頭位眩暈（ただし例外はあるが）

③ めまいとともに耳鳴，難聴が増強し，めまいの消退とともに耳鳴，難聴も改善
　　―メニエール病が疑わしい（ただし1回限りのめまいではメニエール病とはいわないので注意，高齢者のメニエール病も稀なので注意）

④ 中高年者のめまい
　　―まず椎骨脳底動脈循環不全を考える

⑤ 循環器疾患の患者がめまいを起こしたら
　　―椎骨脳底動脈循環不全かまたは椎骨脳底動脈循環不全を背景とした発作性頭位眩暈の確率が高い（稀に内耳性のこともあるが）

◆ 頭蓋内疾患を見逃さない！！
◆ 頭痛，しびれ，複視の三症状を聞き逃さない！
◆ 降圧剤を飲んでいる患者のめまいは特に注意！！

　代謝疾患のめまいについて成書の記載は少ないので注意．

◆ 甲状腺の患者のめまいは―循環器系の障害が

あるので→椎骨脳底動脈循環不全を考える
◆膠原病の患者のめまいは―血管炎を基盤とした椎骨脳底動脈循環不全を考える

(2) 可能なら末梢性と中枢性を区別すること（区別困難な場合は，まず椎骨脳底動脈循環不全を考えればあたらずとも遠からずである）．

中枢性(頭蓋内疾患による)めまいについては，
　① 救急患者として診る場合
　② 外来で時間的余裕がある場合
の二通りがある．

①の場合，脳幹，小脳の出血や梗塞を見逃さないこと．

回転性めまいに加えて複視，後頭部痛，しびれのいずれか，頻回の嘔吐があれば，ただちに頭部CTを撮ること．

救急患者で呼ばれて行って患者が左側臥位または右側臥位をとり，仰臥位を拒む場合(脳幹，小脳に問題のある時，患側を下にしやすい．逆に内耳が関与している場合，一般的に患側を下にすると，かえってめまいがするので，患者は患側を上にしやすい．例外はあるが)も注意．

② ふだんの外来においても，複視や後頭部痛，しびれのいずれかを伴う場合は必ず頭部MRIをチェックしておく．中高年者のめまいは複視や後頭部痛を伴わなくても一度は頭部MRIを撮っておきたいものである．

めまいと高血圧の両方を持っている人は，そうでない人に比べて，無症候性脳梗塞や虚血性変化が高率にみつかるとの報告がある．

もう一つ重要なことは聴神経腫瘍を見逃さないこと．それには頭部MRIがよい．頭部単純CTでは発見できない！！

(3) プライマリーケアーで診るめまいについては，60歳以上の老年者のメニエール病はほとんど考えなくてよい

ただし，若いときにメニエール病と診断され，そのまま高齢になった場合は例外．

(4) 中高年のめまい

特に肥満，高脂血症，糖尿病，高血圧などを合併する場合，脳卒中，心筋梗塞の前兆になり得ることに注意を払う．

めまいを起こし，メニエール病と診断され，その後3日後に死亡した症例や数ヵ月してから脳卒中で倒れた症例，さらに，やはり同様の診断で2〜3年以内に脳卒中で亡くなった症例などを患者の家族から聞いたことがある．

中高年者がめまいを訴えた場合，くれぐれも簡単に「メニエール病か，良性発作性頭位めまいでしょう．心配ないですよ」なとど言わないようにしたいものである．

(5) 高齢者の非回転性めまい

ふわっとする，ぐらっとしたというめまい感を訴えた時は，起立性低血圧（高齢者の起立性低血圧を診たら，脳幹の血流低下，つまり椎骨

🎧 **ほっと一息コーナー4**

異型狭心症の既往のある58歳の女性で，平成7年6月に椎骨脳底動脈循環不全と診断し，めまいはよくなったので，その後経過をみていたが，6ヵ月後に脳出血を起こして片麻痺となり，急患で入院した症例を経験している．

📎 **参　考8**

ふわっとしたり，ぐらっとしたりするめまいでも，フレンツェル眼鏡を用いてよく観察すると，眼振が認められることが多い．

📄 **一言メモ7**

最近の学会で，耳の後に電気治療を行うとめまい，耳鳴りによいとの発表があった．著者自身，回転性めまいを起こした時に低周波治療を両耳後部に行ってめまいがよくなったことがある．

脳底動脈循環不全があるとまず考える）や，動脈硬化を背景とした椎骨脳底動脈循環不全を考え，将来の脳卒中の危険性とその対策をも説明する．

VIII. 第一線の臨床医のための重要事項

次に掲げる事項は，第一線の臨床医が実際にめまいを訴えて外来や救急室を訪れる患者を前にして，ぜひ注意しておきたい事柄をまとめたものである．

その前に確認しておきたいのは，臨床の原点とは悩める人の苦痛をまず取り除くことである．したがって東洋医学的治療，例えば鍼やお灸，人によっては気功でもめまいがよくなるケースもあるので，頭から否定しないことである．ただし救急患者は西洋医学的治療が最優先であることはいうまでもない．

本論に戻るが，次の⑥の事項で，脳幹や小脳の急性期例や新鮮例では，頭振り眼振検査は注意して行うことである．

---

❶ 中高年のめまいは脳幹と小脳の出血，梗塞を見逃さないこと．
❷ 明け方，複視，後頭部痛，嘔吐を伴うめまい患者を診たら，上記の疾患に注意．高血圧で治療中の人はなおさら注意！
❸ めまい以外の症状を聞き漏らさないように．後頭部痛やしびれ，複視．
メニエール病やメニエール症候群という病名を安易に使わないこと（一見，内耳性めまいといえども脳幹，小脳の梗塞あり）．
メニエール病のめまいは最低20〜30分は続く．一側性難聴と耳鳴の場合，聴神経腫瘍に注意．
❹ 救急外来や内科で頻度の多いめまいは，椎骨脳底動脈循環不全と発作性頭位眩暈．
一定頭位で何度でも起こるめまいには注意．
脳幹や小脳の出血，梗塞，腫瘍などのことあり（悪性発作性頭位眩暈）．
❺ 中高年者で意外に多いのが，「頸性めまい」とまではいかないが，変形性頸椎症を背景とした椎骨脳底動脈循環不全．盲点は首にあり．
❻ めまいの診断は眼振にあり．自発眼振がないとき，眼振誘発の決め手は頭振り眼振検査にあり．
❼ 要注意！ 本人はふわっとした，ぐらっとした，立ちくらみなどと言っていても実は眼振検査で眼振が認められることがよくある．高齢者で圧倒的に多い椎骨脳底動脈循環不全，眼前暗黒や後頭部痛．脳卒中の前兆のこともある！！
❽ CTを過信しないこと．わかるのは中等大以上の腫瘍，梗塞と出血．中高年のめまいではMRIのチェックが重要（可能なら未破裂脳動脈瘤もMRAでチェックしておきたいところ）．

☕ コーヒーブレーク1

著者自身のめまいの経験を述べさせていただくと，
① 20歳代の時は，内耳が主体と思われる純粋の回転性のめまいだった．
② 33歳頃の，ある晩アルコールを飲んだ後，夜中に目を醒ましたら，両方の内耳でザーザーと激しい，まるで滝の音のような音がしていた．
この時，めまいはなかったが，思わず隣りで寝ていた妻に「どこかで水が流れていない？」と聞いてしまった．そして自分の耳鳴りに気付いたのである．
徐々に治まってきたが，脳血管障害の前兆かと心配になったのを今でもはっきりと記憶している．
後で考えると一時的に脳底動脈の循環不全を起こしたのかも知れない．
③ 41歳の時は学会でシンガポールに行った時だったが，後頭部が重く，肩が張って，嘔気を伴う回転性のめま

いで（若い時ほど強いめまいではなかったが），耳鳴はなかった．

④ 40歳代半ばの時のめまいは，前の晩，ソファの肘掛に頭をのせて，頭部を強く前に曲げた格好でテレビを長時間見ていた．

翌日になって，起きようとしたら，ぐらぐらするめまいが起こり，嘔気も伴ったので1日寝ていた．これは首からきためまいだなと直感した．

自分でオーダーして撮った頸椎X-rayで第6頸椎の変形が認められた．

20歳代から時々耳鳴"キーン"，耳閉感，難聴が右にきたり，左にきたりしているが，多くは首を左や右にねじった時や，前に傾けた時に特に感じる．

では同じ首の位置で必ず起こるのかというと，そうではない．

意識的に首を曲げる時は，何も起こらないのである．

そしてうっかり無意識に首を曲げる時に，突然起こるのでやっかいである．

そこで，いよいよこのまま聞こえなくなれば，自分は突発性難聴だなと思っていると，自然に消失し，ああよかったなと安堵するのである．

年齢が進むにつれ，回数が多くなってきたので実は内心心配している．

以前，後縦靱帯硬化症で両側の突発性難聴になった患者を経験したことがある．

頸部の異常は椎骨脳底動脈系の循環に影響するのだなと改めて感じた次第である．

もう一つ，

⑤ 平成12年12月29日銀行において，名前を呼ばれて椅子から立ちあがって週刊誌を脇の椅子に置くつもりで首を左にねじった途端，右後方へかなりよろけてしまった（**イラスト23**）．

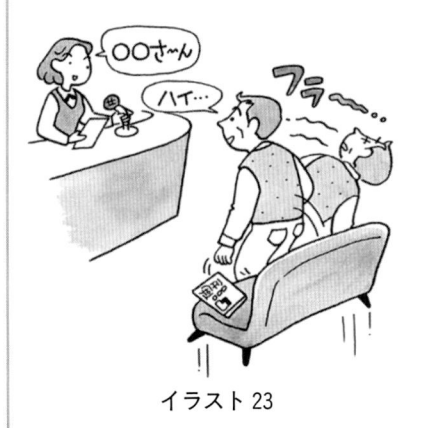

幸い倒れ込むことはなかったが，自分では首をねじった時に一時的に椎骨脳底動脈系の循環不全を起こしたのではないかと考えた．

でも若い時から電車のつり革につかまって，首から上の姿勢を正しく保とうとすると，同じ側の手先のしびれや，手と前腕の皮膚の色が変わって循環障害を起こすことはよく経験していた．

つまり頸椎症が背景にあるのだろうが，若い時は内耳が主体のめまいであるし，中年以降は本幹の椎骨脳底動脈の血行障害の方が主体となってくるのではなかろうか．もちろん例外はあるだろうが．

同じ人物でも風邪症状が時と場合，年齢によって違うように，年齢や動脈硬化の程度，高脂血症，糖尿病を筆頭とした生活習慣病その他の血行動態の変化に応じて，病変の主座が変わってくるのではなかろうか．

私見であるが，最近はこのように考えるのである．

イラスト23

⑥ さらにまた，平成14年3月28日に左の突発性難聴になり，低音障害を起こした．この時の著者の頭部MRAを示す．左椎骨動脈は右に比べて細く蛇行し，脳底動脈も左に蛇行している（図10 →）．

最近の報告によると，脳底動脈が蛇行している側は突発性難聴になりやすいとのことなので，まさに自分で経験してしまった．

ここ数年頭鳴りに悩まされている．頭部MRAで，脳底動脈から左後大脳動脈に移行していくところでねじれがあるが（図11 →），これが脳底動脈の循環不全を起こしやすいゆえんかなと1人心配している次第である．

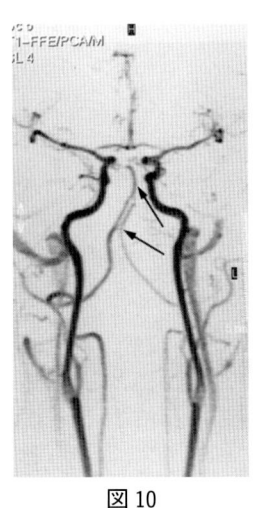

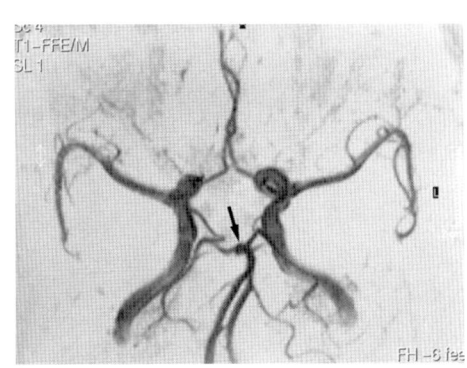

図10

図11

IX. 中高年の発作性頭位眩暈
―症例による検討―

　参考6の③に属する狭義の発作性頭位眩暈（以下，狭義は省略）の症例を21頁の①～⑧で簡単に紹介したが，ここでは①～⑧の症例の病歴を詳述し，さらに8例を加え計16例について概説する．

(1) 発作性頭位眩暈後6年で脳出血で死亡した症例

　73歳，女性．すでに3回狭心性発作を経験．
　平成4年10月，朝起きようとしたら，回転性めまいあり．
　めまいは2～3分で，他に症状なし．
　左下頭位にて著明な下向性回旋性眼振，懸垂頭位と坐位で方向の逆転する眼振あり．
　減衰現象，潜伏時間も伴う所見から発作性頭位眩暈と診断した．
　この時の頭部MRIにて脳幹橋部と小脳半球に小梗塞を認めた（図12）．
　特に橋部小梗塞は前庭神経核付近に存在し，発作性頭位眩暈と深い関連があると考えられた．
　一見，良性発作性頭位眩暈の眼振所見でも，橋部に小梗塞を認めることはよくある．
　さらに狭心性発作を3回起こしていることから，動脈硬化による循環器疾患→脳循環不全が背景にあると判断された．
　平成10年1月，左上下肢不全麻痺にて救急外来を受診，意識清明．
　頭部CTにて右大脳基底核に広汎な出血（図13）を認め，翌日死亡．

(2) 発作性頭位眩暈後2年にして脳梗塞を起こした症例

　51歳，女性．膿胸術後状態，側弯症，高血圧，気管支喘息あり．34歳の時に右脳出血を起こして以来，左上肢の麻痺と左下肢の不全麻痺が残り（図14），左下頭位での激しい回転性のめまいを起こして平成7年9月30日入院した．
　この症例のふだんの血液ガスはPO_2が82と正常であったが，入院時の血液ガスは喘息発作も伴ったため，最初PO_2 54.3と低酸素状態であった．
　その後すぐにPO_2 64.5と回復したが，眼振所見は頭位眼振検査にて，減衰現象や潜伏時間を伴う方向交代性下向性回旋性眼振と頭位変換眼振検査にて懸垂頭位と坐位で方向の逆転する眼振が明らかにみられ，発作性頭位眩暈と診断した．

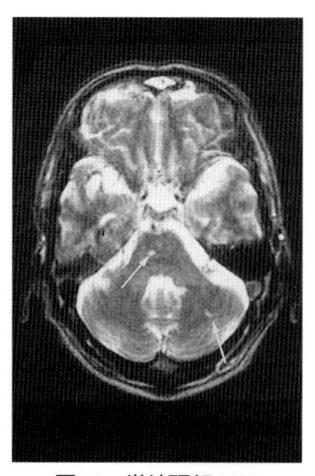

図12　単純頭部MRI
右橋部，左小脳に小梗塞あり（⇨）．

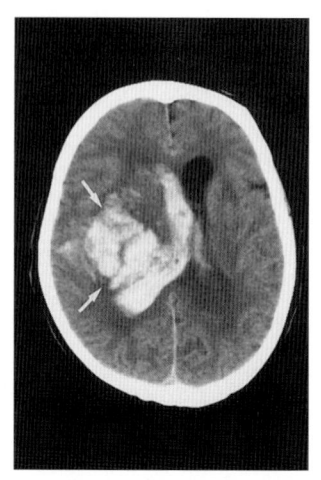

図13　図12と同じ症例，頭部CT
右大脳基底核に脳室にまで穿破する広汎な出血が認められる（⇨）．

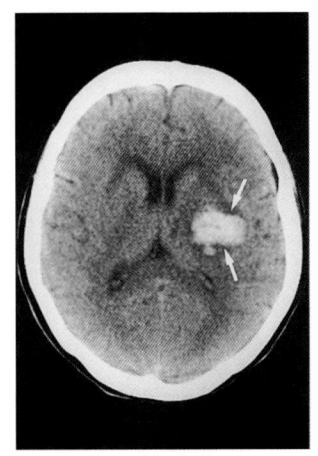

図 14　単純頭部 CT
右被殻に脳出血を認める（⇨）．
（当時の CT は右左が逆）．

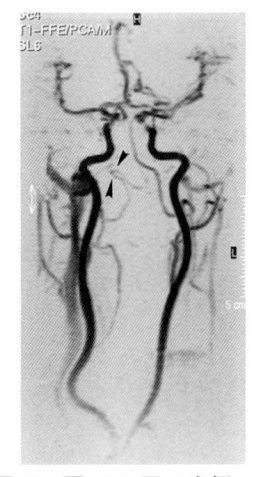

図 15　図 14 と同じ症例，単純頸部 MRA
右椎骨動脈が著明に屈曲している（▶）．

　この症例は，膿胸術後状態による脊椎の曲がりがあり，さらに頸部 MRA にて右椎骨動脈の著明な屈曲もあることから（図 15），椎骨脳底動脈循環不全を背景として，発作性頭位眩暈を起こしたと考えられた．
　ところが，平成 9 年 9 月，右脳梗塞を起こし，左半身の不全麻痺が増強．頭部 CT にては特に著しい変化なし．つまり発作性頭位眩暈後，2 年経過して脳梗塞を起こした．
　この症例は，さらにこの後，軽い脳梗塞に 2 回罹患している．

（3）低酸素状態がきっかけで発作性頭位眩暈を起こした症例

　肺線維症を基礎疾患とした在宅酸素療法中の慢性呼吸不全の 80 歳の女性で，入院中に右下頭位で激しい回転性のめまい発作を起こし，頭位眼振検査にて特に右下頭位で潜伏時間と減衰現象を伴う方向交代性下向性回旋性眼振が，頭位変換眼振検査にて懸垂頭位と坐位で方向の逆転する眼振が認められ，発作性頭位眩暈と診断した．
　このケースでは以前から経鼻カテーテルが鼻孔からずれて低酸素状態になると，耳鳴がすると本人が言っていた．
　高齢で慢性の脳循環不全がベースにあると思われるが，さらに経鼻カテーテルが少しずれたこともあり，一時的に低酸素状態となったのがきっかけで発作性頭位眩暈を起こしたことが考えられた．

（4）頭部 MRA にて右前大脳動脈閉塞（完全閉塞ではない）が見つかった症例

　明け方，回転性めまい発作を起こして救急車で急患室に運ばれた 76 歳の男性は，眼振所見から発作性頭位眩暈と判明し，頭部 MRI では異常なかったが，頭部 MRA にて右前大脳動脈閉塞（完全閉塞ではないがその一歩手前の状態）が見つかった．
　脳外科の意見では子どもの頃の発育過程で起こった可能性があり，これに高脂血症による狭窄が加わったのではないかとのことだった（図 16）．

（5）頭部 MRA にて右前大脳動脈閉塞が認められた症例

　左下頭位にて回転性めまいをきたし受診した 83 歳の女性．頭位眼振検査にて，同頭位で減衰現象，潜伏時間を伴う下向性回旋性の眼振所見を認め，さらに，頭位変換眼振検査で懸垂頭位から坐位にした時と坐位から懸垂頭位にした時

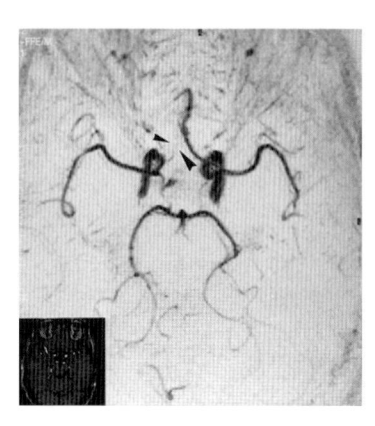

図16 単純頭部MRA
右前大脳動脈の閉塞を認める（►）．

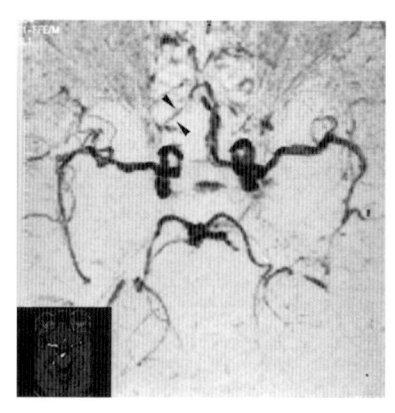

図17 単純頭部MRA
右前大脳動脈の閉塞を認める（►）．

に，やはり減衰現象と潜伏時間を伴う方向の逆転する回旋性眼振所見がみられ，発作性頭位眩暈と診断した．

2年前の頭部MRIにて，大脳内に小梗塞が複数認められ，今回の頭部MRAにて右前大脳動脈閉塞が認められた（図17）．

前庭神経上行路が投射している頭頂葉の2v野は中大脳動脈と前大脳動脈のちょうど境界領域にあたり，内頸動脈，中大脳動脈，前大脳動脈のいずれかに血流障害が生じると2v野が虚血をきたし，大脳性のvertigoが誘発される[4]ことがすでに知られており，発作性頭位眩暈は内耳だけの問題ではないように思われる．

（6）頭部MRIにて大脳だけでなく，橋，小脳にも小梗塞が認められた症例

前立腺癌で泌尿器科に入院中の76歳の男性は，左下頭位をとると回転性めまいが出現すると言って受診した．同じ頭位にて減衰現象，潜伏時間を伴う下向性回旋性眼振が認められ，発作性頭位眩暈と診断した．

頭部MRIにて大脳だけでなく，右橋部（前庭神経核付近），小脳にも小梗塞が認められた（図18）．

一見，良性発作性頭位眩暈の眼振所見を呈しながら，橋部，小脳に小梗塞を認めることがよくある．

われわれは，画像診断の結果とめまいとの関連性を無視することはできないと考えている．

従来「良性発作性頭位眩暈」といわれていた

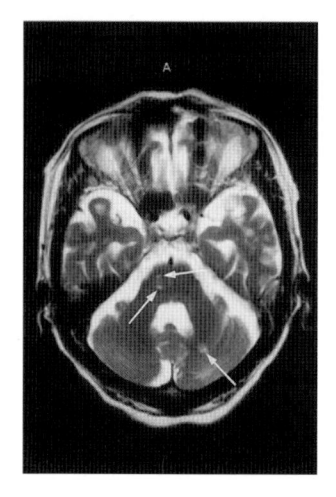

図18 単純頭部MRI
右橋部，左小脳に小梗塞あり（⇒）．

疾患は，すべてが内耳の障害だけで説明がつかないと考えたい．

（7）頸動脈カラードップラー法で右総頸動脈－内頸動脈にかけて狭窄率62％のプラークが認められた発作性頭位眩暈症例

平成5年1月に高血圧と回転性めまいを起こし，頸椎MRIで頸椎椎間板ヘルニアが判明，椎骨脳底動脈循環不全と診断し，その後の頭部MRAにて右椎骨動脈が左に比べて細いことが判明した77歳女性（図19）が，平成8年1月にもめまいを起こして急患として受診した．

眼振所見から発作性頭位眩暈と診断したが，血圧を測る際に不整脈が判明し，心電図にて以前にはなかった二段脈が証明された（この時は頭部MRIを撮っていない）．

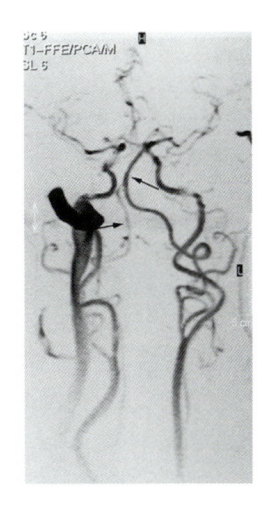

図19 単純頸部MRA
右椎骨動脈が左に比し細く，両椎骨動脈，脳底動脈の蛇行を認める（→）．

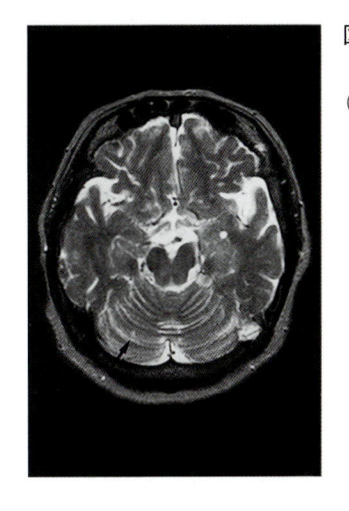

図20 単純頭部MRI
右小脳に小梗塞あり（→）．

　二段脈や発作性頻拍の人が必ずしもめまいを起こすとは限らないが，このように循環器疾患に伴って起こる発作性頭位眩暈もあるので，たとえめまいが主訴で来院しても，心臓の聴診は必要であり，脈をみるのも動脈硬化や不整脈のチェックには欠かせない．時には心電図も必要になってくる(別の症例だが，以前CCUに狭心症で入院中のめまい患者が，狭心症の発作とめまいが同時に起こると話してくれたことがある）．
　平成12年に，本人の希望もあり，頭部MRI，頸部MRAを撮ったが，今度は右小脳に小梗塞が発見された（図20）．
　症例(7)において頸部MRA所見は不変であったが，頸動脈カラードップラーで右総頸動脈—内頸動脈にかけてプラークが認められた．
　狭窄率は62％であった（70％以上が一応手術の対象になる）（図21，図22）．

　これに対し，左総頸動脈は内頸，外頸動脈の分岐部付近で30％の狭窄率が判明した．
　まさにこのような人はめまいどころか爆弾を抱えているような状況である．
　小脳梗塞についてはいつ起きたか不明だが，脳幹，小脳の病変でも，一見，良性発作性頭位眩暈様の(狭義の)発作性頭位眩暈は起こり得る．症例(7)は平成15年，腹部大動脈瘤も発見された．
　めまい外来において，一般に発作性頭位眩暈の症例で，めまいを起こした頃は何もなくても，後日，脳幹橋部(前庭神経核付近)，小脳に小梗塞（最近は虚血性変化，高信号域と表現されることもある）が発見されることがある．
　また最近のめまい外来で，特に脳幹橋部（前庭神経核付近）に，後日，虚血性変化が見つかる発作性頭位眩暈症例が目立ってきている（症例39）．

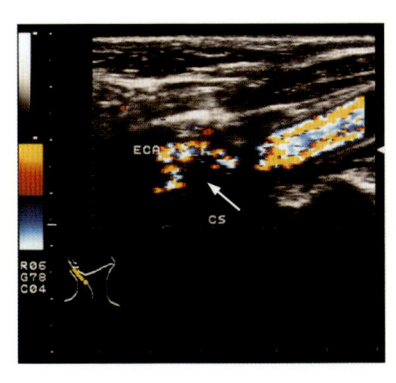

図21 頸動脈カラードップラー
右総頸動脈分岐部付近にプラークを認める（⇒）．ECA：外頸動脈

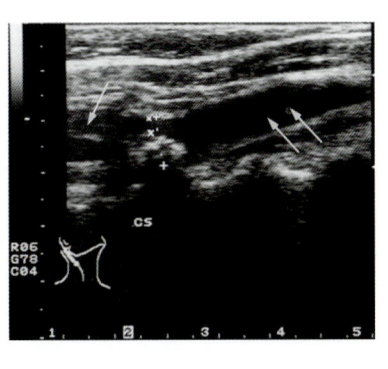

図22 同症例，頸動脈エコー
右総頸動脈分岐部付近にプラークを認める．
⇒1本：外頸動脈．⇒2本：総頸動脈

(8) 頭部MRIで左内包後脚に小梗塞が認められた症例

35歳，女性．左下頭位で激しい回転性めまいがあり，頭位眼振検査にて特に左下頭位で潜伏時間と減衰現象を伴う明らかな下向性回旋性眼振と，頭位変換眼振検査にて懸垂頭位と坐位で方向の逆転する眼振がみられ，発作性頭位眩暈と診断した．

しかし頭部MRIにて左内包後脚に小梗塞が認められた（図23）．

(9) 発作性頭位眩暈後，9年して脳血管性パーキンソニズムを起こした症例

73歳，女性．平成1年3月，頭位変換による回転性めまいで受診．

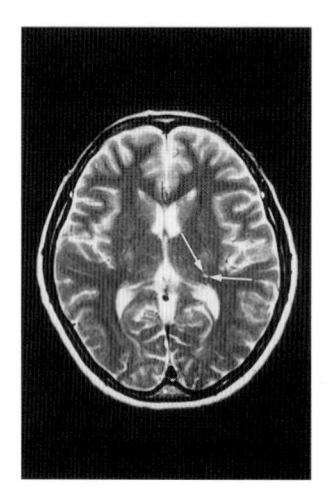

左下頭位で下向性回旋性眼振，懸垂頭位と坐位で方向の逆転する眼振所見を認め，減衰現象，潜伏時間を伴い，発作性頭位眩暈と診断された．平成5年3月，心房細動と軽度大動脈弁閉鎖不全が判明．めまいは循環器疾患→椎骨脳底動脈系の循環障害が背景にあると考えられた．平成9年11月，頭部MRIにて両側前頭葉から側頭葉にかけて梗塞が出現（図24）．

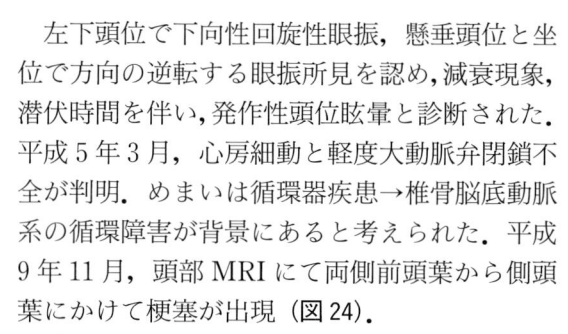

頸部MRAにて右椎骨動脈の描出不良と脳底動脈の蛇行も認められた（図25）．

平成10年8月，突進現象を起こすようになり，脳血管性パーキンソニズムと診断された．

(10) 糖尿病→動脈硬化→椎骨脳底動脈循環不全を背景とした発作性頭位眩暈症例

81歳，男性．平成8年から糖尿病で血糖降下剤を4錠/日内服中．血糖値153，HbA_{1c} 8.1%．平成9年9月，早朝の回転性めまいと後頭部痛を主訴に初診．眼前暗黒も伴うとのことだった．

起立性低血圧があり，仰臥位で右向き回旋性，右下，左下頭位で下向性回旋性眼振が，さらに懸垂頭位と坐位で方向の逆転する回旋性眼振が認められた．いずれも潜伏時間，減衰現象を伴っていた．

頭部MRIで大脳に多数の小梗塞，脳幹橋部

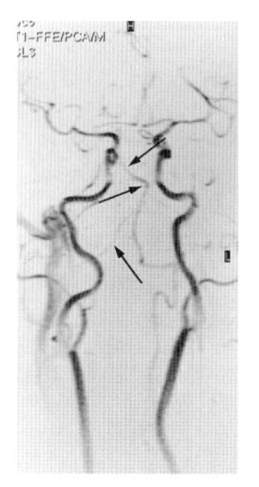

図23 単純頭部MRI
　左内包後脚に小梗塞（⇨）あり．

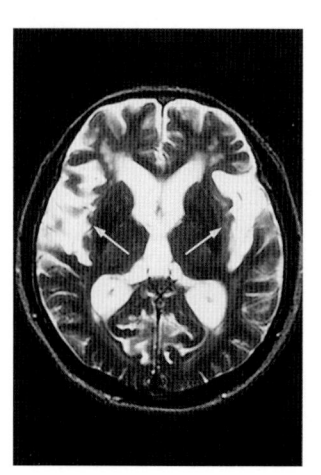

図24 単純頭部MRI
　両側前頭葉から側頭葉にかけて梗塞を認める（⇨）．

図25 単純頸部MRA
　右椎骨動脈が左に比し細く，脳底動脈の蛇行を認める（→）．

にも高信号域，小梗塞（図26）があり，頸部MRAにて両側椎骨動脈の屈曲，脳底動脈の蛇行（図27）も見られた．

この症例の発作性頭位眩暈は起立性低血圧，眼前暗黒を伴うことから糖尿病→動脈硬化→脳循環不全，特に椎骨脳底動脈循環不全が背景にあると考えられた．

(11) 左椎骨動脈結紮→椎骨脳底動脈循環不全が関与していると判断された発作性頭位眩暈症例

55歳，女性．平成7年，左上腕神経叢神経鞘腫を摘出の際，左椎骨動脈を結紮した．術直後はめまいなく左眼瞼下垂あり．

平成9年3月，右下頭位と寝たり起きたりする時の回転性めまいを主訴に受診．

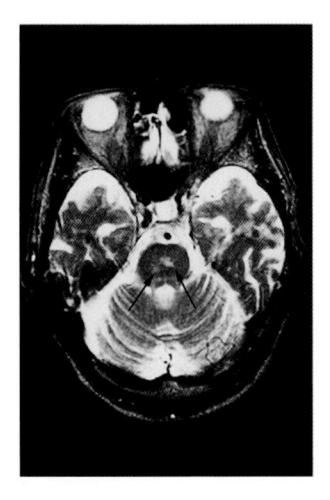

図26 単純頭部MRI
脳幹橋部に高信号域と小梗塞を認める（→）．

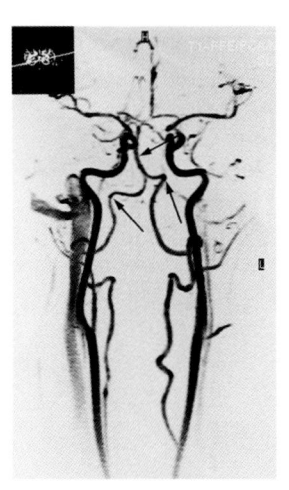

図27 単純頸部MRA
両椎骨動脈の強い屈曲，脳底動脈の蛇行を認める（→）．

右下頭位で下向性回旋性眼振，懸垂頭位と坐位で方向の逆転する回旋性眼振が認められ，減衰現象，潜伏時間を伴っていた．

この所見から発作性頭位眩暈と診断した．

本症例は左椎骨動脈結紮（図28）→椎骨脳底動脈循環不全が関与していると判断された．

症例(1)から(11)は脳血管を含めた循環器系疾患と発作性頭位眩暈との密接な関連性を示唆していると思われる．

以下にあげる症例も一考に値すると思われる．

(12) 3年後，右小脳半球に梗塞が見つかった発作性頭位眩暈症例

78歳，男性．平成1年に臨床的に脳梗塞と診断されたが，軽快．

平成4年に発作性頭位眩暈にて入院．当時の頭部MRIは正常．平成7年の頭部MRIでは両側大脳白質，深部白質に小梗塞が多発．右小脳半球にも梗塞が見つかった．

(13) 発作性頭位眩暈で頸部MRAにて左椎骨動脈の描出なく，脳底動脈の蛇行も認められた症例

40歳，男性．発作性頭位眩暈にて初診．肥満体で，高血圧，高尿酸血症があり，降圧剤を内服中．

頭部MRIで大脳に小梗塞，頸部MRAで左椎骨動脈の描出なく，脳底動脈の蛇行も認めら

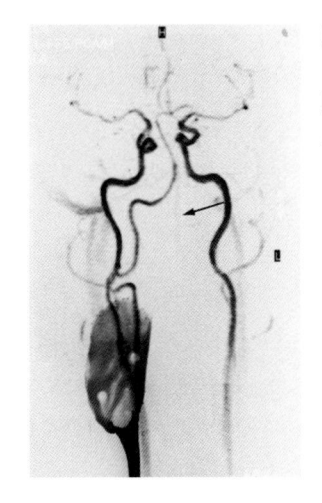

図28 単純頸部MRA
左上腕神経叢神経鞘腫の手術時に左椎骨動脈を結紮したので描出なし（→）．

れた．

(14) 発作性頭位眩暈後，5年経過して未破裂脳動脈瘤が発見された症例

64歳，男性．気管支喘息で経過観察中，発作性頭位眩暈を起こし，その後5年経過して頭痛と半身のしびれで救急車で他院脳外科に運ばれ，脳血管造影を行い右前交通動脈に未破裂脳動脈瘤が発見された．手術を施行され，現在は元気である．

さらに，平成14年に経験した2症例を追加しておきたい．

(15) 首がこきっと音がした直後にめまいを起こし，発作性頭位眩暈と診断した症例

52歳，男性．将棋中に右を向いたとたん，首がこきっと音がしてその直後にぐらっとしたという．その後ゴルフのパターの時にもくらくらするとのことで来院．肩凝り強く，喫煙20本/日．

初診時，頭位眼振検査で方向交代性下向性回旋性眼振，懸垂頭位と坐位で方向の逆転する眼振が観察され，減衰現象，潜伏時間も伴っており，一見，良性発作性頭位眩暈のようにみえたが，頸椎 X-ray で C_5，C_6 の変形を認め，頸椎変形，肩凝りからくる椎骨脳底動脈循環不全を背景とした発作性頭位眩暈と診断した．

この症例からも，従来なら「良性発作性頭位眩暈，内耳が原因」と一言で済まされたところだが，よく患者の話をきくと，首に原因があるのではと考えた方が自然ではと思うのである．パターの時に首を曲げるとめまいがするというのは，頸椎と一緒に椎骨動脈が一時的に折れ曲がって循環不全を起こすためであろう．

(16) 発作性頭位眩暈後3ヵ月して，意識障害で救急車で運ばれて来た症例

80歳，女性．平成14年4月に発作性頭位眩暈と診断．頭部MRIにて，脳幹橋部に虚血性変化が認められた．ところが，治療中の7月の夕方，意識障害で時間外に救急車で来院．入院後，頭部CTで側頭葉に梗塞が発見された．つまりめまい後3ヵ月して脳梗塞を起こしたことになる．

著者が耳鼻咽喉科でめまい診療を行っていた頃には経験し得なかったが，内科めまい外来では，このようなケースに時に遭遇するのである．

こうした経験から，脳梗塞は偶然生じたことでしょうといえるだろうか．

中高年者では「良性発作性頭位眩暈，内耳が原因」と言い切れるのかどうか疑問を抱いている次第である．

📎 参 考 9

平成8年1月から平成15年6月までの7.5年間に，内科めまい外来にて発作性頭位眩暈と診断され，MR検査を施行したのは409例である．発作性頭位眩暈患者の頭部MRIをみると，大脳の穿通枝領域に無症候性脳梗塞（虚血性変化）がみつかることがよくある．さらに頸部MRAにて椎骨脳底動脈の走行異常（脳底動脈の蛇行，椎骨動脈の屈曲や蛇行，径の著明な左右差）が認められた患者の割合は65歳以上では88.2％，50～64歳では，80.2％と高率であった．

特に65歳以上の高齢患者で，頭部MRIにて，脳幹橋部（前庭神経核付近）に虚血性変化が観察される症例が，ここ1～2年で目立ってきている（確率10～20％前後）．MR装置の性能がさらに改善されれば，将来，このような患者数はより増加すると思われる．

こうした画像所見の結果と眩暈発作後，個人差はあるが，ある期間を経て脳出血，脳梗塞，狭心症を起こす症例を実地臨床上経験することから，果たして中高年者の発作性頭位眩暈の原因も，内耳性という従来の考え方一辺倒でなく，脳血管を含めた循環器系の因子を無視できなくなってきているのではなかろうか．

われわれは(1)～(16)の症例以外に，発作性頭位眩暈後の脳梗塞を下記のごとく計8例経験した．

	年齢	性別	脳梗塞を起こすまでの期間	合併症	追加事項
症例1	76歳	女性	1ヵ月		初診時眼前暗黒あり（**症例75参照**）
症例2	58歳	男性	5ヵ月	高血圧	右上下肢麻痺
症例3	70歳	女性	1年	高血圧, 高脂血症, 糖尿病	右上下肢不全麻痺
症例4	80歳	男性	1年3ヵ月		左下肢不全麻痺
症例5	72歳	男性	1年6ヵ月	高血圧, 高脂血症, 陳旧性心筋梗塞	
症例6	59歳	男性	4年	糖尿病	頭部MRIで右中大脳動脈壁不整あり
症例7	63歳	女性	5年	大動脈弁閉鎖不全	右上下肢不全麻痺, 耳鼻科で良性発作性頭位眩暈と言われた
症例8	71歳	男性	8年	狭心症	小脳梗塞, 耳鼻科で良性発作性頭位眩暈と言われた

症例1～8の番号は便宜的No.

- 内科で診るめまい症例は中高年者が主体で，高血圧，高脂血症，糖尿病（境界型も含めて）つまり動脈硬化を背景にした人達が多い．
- めまいと脳梗塞の発症の間の時間差が長い症例もあるのではないかとの疑問を持つ方もいるだろうが，動脈硬化があればいずれ何らかの成人病を起こしてくることが予想されるので，注意を促しておくことが臨床医の務めと考えている．
- 最近の報告で，たとえ無症候性のラクナ梗塞，虚血性変化であっても症候性脳梗塞と同様に解釈し，日常生活に注意を払い，場合によっては抗血小板薬も必要といわれるようになってきている．
- これからは予防医学に重点が置かれる．ただ単に「内耳性ですから心配ないですよ」では納得しない患者も出てくるであろう．
- 内科の場合，めまいだけ診ている訳ではない．
- 高血圧，高脂血症，糖尿病など，めまいが治まった後も何らかの形で診ているので，将来どうなるかが経過をみていれば自ずから判明してくるのである．
- めまいで受診した患者で無症候性脳梗塞，虚血性変化が複数発見された症例には，可能なら頸動脈カラードップラー法を用いてプラークの有無もみておく方がよい．

なお，頭位眼振については，文献[5,6]を参考にした．

症例第一部

末梢（内耳）性や中枢性（頭蓋内疾患）のめまい症例

症例1　内耳性めまいを思わせた小脳梗塞症例

66歳，女性

平成6年3月30日，午前5時に回転性のめまいあり．約1時間続いた．嘔気，嘔吐あり．

耳鳴，難聴なし．後頭部痛，複視，四肢の先のしびれ，構音障害なし．近医にて高血圧の治療中．

眼振所見：頭振り眼振検査で2相性（第Ⅰ相と第Ⅱ相で眼振の方向が逆転する）を呈し，しかも頭位眼振検査と頭位変換眼振検査にて右向き方向固定性水平回旋混合性眼振が認められた．

方向固定性眼振なので，一見，内耳性めまいと思われたが，実際は頭部 MRI にて図29のごとく，左小脳に小梗塞が認められた．

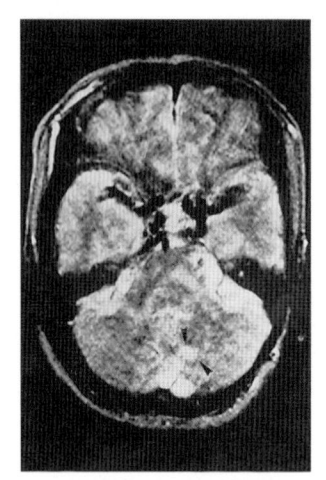

図29　症例1，単純頭部 MRI
左小脳に小梗塞（▶）．

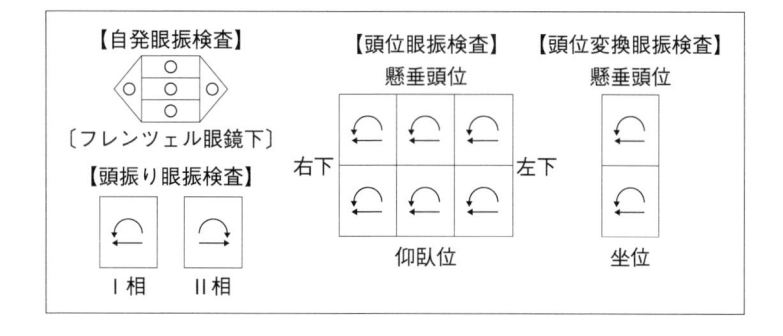

参考10

方向固定性眼振とはその名のごとく，自発眼振検査，頭位眼振検査，頭位変換眼振検査の際，頭部を固定あるいは左下，右下，懸垂頭位，坐位にして頭の位置を変えても，眼振の向きが一定方向で変わらないことをいう．内耳性めまい，あるいは椎骨脳底動脈循環不全による前庭神経核の虚血や内耳血流の左右差から生じるめまいを考えるが，時には本症例のように小脳性のめまいのこともあるので，要注意．

症例2　一見，末梢性めまいと思われたが，頭部MRIにて判明した前庭神経核の梗塞症例

45歳，女性

平成6年4月17日，午前3時頃，寝ている状態で30秒間の回転性のめまいあり．軽度の頭痛も伴った．その後は3回20〜30秒間にわたって嘔気を伴う回転性めまいあり．

耳鳴，難聴，嘔気，嘔吐，四肢の先のしびれなし．翌日はぐらつく感じが残っていた．

近医にて高血圧の治療中．

眼振所見：この症例も頭振り眼振検査で2相性（第I相と第II相で眼振の方向が逆転する）を呈し，しかも眼振は左向き方向固定性水平回旋混合性眼振なので，頭位眼振検査と頭位変換眼振検査にて頭部MRIを撮る前は一見，内耳性めまいと考えられた．しかし，頭部MRIでは図30のごとく，前庭神経核に小梗塞が認められた．

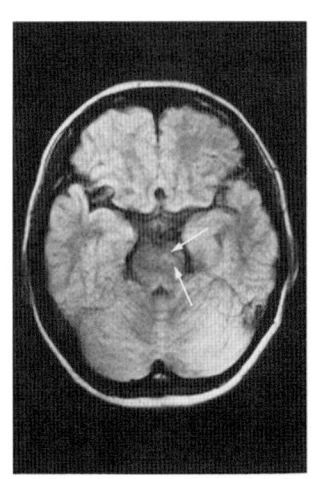

図30　症例2，単純頭部MRI
左前庭神経核に小梗塞（⇒）．

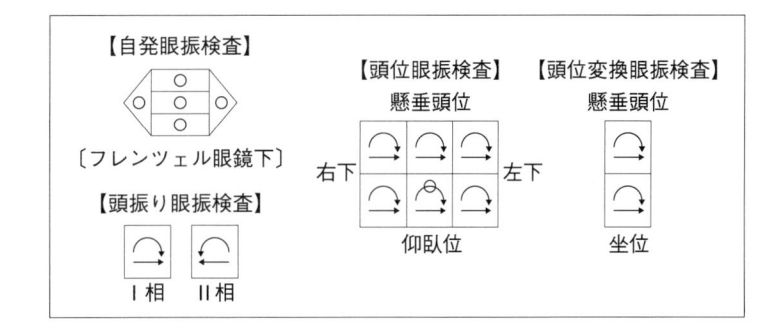

プライマリーケアー医へのサイドメモ1

高血圧治療中の中高年の患者が未明に後頭部痛，回転性めまいを起こした時は小脳，脳幹の梗塞（あるいは出血）を疑うこと．

一言メモ8

眼振所見からどこに責任病巣があるかをある程度知ることができる.

眼振所見から疾患を判断する自発眼振のシェーマを**表2**にあげて参考に供したい.

方向固定性眼振というのは自発眼振検査つまり,患者を正面に向かせておいて,左右上下を注視させた場合,同じ方向に眼振が出る.しかも**誘発眼振検査**,つまり**頭位眼振検査,頭位変換眼振検査**を行っても,常に同じ方向に眼振が出る場合をいう.従来は**末梢・内耳性**が多いといわれていたが,椎骨脳底動脈循環不全や小脳性のめまい(**症例1**)でも認められる.

表2 自発(狭義)ならびに注視眼振の分類

眼振の分類		眼振名	眼振シェーマ	病巣局在	該当する疾患の一例
方向一定性		純水平性方向一定性		末梢前庭性など	聴神経腫瘍(健側向)
		水平回旋混合性方向一定性		末梢前庭性など	○一側迷路機能廃絶(健側向) ○メニエール病発作時(患側向)
		水平一側性		末梢前庭性など	○メニエール病発作後(健側向)
		純回旋性方向一定性		末梢前庭性脳幹性小脳性	ワレンベルク症候延髄空洞症
		純回旋一側性		小脳半球性など	小脳半球腫瘍
		注視不全麻痺性		脳幹性など	小脳橋角腫瘍(患側向)
方向変化性	不規則注視方向性	一側注視不全麻痺他側方向一定性		脳幹性など	小脳橋角腫瘍(大打性の方向が患側)
		不規則混合性		脳幹性など	小脳橋角部腫瘍
		垂直ないし斜行性		脳幹性小脳性	小脳橋角部腫瘍
	規則注視方向性	完全注視方向性		中枢性	小脳腫瘍
		不完全注視方向性		中枢性	小脳腫瘍

(文献[1]:日本平衡神経科学会,編:「イラスト」めまいの検査.診断と治療社,p27,1995より引用)

一見，内耳性を思わせためまい

症例3　2日間で回転性めまいが消失した複視を伴う小脳の出血梗塞症例

68歳，女性

平成5年1月31日，午前3時頃トイレから帰って来て，頭を枕につけようとした時，急に回転性めまいあり．嘔気，嘔吐を伴い，耳鳴，難聴はなく，四肢の先のしびれ，頭痛，複視，構音障害なし．

平成3年から高血圧の治療中であった．めまいを起こす前日に相続問題でもめたとのこと．

2月1日，入院．頭帽感を伴い，右下頭位で寝ていることが多かった．

2月2日にはめまいは消失したが，複視を感じるようになってきた．

頭部CTにては何も異常はなかったが，頭部MRIにて右小脳に出血梗塞あり（図31）．

眼振所見：いずれもフレンツェル眼鏡下に診察した眼振所見であるが，頭位眼振検査にて方向交代性上向性眼振が認められた．

方向交代性上向性眼振というのは，右下頭位で左向きの眼振が観察され，左下頭位で右向きの眼振がみられる場合をいう．この所見は一般には頭蓋内疾患を疑う（ただし時には内耳性でも出現することがある）のであるが，この症例は頭部MRIで右小脳出血梗塞が見つかった．

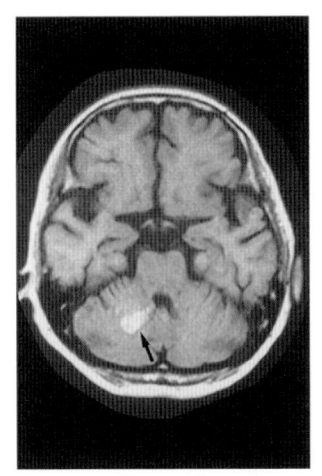

図31　症例3，単純頭部MRI
右小脳に出血梗塞（→）．

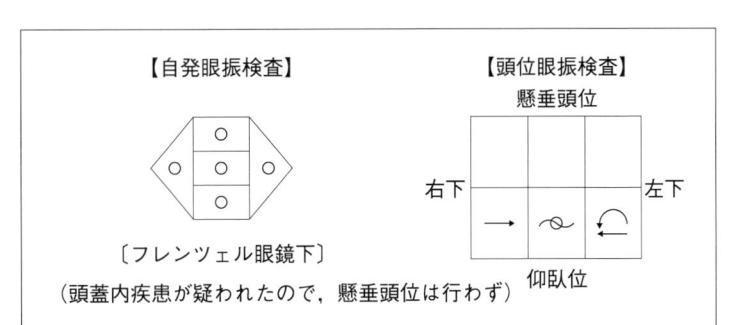

【自発眼振検査】
〔フレンツェル眼鏡下〕
（頭蓋内疾患が疑われたので，懸垂頭位は行わず）

【頭位眼振検査】
懸垂頭位
右下　左下
仰臥位

プライマリーケアー医へのサイドメモ2

①頭蓋内疾患では，患側を下にして寝ていることがよくあるので注意が必要．

ところが，内耳からくるめまいでは，患側を下にすると，激しいめまいが起こる．

②症例2と同じく，高血圧治療中の中高年の患者が未明に後頭部痛，めまいを起こした時は小脳，脳幹の梗塞（あるいは出血）を疑うこと．

症例4　片頭痛に呉茱萸湯，めまいに半夏白朮天麻湯を用いた良性再発性眩暈症（片頭痛性めまい）

25歳，女性

平成5年8月14日，初診．片頭痛と足が地につかない感じとのことで，当科を受診．

メリスロンは効果なし．前庭機能検査にて左向き方向固定性眼振あり．

しかし特に薬は飲みたくないと言ってそのまま外来を訪れなかった．

平成6年7月19日，同様の症状にて再診．

両脚直立検査：正常

足踏み検査：閉眼にて右への偏倚を認めた．

眼振所見：頭振り眼振検査第Ⅰ相で水平回旋混合性眼振が認められ，頭位眼振検査では眼振なし．頭位変換眼振検査でも懸垂頭位で水平回旋混合性眼振が認められた．

耳鳴，難聴，嘔気，嘔吐なし．肩凝り軽度のみ．右への偏倚がある場合，体と眼は右方向へ傾こうとするので，眼の場合は，偏倚を急速な眼運動（サッケード）によって補正しようとする．これが眼振（急速相）*であり，したがって本症例では眼振（急速相）は反対向き，つまり左向きとなる．

片頭痛に対し桂枝人参湯を処方した．

8月16日，効果なし．足も冷えると言うので呉茱萸湯に変えてみた．テルネリンも併せて処方した．

9月6日，片頭痛は軽快したが，今度は目がかすみ，頭がぐらつき，全身倦怠もあるという．そこで補中益気湯を処方した．

11月10日，めまい感，全身倦怠，目のかすみは消失．

11月24日，今度は地面に引き込まれる感じが再発したというので，苓桂朮甘湯に変えた．

平成7年1月26日，今度は片頭痛が再発し，再び呉茱萸湯にした．

4月6日，片頭痛は消失したがふらつきが出現．半夏白朮天麻湯に変えた．

4月20日，ふらつきは消失．

5月9日，来院時は「すべての症状がとれました」と言ってニコニコしていた．

診断は良性再発性眩暈症（片頭痛に伴うめまい）．

この種のめまいは若い女性に多い．

このような不定愁訴を訴えるめまい症例も外来で時々みかける．

しかしただ不定愁訴というだけで，遠ざけたり，すぐ心因性，精神的と断言しないで，まず器質的な疾患を除外しなければならない．

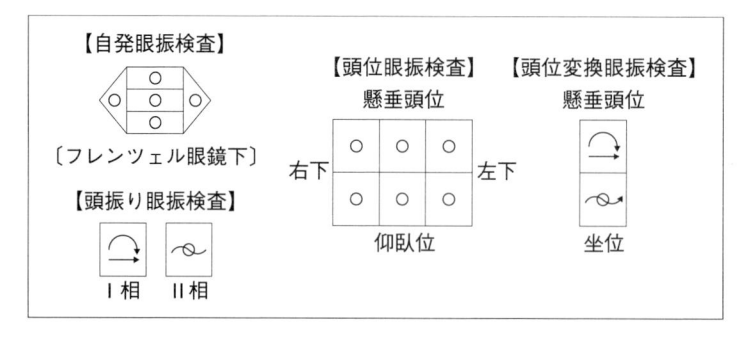

プライマリーケアー医へのサイドメモ3

西洋医学的にみてそれほどの所見がないのに自覚症状が強い人には漢方薬を使ってみるとよい．

---

* 眼振（急速相）については，症例25の考察を参照．

症例5　心療内科で自律神経失調症と診断されたBarré-Lieou症候群

31歳，女性

足元がふらふらして，視界が霞みがかかったようになるとのことで，平成7年4月7日，当科を初診．

肩凝り強く，後頭部がしめつけられるように痛み，首を回すとボキボキ音がする．

耳鳴，難聴，嘔気，嘔吐なし．

28歳頃，卵巣嚢腫の手術を受けた．

その後，背中や顔面が急に熱くなるというような自律神経症状あり．

3年前に某大学病院の心療内科で自律神経失調症と言われた．

「いくつかの病院をはしごしたが，どこもこれといった納得のいく診断をしてもらえなかった」と不満を漏らしていた．

頸椎X-ray：正常

両脚直立検査：正常であったが，**足踏み検査**：右へ45°偏倚．

眼振所見：下記

考　察

自覚的に霧視があり，頭振り眼振検査第1相にて右向き斜行性眼振を認め，頭位眼振検査にて右下懸垂頭位で下眼瞼向き垂直性眼振が認められたことにより，まず椎骨脳底動脈系の循環不全が示唆される．

そして卵巣摘出後のホルモンの不調和による自律神経の異常興奮がベースにあり，交感神経興奮による循環障害が助長される．

さらに頸筋群から直接内耳に向かって異常インパルスが到達することも知られている．

こうしたいろいろな原因が重なっていると思われるが，広い意味での頸腕症候群→椎骨脳底動脈循環不全（頸腕症候群で耳症状，めまいを伴うものをBarré-Lieou症候群という）と考えられた．

この症例は，じっくり話を聞いてから，納得のいく説明をしたら，「よくわかりました」と言って帰って行った．

処方はメリスロン，セロクラール，テルネリン投与により症状は改善した．

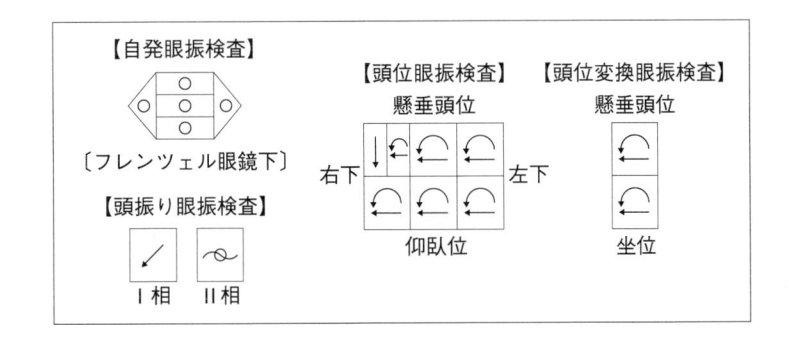

症例6　回転性めまいを主訴に急患として来院した橋部小梗塞症例

74歳，男性

平成7年1月27日，菌状息肉症にて皮膚科を受診時，回転性めまいと，強い肩凝りと後頭部〜頭頂部にかけての重い感じありとのことで，当科へ紹介され，急患として仰臥位にて診察．

嘔気，嘔吐，耳鳴，難聴なし．

歩行時右への偏倚あり．

眼振所見：自発眼振検査，頭位眼振検査にて左向き方向固定性水平回旋混合性眼振が認められ，一見，末梢性めまいを思わせた．（方向固定性眼振については症例1の参考10，症例2の一言メモ8を参照）

頭部CTを至急で撮ったが，特に異常なし．

頭部MRIにて左橋部に小梗塞を思わせる所見あり（図32）．

メリスロン6錠/日，サアミオン3錠/日投与にて椎骨脳底動脈系の循環不全を改善すると，6月20日には以前は年のせいだとあきらめていたのが，片足立ちができるようになり，針の穴に糸を通すことが苦にならなくなった．

さらに文字を書く時，筆先をうまく止められなかったのが，きちんと止められるようになったと喜んでいた．

平成11年8月には低血糖発作を起こして意識障害となり，入院した．

胃切除後高血糖のあるところに手の振戦でβ-ブロッカーを服用し，血糖値25となり，低血糖発作を起こしたと考えられた．

この患者はこの後，胃癌がみつかり，当院外科で手術を受けた．

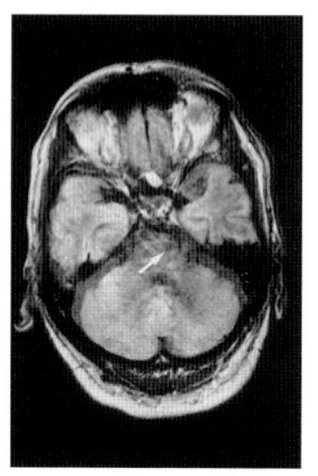

図32　症例6，単純頭部MRI
左橋部に小梗塞（⇨）．

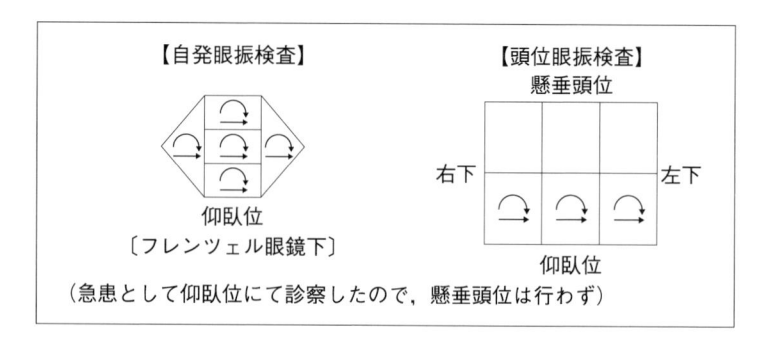

症例7　眼前暗黒と回転性めまい後10年を経て脳梗塞を起こした症例

73歳，女性

昭和58年12月頃，天井が回るようなめまいあり．

両側耳鳴"キーン"，両側耳閉塞感を伴った．

昭和62年3月25日，眼前暗黒感あり．ふわっとするようなめまい感あり．

自分の頭が地に引き込まれるような感じもあった．

4月28日，めまい外来を受診．血圧176/82．高血圧にてアルドメットを内服中．複視なし．霧視あり．四肢の先のしびれなく，舌のもつれや脱力発作なし．

眼振所見：自発眼振検査では注視方向性眼振を認め，頭位眼振検査にて左下懸垂頭位で右向き回旋性眼振を認めた．

まず両側耳鳴，両耳閉感は椎骨脳底動脈循環不全➡両内耳血流障害を疑わしめる．さらに眼前暗黒感は後頭葉の虚血を示唆する．自覚的に自分の頭が地に引き込まれる感じも霧視も椎骨脳底動脈循環不全を考える．

頭部CTは正常．

椎骨脳底動脈循環不全と診断，治療しめまいは消失．

平成2年8月28日受診時，ふわっとした頭から血が引く感じと眼前暗黒感を訴えた．

仰臥位での血圧は142/80，立位では128/80で椎骨脳底動脈循環不全を背景とした起立性低血圧と判断した．

平成4年4月から降圧治療は中止した．この頃の血圧は134/80と安定していた．

平成5年1月27日，朝8時30分頃から，左上下肢の不全麻痺ありとのことで，夜間救急外来を受診，そのまま入院した．

頭部MRIにて両基底核，視床，第3脳室周辺に多発性に虚血性変化が認められた（図33）．

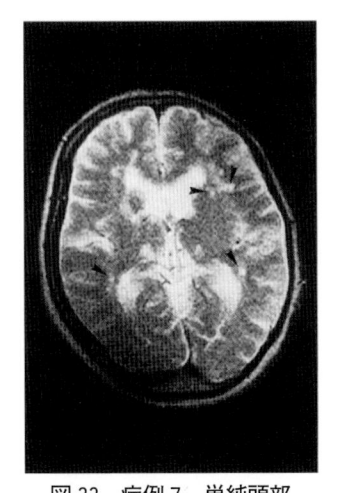

図33　症例7，単純頭部MRI
大脳に多発性に虚血性変化あり（▶）．

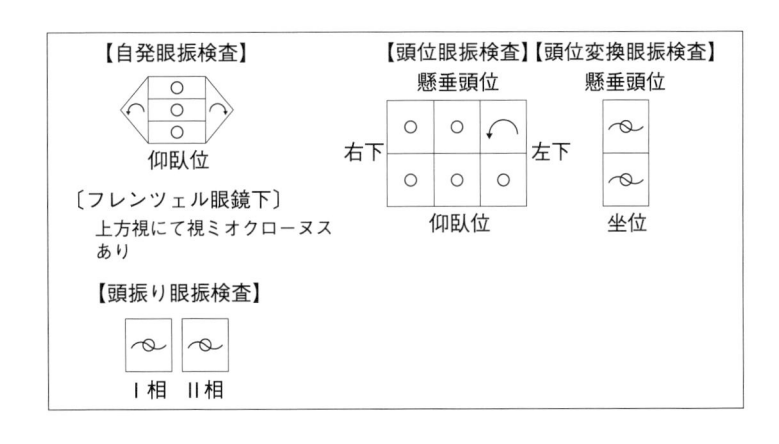

プライマリーケアー医へのサイドメモ4

眼前暗黒感は将来の脳卒中の前兆といわれているが，この症例はまさにその通りだった．

症例8 回転性めまい，複視を主訴とした脳幹脳炎症例

16歳，男性
既往歴：小児喘息あり
高校の体操部に所属し，通学時間は往復4時間．
平成7年3月14日朝，回転性のめまいあり．右耳鳴"ジーン"と右前頭部痛あり．嘔気，嘔吐が強く，1日7～8回の嘔吐あり．
3月17日，救急医療センターを受診．
紹介により当院救急外来を受診し，入院．
頭部CTは正常．（入院時眼振所見参照）
当直医によりメイロンとATP製剤，ビタミンB_{12}が投与された．
3月20日，耳鼻咽喉科医の往診を受けた．この時は末梢性のめまい（メニエール病の発作期かまたは前庭神経炎？）ではないかと言われた．
しかし1週間経ってもめまいも頭痛も変化はなかった．
3月23日，われわれが呼ばれ，ベッドサイドで診察した．
ベッドサイド診察時の眼振所見：自発眼振検査にて不規則注視方向性眼振が，頭位眼振検査にて方向交代性上向性回旋性眼振が認められ，減衰現象，潜伏時間なし．自発眼振検査で左向き水平回旋混合性眼振と，右注視時に回旋性の強い右向き注視眼振を認めたことから脳幹の病変が疑われた．
よく聞くと最初から右後方の舌のしびれと複視があるとのことだった．
つまり舌のしびれは舌咽神経の異常，複視は脳幹，特に眼運動神経の異常を考える．
3月24日，造影頭部CTでも異常なし．
3月25日，主治医により髄液検査が施行され，細胞数は185/3だった．
眼振所見，神経症状からは脳幹の病変が疑われ，髄液検査の所見と合わせると脳幹脳炎が考えられた．
内服でステロイドが40 mg/日から開始された．
頭部MRIにて右小脳脚のところに高信号域が認められた（図34）．
以後ステロイドは1週間ごとに漸減し，眼振もすっかり消失し，元気に退院した．

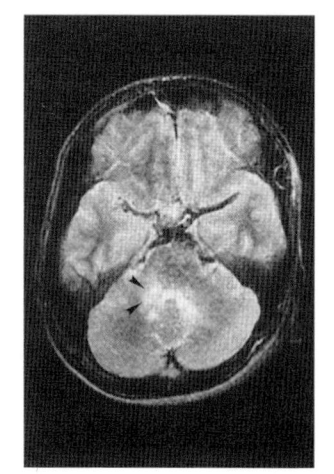

図34 症例8，単純頭部MRI
右小脳脚に高信号域（▶）を認める．

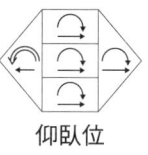

入院時の眼振所見
起立時の失調性歩行あり
眼振所見は裸眼での所見を示す

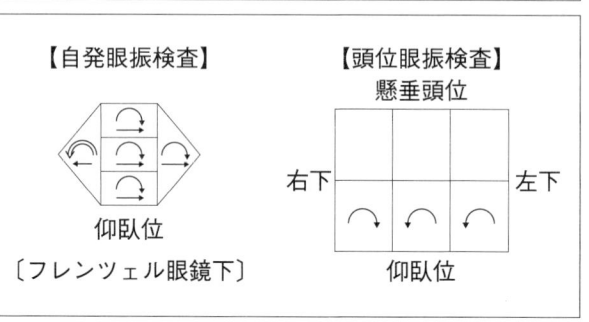

ベッドサイドで診察した時の眼振所見
〔フレンツェル眼鏡下〕

症例9　回転性めまいを主訴とした小脳虫部出血症例

74歳, 女性

平成4年5月19日, 朝8時頃急に回転性めまいあり.

救急車にて当科に運ばれた. 嘔気, 嘔吐を伴い, 耳鳴, 難聴はなし.

頭痛, 複視, 霧視なし.

神経学的検査：異常なし

眼振所見：自発眼振検査で回旋要素の強い水平性注視方向性眼振, 斜行性眼振, 下眼瞼向き垂直性眼振が認められた. 中枢性の病変が疑われ, 頭部CTを至急でオーダーした.

頭部CTにて小脳虫部に出血が認められた (図35).

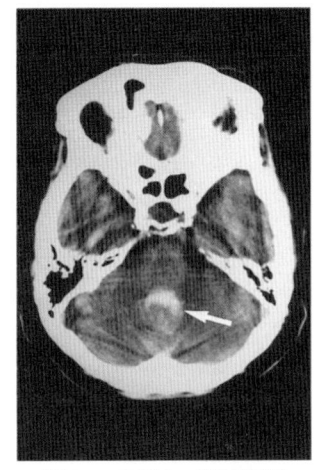

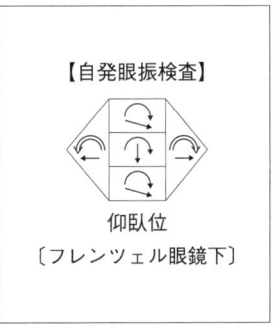

図35　症例9, 単純頭部MRI
小脳虫部に出血 (⇨) あり.

【自発眼振検査】
仰臥位
〔フレンツェル眼鏡下〕

プライマリーケアー医へのサイドメモ5

上記のような左右注視方向性眼振, すなわち右方を見ると右向きの眼振となり, 左方を見ると, 左向きの眼振となる場合, それもかなり著明な場合は小脳や脳幹の病変を疑い, ただちに頭部CTを撮ったほうがよい (ただし, あまり右端, 左端を見させると, 極位眼振が出現することがあるので要注意. 白眼が隠れる程度でよい).

しかも正面視で下向きの縦方向の眼振 (下眼瞼向き垂直性眼振) を見たら, ただごとではないと判断する.

上, または下向き斜行性眼振も垂直性と同じと判断するので, これも頭蓋内疾患を除外する必要がある.

症例10 側臥位のまま救急車で運ばれて来た，回転性めまいに複視を伴った小脳出血症例

66歳，男性

40歳代で高血圧を指摘され，某病院にて降圧剤を投与されていたが，ここ1年間は特に治療は受けていなかった．

平成5年8月12日，朝9時頃，靴を洗っていたところ，急にめまいと嘔気あり．

さらに嘔吐が15～16回あり．

救急車を呼び，当科に運ばれた．難聴は自覚していない．

耳鳴は昭和18年頃ガス爆発にあい，その後，両側耳鳴"ジー"を感じるようになった．

耳鳴は今までに時々あったが，当日は自覚していない．

救急車のストレッチャー上で診察，患者は左側臥位をとっており，めまいと嘔気が強く，仰臥位はとれず．

血圧は170/90．

嘔気強く，すぐ閉眼してしまう．めまいは右を向こうとすると強いとのこと．

しびれや構音障害はないが，複視と霧視あり．後頸部～後頭部にかけての痛みあり．

神経学的検査：異常なし

眼振所見：自発眼振検査で左向き方向固定性水平回旋混合性眼振を認めた．

頭部CTにて左小脳に出血を認めた（図36）．

一般に，自発眼振検査で方向固定性水平回旋混合性眼振を認めた場合は，末梢性，特に内耳性めまいを考えるが，本症例はストレッチャーで運ばれて来た時，左側臥位を常にとっており，しかも複視や霧視を伴うことから，頭蓋内疾患を疑った．

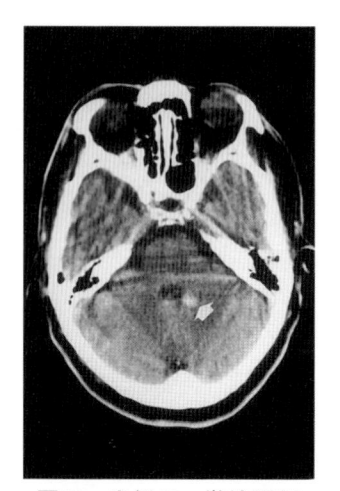

図36 症例10，単純頭部MRI
左小脳に出血（⇨）あり．

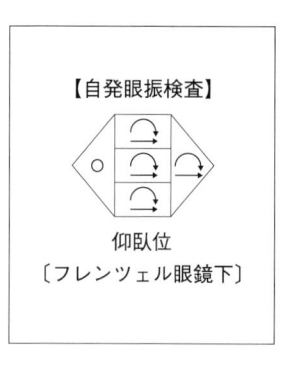

【自発眼振検査】

仰臥位
〔フレンツェル眼鏡下〕

プライマリーケア医へのサイドメモ 6

まず，めまいで救急で運ばれてきた患者が右または左側臥位をとっている場合は，小脳または脳幹の病変を疑う．

この場合，多くは患側を下にすると楽だという（内耳が関与するめまいの場合，患側を上にすると楽という）．

複視や霧視を伴うめまいは頭蓋内疾患を疑う（軽症でも椎骨脳底動脈循環不全）．

後頭部痛と強い回転性めまいは小脳梗塞か小脳出血を疑う．

症例11　回転性めまいで頭部 MRI にて発見された良性脳腫瘍症例

40歳，男性

3年前から右前頭部痛あり．

三叉神経痛と診断され，神経ブロックを行っていた．

3日前から寝たり起きたりすると，回転性のめまいあり．

持続時間は短く2〜3分で耳鳴，難聴，嘔気，嘔吐は伴わず，肩凝りが強い．

頭部 MRI にて右前頭葉の良性の脳腫瘍が認められた（図37）．

両脚直立検査，足踏み検査：異常なし

眼振所見：自発眼振検査では問題なく，頭位眼振検査と頭位変換眼振検査にて右向き方向固定性水平性眼振が認められた．

病理組織学的にも悪性像は認められなかった．

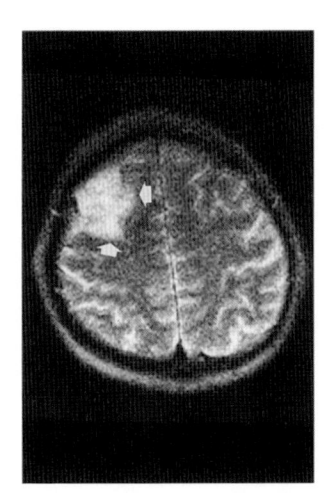

図37　症例11，単純頭部 MRI
右前頭葉に脳腫瘍（⇨）．

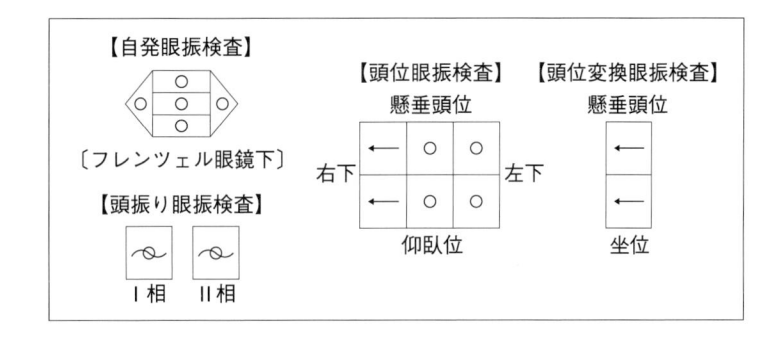

プライマリーケアー医へのサイドメモ7

めまいに頭痛を伴った場合には少なくとも頭部を調べた方がよい．

実は眩暈と頭痛で救急外来を受診し，後日，松果体嚢胞が見つかったケース：症例88を経験している．本症例の脳腫瘍とめまいの関係は不明であるが……．

症例12　メニエール病を思わせる所見を呈し，頭部MRIにて発見された小脳橋角部腫瘍症例

67歳，女性

3年前の7月，足元がふらつくことに気付いた．同年，9月にはバスから降りた時，地面が揺れた．

景色が左から右へ流れ，"ピー"という左耳鳴が始まり，難聴も感じるようになり，その後ずっと続いている（景色が流れるめまいと回転性めまいとは基本的には区別しない．同じように考える）．嘔気，嘔吐を伴い，某医にメニエール病と言われた．

その後は時々足がふらつく感じがし，回転性のめまいは3回経験した．

最近は足元がふらつき，むかつきも伴うという．

階段の昇降は特に問題なし．

しびれや感覚異常もなし．

両脚直立検査：正常

足踏み検査：閉眼にて左へ30°偏倚あり

脳神経検査：すべて正常

眼振所見：自発眼振検査で右向き方向固定性水平回旋混合性眼振が認められ，頭振り眼振検査にて第I相で右向き，第II相で左向きと2相性眼振が，頭位眼振検査，頭位変換眼振検査で右向き方向固定性水平回旋混合性眼振がみられた．眼振所見からは左側の末梢（内耳）性のめまいを思わせた．

実際，頭部MRIにて左小脳橋角部に腫瘍を認めた（図38）．

さらに聴力検査では，左耳は平均聴力46.3dBの感音難聴を認め，聴性脳幹反応にては左V波の潜時の延長を認めた．

患者は昭和28年，肺結核にて左人工気胸術を受けており，開頭手術は拒否した．

ガンマーナイフによる処置を希望したので，他院に紹介した．

考　察

この症例で注意すべき点は，めまい，耳鳴，難聴があるからといってただちにメニエール病としてはならないということである．もう少し進行すれば，脳神経の異常が出現し，顔面神経麻痺や味覚異常，三叉神経麻痺を伴ってくる．そうなれば見逃されることはないが，この段階での自他覚症状からは判断しにくい．

右向き方向固定性水平回旋混合性眼振が認められたので，一見，内耳性のめまいを思わせるからである．

結局は頭部MRIを撮ることにより診断可能である．

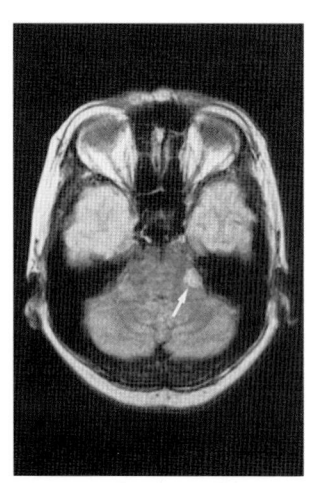

図38　症例12，単純頭部MRI
左小脳橋角部に脳腫瘍（⇨）．

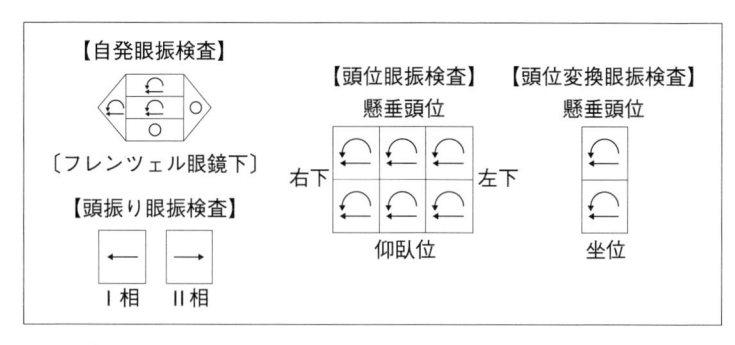

プライマリーケアー医へのサイドメモ8

耳鳴が持続的で，しかも難聴が改善したり悪化したりするというような，つまり聴力の変動がなく（例外もあるが），耳鳴，難聴が徐々に進行する場合は聴神経腫瘍や小脳橋角部腫瘍を疑った方がよい．

症例13　頸椎の強い変形を背景とした椎骨脳底動脈循環不全症例

52歳，女性

最初，28〜29歳の時に回転性のめまいあり．

平成7年5月24日，後頭部痛を伴う回転性のめまいありとのことで初診．

めまいの持続時間は5〜6分で肩凝りが強い．嘔気，嘔吐はなく，耳鳴，難聴，四肢の先のしびれ，複視，霧視なし．

両脚直立検査，足踏み検査：異常なし

強い肩凝りのため整形外科で注射を受けたことがあったという．

眼振所見：自発眼振検査は正常．頭振り眼振検査にて下眼瞼向き垂直性眼振が認められ，頭位眼振検査と頭位変換眼振検査にて左向き方向固定性水平性眼振を認めた．

下眼瞼向き垂直性眼振は，前庭神経核〜下部脳幹，あるいは小脳にかけての異常と考えられ，さらに頸椎X-rayにてC_5，C_6の変形が強く，椎間孔の狭小も認められた（図39）．

こうした所見から変形性頸椎症と，総コレステロール280なので動脈硬化を背景とした椎骨脳底動脈循環不全と考えられた．

つまり次のような図式となる．

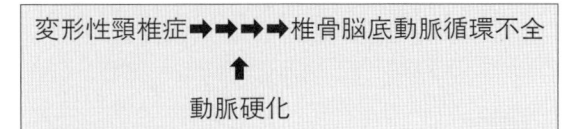

変形性頸椎症➡➡➡➡椎骨脳底動脈循環不全
　　　　　　　　　　　↑
　　　　　　　　　動脈硬化

考　察

教科書的には自覚的に手袋靴下型のしびれ（両手先，足先のしびれ）があって，首を前屈したり，左右にねじったりした時のみ回転性めまいが起こるケースを頸性めまいという．そしてそこまで進行しないと診断しないという意見もある．

さらに，椎骨動脈の血管造影で，変形した頸椎の一部が椎骨動脈を圧迫して，いわば踏みつけているような所見が写真に載っている．

しかしそこまで進行していれば，典型的な症例として理解されるが，実際の第一線の診療においてはそうはいかない．ほとんどのめまい症例に頸椎X-rayを撮った結果，より軽症例の方が圧倒的に多いという結論を得た．

そこまで進行してからでは患者にとって大変である．

またそのような症例に対し，椎骨動脈造影をすべて施行することは不可能である．

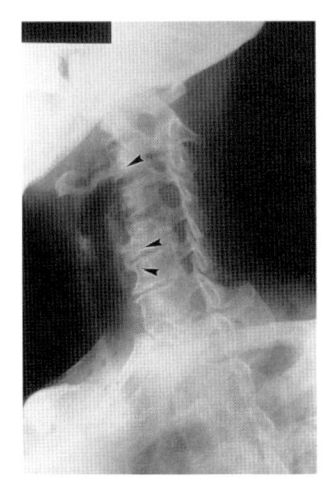

図39　症例13，頸椎X-ray
　C_5，C_6の変形が強い（►）．

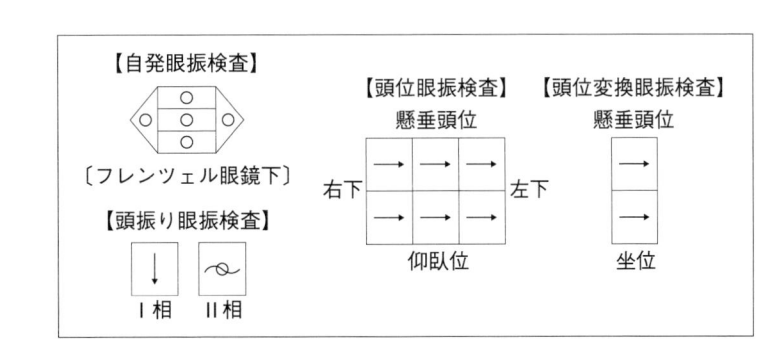

そこで動脈硬化の所見，頸椎の変形が微妙にあれば，「頸性めまい」とまでは診断しないまでも，前述の図式のごとく臨床的に診断している．

平成7年当時は頸部MRAが撮れなかったが，平成8年から可能になったので，椎骨動脈の屈曲，蛇行，径の左右差のいずれかがみられればさらに確実となる．

頸椎と椎骨脳底動脈の関連は22頁，図9参照．

プライマリーケアー医へのサイドメモ 9

この場合，後頭部痛は肩凝り→緊張型頭痛が考えられる．

参 考 11

自分自身の経験で恐縮だが，第6頸椎の変形があり，頭部を前に傾けた時や，首をねじった時に"キーン"という耳鳴，時に軽いめまい感がよく起こる．しかし常に起こるとは限らない．自分でこれから首を曲げるぞと意識して行えば大丈夫である．

疲れていたり，考え事をしている時に，つまり無意識で首を曲げる時に起こりやすいとある日気が付いたのである．

頸椎の変形と動脈硬化が進行すれば，あるいは，頸椎の変形が強くて，首をねじった時に，変形した頸椎により椎骨動脈が圧迫を受け，必ずめまいが起こるようになれば，「頸性めまい」と診断されるであろうが，プライマリーケアーでは軽いうちに判断しなければ，患者の納得は得られないのではなかろうか．

症例14　末梢性めまいまたは椎骨脳底動脈循環不全を思わせる症状で発症し，めまいが1日で消失した小脳梗塞症例

62歳，男性

10年前，近医に高血圧を指摘され，降圧剤を処方されていた．

母親は脳卒中で死亡．

平成5年2月18日，午前5時30分頃，起床後すぐに急に回転性のめまいが出現し，救急車にて近くの病院を受診した．

頭痛や嘔気は軽度で，嘔吐はなく耳鳴，難聴は自覚していない．

血圧140/78．

神経学的には異常なく，頭部CT検査にても何も所見はなかったという．

メイロンの点滴を受け，めまいは消失して帰宅した．

2月19日，めまいはないが，頭全体に激しい頭痛を感じ，複視，霧視，脱力感を伴った．さらに頭が浮き上がる感じと冷感を感じた．

階段の昇り降りは何も問題なし．

その後は頭重感が2月22日まで続いた．

同日，当科外来を受診したが，この時はすでに前庭機能検査は正常であった．

3月3日，頭部MRIにて右小脳半球辺縁部に比較的大きな梗塞がみつかった（図40）．

この時患者は完全に自覚症状は消失していて本人も驚いていた．

ちなみに総コレステロールは204，HDLコレステロールは32.5とやや低値，TGは409と高値で，しかも痛風もあり(HDLコレステロールが低くてTGが高い場合，心筋梗塞や脳梗塞を起こしやすいのは，周知の事実)．

このように初診時に末梢性のめまい，または椎骨脳底動脈循環不全を思わせるような症状で来院する小脳梗塞の症例もある．

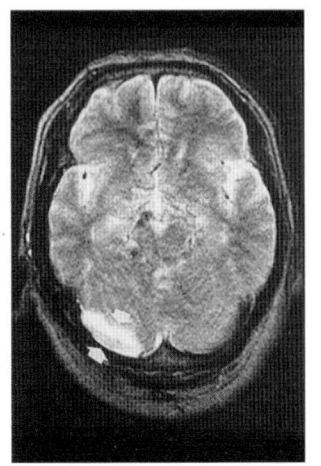

図40　症例14，単純頭部MRI
右小脳半球辺縁部に梗塞（⇒）．

症例15　肺癌からの転移性小脳腫瘍症例

60歳，男性

平成4年5月，左胸痛を訴え，関西の病院にて胸部 X-ray で左胸水と左上肺野の腫瘤を指摘され，5月30日，当科初診．

入院後の胸膜所見から腺癌と判明した．

胸膜癒着術，化学療法（CDDP, VP-16, VDS）を施行．胸痛は消えた．

8月31日，11月2日と2クール目，3クール目を施行．

12月14日，4クール目として CBDCA, VBL を投与した．

平成5年1月16日，CBDCA, VBL, MMC で5クール目を施行した．

2月26日，寝返りを打った時，急に回転性めまいあり．

眼振所見1：頭位眼振検査で方向交代性下向性回旋性眼振，頭位変換眼振検査にて方向の逆転する水平回旋混合性眼振が認められ，発作性頭位眩暈と診断した．

この時の頭部 MRI では萎縮のみであった．

VBL によるめまいではないかと考え，抗めまい薬を投与，めまいは軽快した．

3月1日と4月9日，CBDCA, VBL（半分量），MMC で6クール目を施行．

6月2日，入院後 CBDCA，アクラビシン（アドリアシンの誘導体）にて8クール目の化学療法を施行した．

7月23日，急に起きると，頭が前へ行き過ぎてしまい，ふらつきもあるとのことだった．自発眼振は認められなかった．

8月2日，めまい感と平衡障害あり（イラスト24）．

蹲踞をさせると後ろへ引かれる傾向がみられた．

これは小脳病変を疑わしめる．

眼振所見2：フレンツェル眼鏡下に自発眼振を観察すると，左向き方向固定性純回旋性眼振が認められた．

小脳症状なし．

8月3日，頭部 CT を施行，肺癌の右小脳転移と判明した（図41）．

自覚的に平衡障害を訴えて，方向固定性純回旋性眼振をみた場合，脳幹，小脳の病変を考えた方がよい．

イラスト24

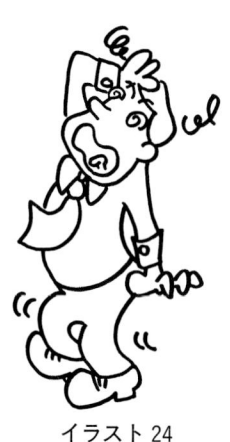

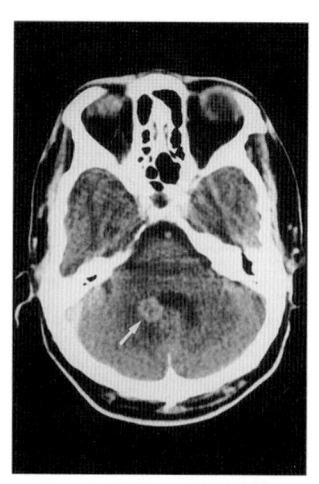

図41　症例15，造影頭部CT
肺癌右小脳転移（⇒）．

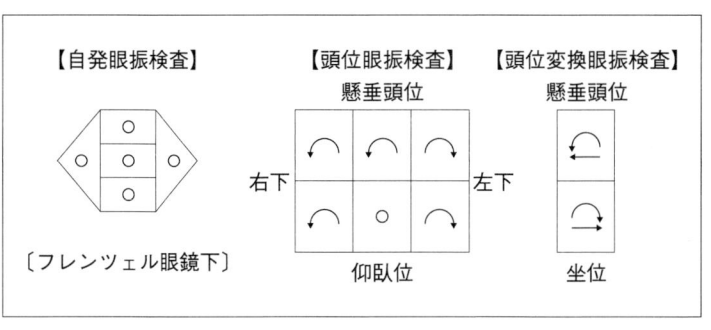

眼振所見 1
（平成 5 年 2 月 26 日）

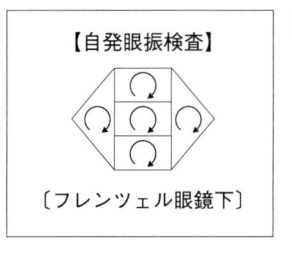

【自発眼振検査】

〔フレンツェル眼鏡下〕

【頭位眼振検査】
懸垂頭位

右下　　　　　　左下

仰臥位

【頭位変換眼振検査】
懸垂頭位

坐位

眼振所見 2
（平成 5 年 8 月 2 日）

【自発眼振検査】

〔フレンツェル眼鏡下〕

✎ **プライマリーケアー医へのサイドメモ 10**

純回旋性眼振とは：

　純回旋性眼振は回旋する度合いが強く，まさにぐるっと眼球が回っているようにみられる時表現する（脳幹ことに前庭神経核，小脳などの病変で認められる）．

　普通見られる回旋性眼振はこれほど回旋の度合いが強くない．

次に掲げる症例16〜18の3例は高齢者のめまいは脳卒中の前兆になり得るという経過を示した症例である（イラスト25）．

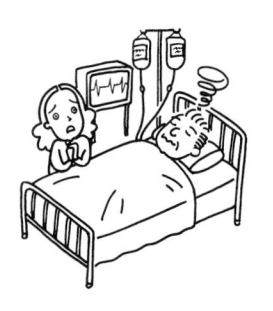

イラスト25

めまい後死亡した症例

症例16　椎骨脳底動脈循環不全で発症，1年後クモ膜下出血を起こし，死亡した症例

73歳，女性

平成5年11月25日，後頭部の重い感じと，1ヵ月半前頃からの特に朝起床した時に起こるぐらぐらする感じ（持続時間は約10分間）を訴えて受診．

耳鳴，難聴は見られず，四肢の先のしびれ，複視はなく，構音障害，肩凝り，嘔気，嘔吐もなし．

両脚直立検査：異常なし

足踏み検査：閉眼にて左へ45°偏倚あり

眼振所見：自発眼振検査では眼振なし，頭位眼振検査，頭位変換眼振検査にて右向き方向固定性水平回旋混合性眼振が認められた．

頭部MRIにて大脳に多発性に虚血性変化が見られたことから，末梢性めまいよりむしろ動脈硬化を背景とした椎骨脳底動脈循環不全が考えられた（図42）．

この患者は1人暮らしの生活で，ハルシオンを飲まないと眠れないと言っていた．

平成5年12月20日以後は一度治療を中断．

平成6年1月6日，再診．立つ時にぐらっとする感じを訴えていた．

1月20日，再び治療を中断．

10月7日再診．頭重感のみ残っていたがめまいは消失していた．

11月自宅にてすでに死亡しているのが発見された．

解剖によりクモ膜下出血と判明した．

結局めまいを起こしてから1年後にクモ膜下出血で死亡した．

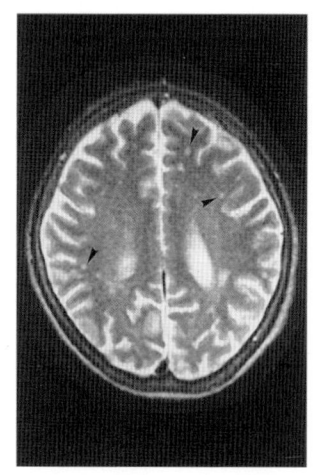

図42　症例16，単純頭部MRI
大脳に多発性に虚血性変化あり（▶）．

プライマリーケアー医へのサイドメモ11

このケースはめまいがクモ膜下出血の前兆になったと判断される．

症例17　発作性頭位眩暈後2年6ヵ月を経てから，糖尿病性昏睡で死亡した症例

83歳，女性

昭和54年頃から糖尿病で近医の診察を受けていたが，この頃からたまに歩行時のめまいがあった．

昭和63年4月26日，2〜3日前よりの回転性めまい（左→右）を訴えて初診．

嘔気，嘔吐を伴うが，めまい時の耳鳴，難聴の自覚なし．

複視，霧視，眼前暗黒，四肢の先のしびれ，構音障害なし．

肩凝りが強い．

これまでに昭和54年以来，2回回転性めまい発作を自覚している．

中耳炎の既往あり．

血糖値は142，血圧128/70．

頸椎X-rayにて，強い変形が認められた．

両脚直立検査，足踏み検査：問題なし

眼振所見：自発眼振検査は正常，頭位眼振検査にて方向交代性下向性回旋性眼振が認められ，頭位変換眼振検査では懸垂頭位と坐位で方向の逆転する回旋性眼振が認められた．

眼振所見からは発作性頭位眩暈が考えられ，変形性頸椎症と動脈硬化からくる椎骨脳底動脈循環不全が背景にあると判断されたので，メリスロン6錠/日，アプラクタン3錠/日（現在製造中止）を投与し，めまいは改善した．

その後は6月と9月の2回にわたって歩行時のめまいを感じた．

家人の話では，この頃から転びやすくなってきたという．

平成1年12月頃から家から外へ出て行ってしまうし，徘徊するようになったので，神経内科の診察を受けたところ，老人性痴呆と診断された．

平成2年2月から来院せず．

同年10月11日，意識障害（III-200）にて救急車で来院．

血糖値は586で糖尿病性昏睡と判断され，気管内挿管，レスピレーターを装着したが，その日のうちに死亡．

この症例については，めまいは老人性痴呆，糖尿病性昏睡の前兆となったとみることもできる．

（狭義の）発作性頭位眩暈という病名は，正式に認められた訳ではないため，高齢者でこのような所見が認められた場合,「良性発作性頭位眩暈」と診断しても，今の段階では間違いではないが,「疲れからきているのでしょう．この種のめまいは心配ありません」と言って帰してしまわない方がよい．

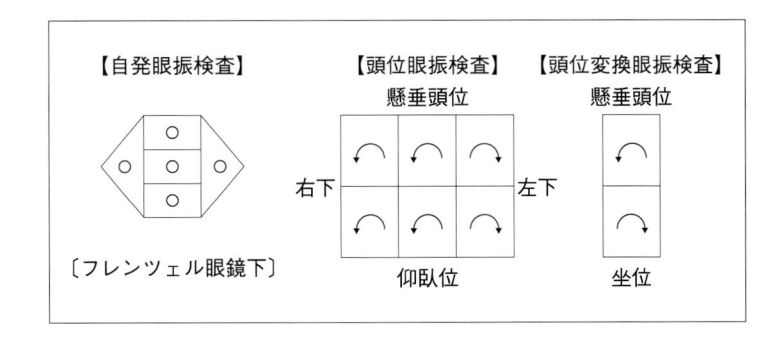

次も発作性頭位眩暈が前兆となった脳梗塞の症例である．

めまい後脳梗塞を起こした症例

症例 18　発作性頭位眩暈後 1 年 3 ヵ月してから，下肢の不全麻痺を生じた症例

80 歳，男性

昭和 63 年 7 月 12 日，1 週間前からのぐらぐらする感じを訴えて初診．

耳鳴はないが，1〜2 年前から両側の難聴に気付いていた．

特に寝ていて起き上がるときにぐらっとするめまいがするという．

四肢の先のしびれ，複視，霧視，脱力，肩凝りなし．

血圧 152/82．

両脚直立検査：問題なし，**足踏み検査**：動作が緩慢

輻輳麻痺あり．

総コレステロール 187，TG 141．

眼振所見：この症例も頭位眼振検査と頭位変換眼振検査にて方向交代性下向性回旋性眼振が認められた．

つまり右下頭位で右向き，左下頭位で左向きの眼振が見られた（これに対し右下頭位で左向き，左下頭位で右向きの眼振は方向交代性上向性眼振と称する）．

さらに懸垂頭位と坐位で方向の逆転する眼振が認められた．

いずれにせよ方向交代性下向性および上向性眼振は発作性頭位眩暈と診断する（良性発作性頭位眩暈でもよいがここでは次の理由から狭義の発作性頭位眩暈と称しておく）．

自覚症状と眼振所見から椎骨脳底動脈循環不全を背景とした狭義の発作性頭位眩暈が考えられ，頭部 CT は萎縮以外異常なし．

メリスロン 6 錠/日，アプラクタン 3 錠/日（現在製造中止）の投与にてめまいは軽快．

平成 1 年 9 月 5 日，再びぐらっとするめまいありとのことで受診した．

10 月 17 日，左下肢の不全麻痺が出現し，入院した．

頭部 MRI で多発性に虚血性変化が認められた（図 43）．

平成 4 年 10 月，食欲不振にて再入院．

平成 5 年 1 月 9 日，腎不全にて死亡．

このように初めはぐらっとするような軽いめまいであっても，フレンツェル眼鏡を用いて眼振検査を行えば眼振をしっかりと把握できるのである．

ぐらっとするめまいでは，眼振は認められないとする報告があるが，それは肉眼でしかみていないだけである．

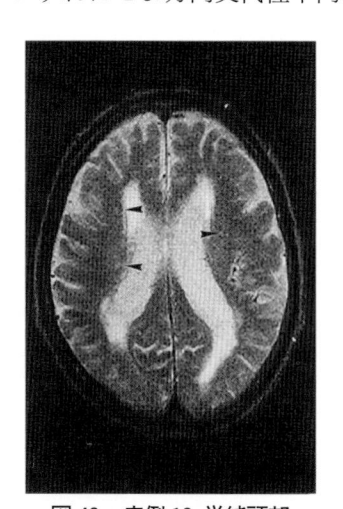

図 43　症例 18，単純頭部 MRI
大脳に多発性に虚血性変化あり（▶）．

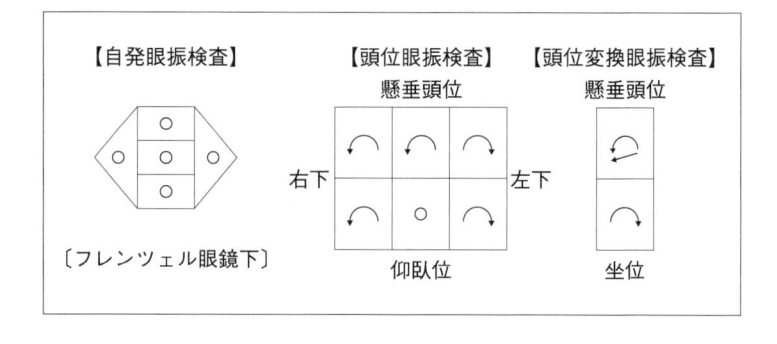

プライマリーケアー医へのサイドメモ 12

高齢者の発作性頭位眩暈は脳卒中の前兆となり得るので，要注意である．

症例19　椎骨脳底動脈循環不全を発症後，2年4ヵ月してから橋梗塞を起こした症例

71歳，女性

平成2年9月22日，3ヵ月前からのぐらつく感じを訴えて初診．

体全体がふわっとし，両四肢の先のしびれありとのことだった．

耳鳴，難聴，嘔気，嘔吐，肩凝り，霧視，頭痛，複視なし．

既往歴：昭和24年，人工気胸術を受け，SM投与も受けた．

両脚直立検査，足踏み検査：正常

眼振所見：頭位変換眼振検査にて懸垂頭位と坐位で方向の逆転する（この眼振所見から発作性頭位眩暈が考えられる）斜行性眼振が認められ，自覚的にも四肢の先のしびれを併発していたため，椎骨脳底動脈循環不全を背景とした発作性頭位眩暈と考えられた．

斜行性眼振は垂直性眼振と同じに考え，この眼振をみたら一般的には中枢性，つまり椎骨脳底動脈循環不全を含めた頭蓋内疾患を考える方が無難である（ただ斜行性眼振でも振幅の小さなものは稀に内耳性のこともあるので注意）．

この後ずっと軽いめまいが続いていたが，

平成3年1月8日，ようやくめまいは消失した．

平成4年7月1日，頭部MRIにて大脳に多発性脳梗塞あり．

平成4年12月12日，2週間前から体がふらつくと訴えた．

平成5年5月13日の頭部MRIにて橋部の梗塞が複数認められた（図44）．

この頃，歩くと常にふらつくと言っていた．

そして最初のうち他覚的には平衡障害が認められなかったが，経過を見ているうち徐々に左右前後にふらつくようになった．

ついには歩行困難となり，杖が必要となり，さらに肺アスペルギルス症を併発し，家でほとんど寝たきりの生活で往診が必要となった．

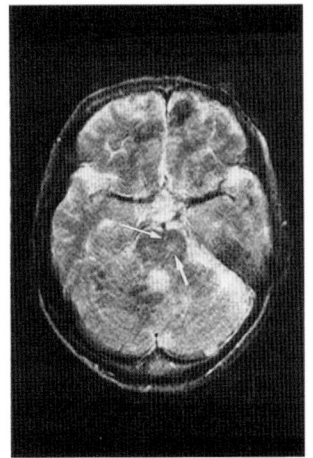

図44　症例19，単純頭部MRI
脳幹橋部に複数の小梗塞（⇨）あり．

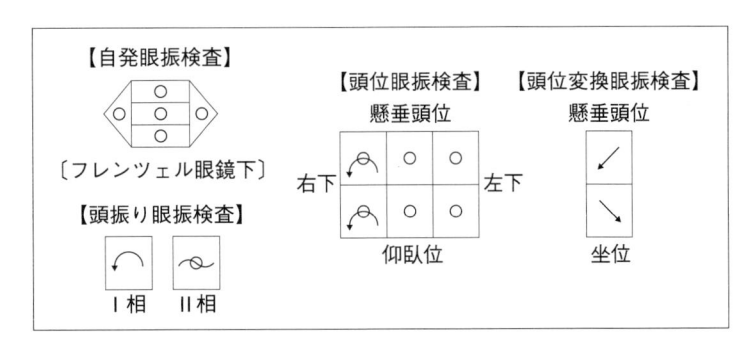

プライマリーケアー医へのサイドメモ13

高齢の患者が橋部にラクナ梗塞を複数個生じた場合「体がふらつく」としつこく訴えることがある．

そして最終的に歩行困難→寝たきりのパターンになることもある．

最近はオフィスにコンピュータが導入され，長時間のコンピュータ操作に携わる人が増えてきている．

こうした社会環境から頭痛，肩凝り，めまいを訴える患者が増えつつあるように思われる．

次の**症例 20** はその代表的といってもよい症例と思われる．

非回転性めまい

症例20　強い頭痛を主訴に救急外来を訪れた発作性頭位眩暈の症例

47歳，男性，コンピュータ技師

平成6年5月15日，3日前からの強い頭痛と肩凝り，後頭部の重い感じがあるとのことで救急外来を受診．

両眼の奥の痛みと四肢の先のしびれあり．

頸椎 X-ray は特に問題なし．

本人は脳腫瘍が心配とのことだった．

コンピュータを扱う仕事なので，頸肩腕症候群，緊張型頭痛などを考えてテルネリン（1錠，1 mg）4錠/日を処方した．

同月17日，自分で脳外科を受診したが，問題なしと言われたという．

「最初ほど強くはないが，相変わらず頭痛がまだ残っていて，頭が"ボー"とするし，軽いめまいもある」と言うので，前庭機能検査を行ってみた．

両脚直立検査，足踏み検査：異常なし

眼振所見：頭位眼振検査にて頭を右下にした時は，左向きの眼振，左下にした時は右向きの眼振（方向交代性上向性回旋性眼振）が認められ，頭位変換眼振検査で懸垂頭位と坐位で方向の逆転する回旋性眼振がみられた．これらの眼振所見からは発作性頭位眩暈が考えられた．

頭部と頸椎 MRI は異常なく，聴力検査も正常であった．

そこで方針を変えて漢方薬を併用してみることにした．

頭に何かをかぶせたような不快感を漢方では「頭帽感」というが，めまいもあることなので，苓桂朮甘湯 7.5 g/日とメリスロン 6錠/日を処方した．

5月28日，漢方薬を飲み始めてから，「頭に溜まった物がすっぽり抜けていく感じがした」という．

その後は漢方薬のみとし，メリスロンは中止した．

7月23日，頭痛もめまいもすっかり消失したと言って大変喜んでいた．

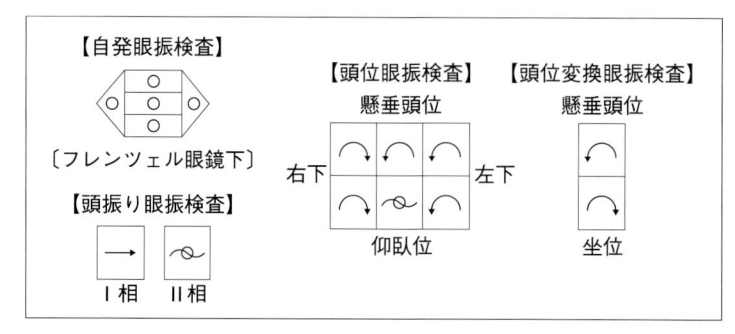

プライマリーケア医へのサイドメモ14

めまい自体は消えても「眼の奥が痛い」とか，何となく頭が"ボー"とするという症状が長く続くことがよくある．このような時に漢方薬が効を奏することがある．

ただこの症例のように足の冷えない患者には，苓桂朮甘湯がよいが，足の冷える人には半夏白朮天麻湯がよい．

☕ コーヒーブレイク　2

　ある30歳代のめまい患者さんについて言及しよう．彼はふだんのストレスのためか激しい回転性めまいを繰り返していた．めまいに詳しいといわれている某大学病院の耳鼻咽喉科を訪れてメニエール病と診断された．
　通常のめまい薬では改善せず，ついにはステロイドのパルス療法まで受けた．
　しかし時々めまい発作を繰り返していた．
　そこで苓桂朮甘湯という漢方薬の内服をすすめた．
　この薬を飲むようになってからはめまい発作はすっかり起こさなくなったという．
　西洋医学的治療を強力に行ってもなかなか良くならない場合でも，漢方治療が意外に効を奏することがある．
　次に医師が激しいめまい発作を起こし，漢方薬の大量療法？で劇的に良くなった具体例をご紹介したい．漢方を研究して実際に開業中のDr. 松田邦夫自身のめまいの体験談をその著書から引用させていただく[7]．

　「昭和61年11月28日，私は帰宅後，急に気分が悪くなり，めまいが始まった．
　夜中に目覚めると部屋がまわっていた．次第にめまいは強くなり，夜半過ぎに気持ちが悪くて吐いた．けれど何も出てこなかった．
　11月29日，朝からめまいがひどくなり，主として回転性のめまいであるが，ぐらぐらする感じもあった．吐き気は強かったが何も食べていないので出るものはない．
　耳を左下にしている時だけ，いくらかめまいと吐き気がおさまる．
　そこでずーっとその姿勢をしていたので，それがまた苦しかった．
　寝返りをすると，ぐらぐらとして吐きそうになった．
　一向におさまらないので，午前11時頃はじめて苓桂朮甘湯（りょうけいじゅつかんとう）エキス5.0gを服用する．その結果かなり良いようで，めまいと吐き気が少しおさまる．2時間ごとに，同エキス2.5gを服用したところ，次第に効力を現し，この日は合計15.0gの苓桂朮甘湯を服用し終日臥床した．
　翌日は目が覚めてみると気分爽快でめまいがない．
　そこで服薬せずに様子を見たが，それきりめまいや吐き気は起こらなかった．
　こうして私ははじめて強いめまいを起こし，苓桂朮甘湯を服用して著効を得た」

　ただここで注意していただきたいのは苓桂朮甘湯がいつも効くとは限らないということである．
　人によっては半夏白朮天麻湯（はんげびゃくじゅつてんまとう）[7]が効くことがある．
　ちなみにこの方の妹さんは苓桂朮甘湯が効かず，半夏白朮天麻湯が効くとのこと．
　この二つの漢方薬のどこが違うかというと，苓桂朮甘湯の「苓」は利水作用を持つ茯苓のことであり，漢方でもめまいは「水毒」から起こるという考え方なので，この点では洋の東西を問わない．
　この薬は実際めまいによく使われ，起立性低血圧や立ちくらみ，回転性めまいなどのめまい一般に用いるが，どちらかというと，足の冷えない人によい．

　これに対し，半夏白朮天麻湯の「白朮」は水分の偏在や代謝異常を治す働きがある．
　頭痛，眩暈が主症状で，足が冷え，胃腸が弱くふだんから体の弱いような人に良いし，帽子をかぶっているように頭が重く（すでに記述したごとく漢方では「頭帽感」という），めまいがする場合にも良い．
　さらにもう一つ付け加えておくと，呉茱萸湯（ごしゅゆとう）は頭痛，嘔吐，激しい頭痛，片頭痛，同側の肩の凝りを伴う人によい．
　最近この処方で10年来の頭痛，片頭痛がすっかりよくなり大変に喜ばれたことを著者は経験している．

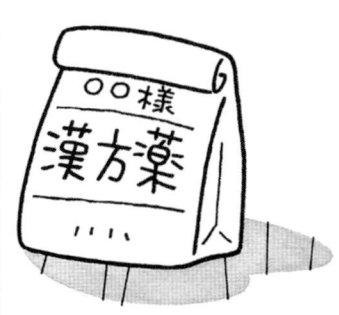

イラスト 26

症例21　ふわふわする浮動性の非回転性めまいが2年間続いた症例

28歳，女性
平成6年3月8日，初診．
2年前からふわふわする非回転性めまいあり．
両側の耳鳴"ジー"を伴い，難聴は自覚していない．
人混みを歩いている時に自分の体が浮いているような感じもあるとのことだった．
嘔気，嘔吐なし．
家族歴：母方の祖母が，若い時に回転性のめまいを経験しているという話だった．
両脚直立検査，足踏み検査：異常なし

眼振所見：頭振り頭振検査にて，第Ⅰ相でのみわずかに左向き水平性眼振を認めたのみ．
一応，内耳性めまいと判断し，メリスロン6錠/日，カルナクリン6錠/日とふわふわして雲の上を歩いているようなめまい感を目標に真武湯も併用した．
この処方にてめまい感は消失した．
5月14日，風邪をひいて再びふわふわ感出現．
耳鳴が相変わらず続くということだったので，真武湯から六味丸に変えたところ，耳鳴は改善した．

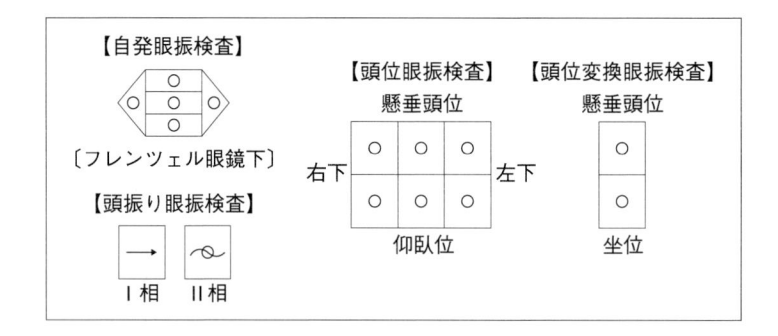

参考12

六味丸は正式には六味地黄丸ともいい，八味地黄丸から「附子」と「桂枝」を除いた処方で，耳鳴に良いとかつて東京医科歯科大学での報告が朝日新聞に掲載されたのを読んだことがある．

八味丸は高齢者向きの薬で，しかも若い人向きでない附子が入っているので，六味丸にした．

もう1例，若い人のメニエール病でめまいはおさまったが，耳鳴だけがまだ残るといっていたケースに抗めまい薬にプラスして六味丸を用いて著効を得たことがある．

本来，八味丸や六味丸は補腎薬であるが，漢方の考え方でも昔から腎と内耳は密接な関連があるといわれている（西洋医学でも透析をしている人に難聴が起こりやすいという報告があるごとく，この点でも洋の東西を問わない）．

非回転性めまい

症例22　ふらっとする非回転性めまいで発症し，4年7ヵ月後に左上下肢のしびれをきたし，脳梗塞が判明した症例

49歳，男性

平成1年4月1日，立ったときにぐらっとする感じあり．

4月11日，勤務中に立っている状態で1分間くらい頭が左右に揺れる感じがした．

4月15日，初診．

耳鳴，難聴，嘔気，嘔吐なし．

四肢の先のしびれ，霧視，複視なし．

しかし脱力感があり，後頸部，後頭部の重い感じがした．

血圧は臥位で134/98，立位で114/88で20 mmHgの差が認められた．

両脚直立検査，足踏み検査：正常

眼振所見：自発眼振検査，頭位眼振検査，頭位変換眼振検査はすべて正常．

結局，起立性低血圧と診断したが，中年の人で脱力感があり，後頸部や後頭部の重い感じがあるということから，背景に椎骨脳底動脈循環不全があると判断された．

メリスロン6錠/日，セファドール3錠/日を処方し，4月22日来院した時は，たまに立ち上がった時ぐらっとするとのことだった．

5月13日，ぐらつきはないが，両手が震える感じがあると言っていた．

セファドール→セロクラール（1錠，20 mg）3錠/日に変更．

5月22日，脱力感は消失し，震えもなし．

以後は一度治療を中断していた．

平成5年11月11日，左半身がむずがゆい感じがし，しびれを伴った．

11月13日，左上下肢のしびれが増悪したとのことで受診．

総コレステロールは177，TGは107と正常であった．

12月6日，しびれは消失．

頭部CTでは出血なく，右脳梗塞が考えられた．

12月25日，頭部MRIでは両側皮質下白質に虚血性変化が多数認められた（図45）．

この症例は眼振はなかったが，起立性低血圧があり，脱力感を伴っていたので，背景に動脈硬化→椎骨脳底動脈循環不全があると考えられた（血液データは正常だったが）．

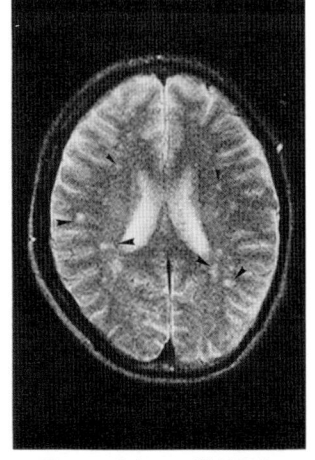

図45　症例22，単純頭部MRI
大脳に多発性に虚血性変化あり（►）．

プライマリーケアー医へのサイドメモ15

一般的には，ふわっとしたり，ぐらっとしたりするめまいは軽く考えられているが，この症例のように脳梗塞の前兆となることもあるので要注意である．

■ めまい私の処方 ■

ここに掲げた処方はふだん著者が外来でよく用いている薬である．

めまいをふだんから扱っている方々には異論もあろうかと思う．

ここでは第一線でみておられる救急外来や内科のめまいを専門としていないドクターを対象にしているので，参考のため記載しておく．

内耳に限局していると思われるめまい（音が響く，あるいは人の声が大きく聞こえるという症状を訴えることがあるが，これは少なくとも内耳が関与していると考える）には（**イラスト27**），

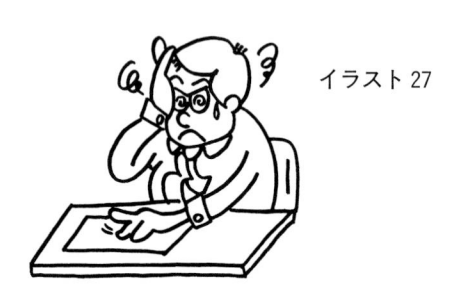

イラスト27

```
① Rp) メリスロン（1錠，6mg）6錠/日　3×
        この処方でよくなってしまう症例もある．
効果がなければ，
        カルナクリン（1錠，25mg）3～6錠/日，
        またはセファドール3錠/日　3×を加える．
心因性も加わっていると考えたら，
        セディールまたはセレナール
                （1錠，5～10mg）3錠/日，3×
を加える．
または　ソラナックス3錠/日
または　ドグマチール3錠/日3×でもよい．
        （メリスロンは3錠/日では効きがよくない）
```

メニエール病のような内耳水腫が考えられる症例には，

```
Rp) メリスロン（1錠，6mg）6錠/日　3×
    イソバイド90ml/日，3×
がよい．これに
    メチコバール（1錠，500μg）3錠/日
    アデホス3g/日　3×を加える．
```

良性発作性頭位眩暈の症例には，

```
② Rp) メリスロン6錠
        カルナクリン（1錠，25mg）3錠/日，3×
```

これで効かなければカルナクリン6錠/日に増量（ただし1錠50mgもある）．

カルナクリンは強すぎて合わないと言う人がいる．そのような人には次のような処方もよい．

```
③ Rp) メリスロン6錠/日
        セファドール3～6錠/日，3×を用いる．
        （セファドールは口渇が出やすい．さらにセ
        ファドール6錠/日投与では，かえってめま
        いがするという人がいるので要注意）
```

高齢者のめまいは動脈硬化による脳の慢性循環障害が加わっているので（**イラスト28**），

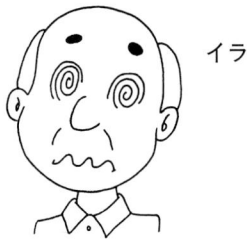

イラスト28

```
セロクラール（1錠，20mg）3錠/日
またはサアミオン3錠/日を使う．
```

これらの脳循環改善剤だけではめまいがもうひとつ治まりが悪いということをしばしば経験しているので，脳の循環障害といえども内耳の循環障害もあると考え，メリスロンを併用する．これでよくなるケースがよくみられる．つまり

```
④ Rp) メリスロン6錠/日
        セロクラール3錠，またはサアミオン3錠/
        日，3×
```

高齢者ではこれでもめまいがよくならないと訴える人をしばしばみかける．

その場合は，セファドールを加え，

```
⑤ Rp) メリスロン6錠/日
        セロクラール3錠，またはサアミオン3錠/
        日
        セファドール3錠/日3×とする．
```

それでも眼振は消えているのに，しつこくめまい感が残ると訴える人もいる．

その場合は，以上の薬に漢方薬を併用すると良い．

> ④または⑤の処方
> +Rp）苓桂朮甘湯 7.5 g/日，3×または
> +Rp）半夏白朮天麻湯 7.5 g/日，3×または
> +Rp）真武湯 7.5 g/日，3×（ただし体力が充実した人には要注意）または
> +Rp）釣藤散 7.5 g/日，3×（血圧が高めの人のめまいによい）

真武湯は下痢をしやすい人が，ぐらぐらするめまいを訴えた時に特に効果がある．

肩凝りをしつこく訴える人もしばしばいる．そして肩凝りをとると，めまいもよくなることが多い．

> ④または⑤の処方
> +Rp）テルネリン（1錠，1 mg）3錠/日またはミオナール 3錠/日，3×
> これで効かなければ 4錠/日，2×
> それでも効かなければ
> Rp）テルネリン 6錠/日，3×，

この量でも肝機能の悪い人には注意が必要．9錠/日にすると，肝機能障害がさらに高率に起こるので要注意．

それでも効かなければ，

> Rp）テルネリン 6錠
> 二朮湯 7.5 g/日，3×
> （二朮湯は，本来五十肩の特効薬だが，首筋から肩にかけて痛む場合にもよい）
> とする．

これでも効かないと言う人もたまにはいる．そこで，

> Rp）テルネリン 6錠/日
> 二朮湯 5 g/日
> 葛根湯 5 g/日，2×とする．
> （葛根湯は風邪だけでなく肩凝り，頭痛にもよく用いられる．葛根湯が効を奏する頭痛は後頭部〜後頭部〜頭頂部〜こめかみに至る縦の方向の痛みによい．
> ただし麻黄が入っているので血圧の高い人には要注意）

二朮湯をベースにして葛根湯は頓服として使用するのが望ましい．

さらに脳梗塞を起こしそうな人（糖尿病，高脂血症，高血圧のある人）には，

> バファリン 81 mg 1錠/日，またはバイアスピリン 1錠/日，1×

EAC錠（アスピリン＋アスコルビン酸）もあるが，アスピリンが 250 mg 含まれるので，多すぎるように思う．実際これを内服していた狭心症の人がめまいを起こした後，脳出血になったのを経験している．

無難な意味では漢方薬もよい．

黄連解毒湯（顔や頭がのぼせるような血圧が高いような人に用いる．ただしこれを用いて便秘がひどくなった人を経験している．ふだんから足の冷える人，いわゆる冷え性には，当帰芍薬散がよい）は長期投与で肝機能障害を起こす場合もあるので要注意．

一時的な血圧上昇で脳出血の不安を訴える患者をしばしばみかける．

なるべく出血しないようにするには，ビタミンCの内服がよい．

ビタミンCは血管壁を強化する作用があるので，出血しにくくなるといわれている．

高齢者の場合，何を処方してもまったく効果がなかった症例に，めまいとの関連性は明確ではなかったが，最近患者が単純疱疹ができやすいということを聞いたので，ゾビラックス（1錠，200 mg）6錠/日，3×8日分で処方したところ，ぐらぐらするめまいが完全に消失した症例がある．

ゾビラックスは，ラムゼイ・ハント症候群のような，純粋なウイルス性の前庭神経炎なら効果が期待できる．

症例第二部

末梢（内耳）性めまい，めまいと脳血管障害，めまいと脳腫瘍

　高齢者のめまいは，脳動脈硬化を背景にした慢性脳循環不全の状態が往々にしてあるので，脳の問題が当然クローズアップされる．

　当院は平成8年にMR装置を入れ換えることにより，画像診断が一層強化され，MRI，MRA（MR Angiography．ふだんは造影剤なしで撮っている）の撮影時間がスピードアップした．第二部，第三部は最初，末梢（内耳）性めまいをとりあげ，めまいと心疾患，めまいと脳腫瘍，さらにMRAがルーチンに撮れるようになったので，めまいと脳血管障害について症例を中心に述べていきたい．

　本書は内科，プライマリーケアー医，救急医を対象に書かれてある．

　いかに最新の機器を駆使して正確な診断名を付けたとしても，肝心のめまいが改善しないのでは意味がない．第一線の臨床医に与えられた使命は，とにかく患者のめまいを少しでも楽にさせることである．

症例 23 両側耳鳴，動揺感で受診し，頸部 MRA にて椎骨動脈径の左右差が判明した症例

過去に内耳性めまいと診断された椎骨脳底動脈循環不全症例

78歳，男性
20年前に回転性めまいを起こし，近医でメニエール病と言われたことがある．

平成6年2月，夜11時頃，頭鳴（せみの鳴き声のような音）を感じた．

市の救急医療センターを受診し，当時の血圧は180だったという．

その後近くの耳鼻科で検査を受けたが，異常なしといわれた．

9月14日，両側の耳鳴"ジー"を感じたので内科外来を受診し，この時の血圧150/100で高血圧のためと言われ，降圧剤を処方された．

その後数回，内科外来を受診した際に両側の耳鳴を訴えたが，特に問題にされなかった．

平成7年12月21日，1年前から起き上がる時や，入浴の直後などに，ふらっとするめまいを訴えてめまい外来を受診．

複視，霧視，頭痛，四肢の先のしびれ，構音障害なし．

まず自覚的に頭鳴があるということは，脳底動脈の循環不全を示唆する．

そして両側耳鳴もあるということは，両側内耳動脈の血流障害，つまり椎骨脳底動脈循環不全があることを示唆する．

さらに他覚的には頭位眼振検査で仰臥位にて左向きの水平性眼振と下眼瞼向き垂直性眼振（下部脳幹や小脳の障害を示唆），その他の頭位にて左向き方向固定性水平性眼振（内耳の障害でも中枢の障害でもどちらでも出現する）が認められた．

つまりこの段階での診断は椎骨脳底動脈循環不全と考えられた．

治療はメリスロン6錠/日，サアミオン3錠/日を処方した．

12月28日，めまい感は消失し，両側耳鳴も50％改善したとのことだった．

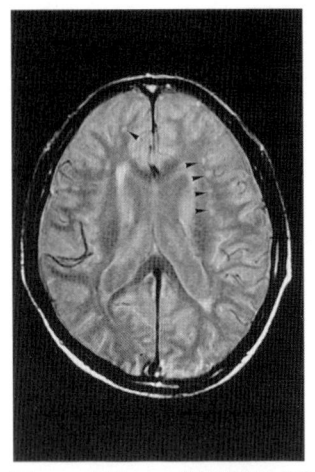

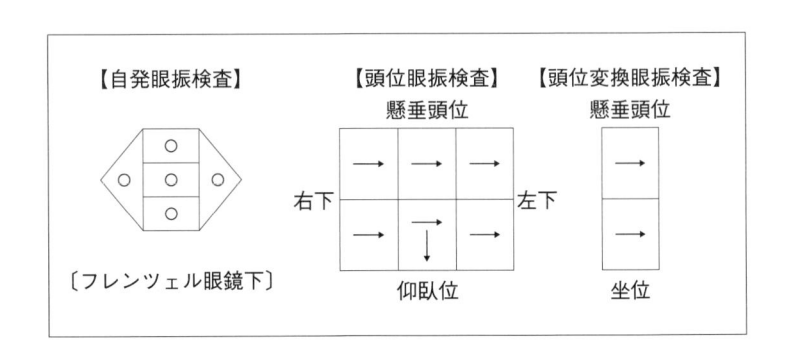

図46 症例23，単純頭部MRI
大脳に多発性に虚血性変化（►）．

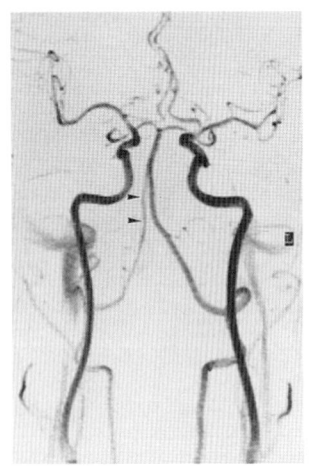

図47 症例23，単純頸部MRA
右椎骨動脈が左に比べて細い（►）．

平成8年8月19日，頭部MRIにて大脳に虚血性変化が多数認められ(図46)，頸部MRAにて，椎骨動脈径の左右差(右が左に比べて細い)が判明し(図47)，最終的に椎骨脳底動脈循環不全と診断した．

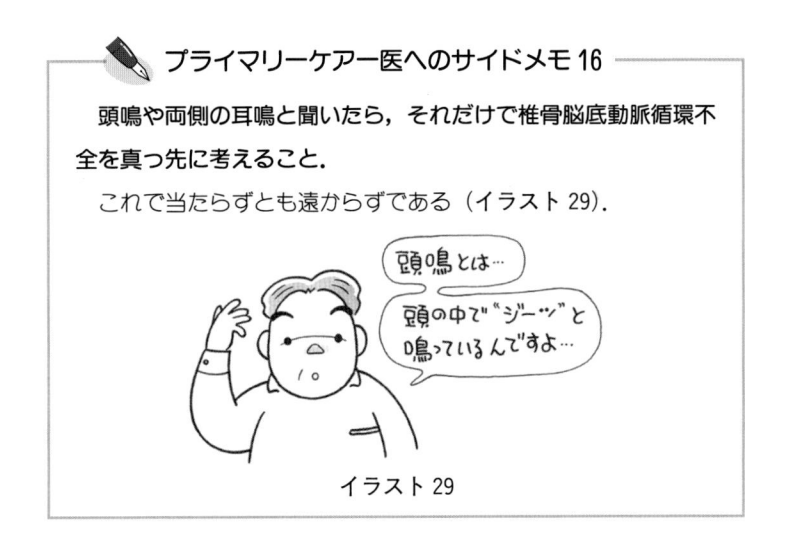

✎ **プライマリーケアー医へのサイドメモ 16**

頭鳴や両側の耳鳴と聞いたら，それだけで椎骨脳底動脈循環不全を真っ先に考えること．

これで当たらずとも遠からずである（イラスト 29）．

（頭鳴とは…　頭の中で"ジーッ"と鳴っているんですよ…）

イラスト 29

症例24 Meyer Zum Gottesberge 氏頭振り試験で SM による影響が明らかになった症例

58歳，女性

20歳代から時々めまい発作あり．昭和52年7月12日，朝起き上がれないほどの回転性めまいありとのことで当院，神経内科受診．

当時，耳鳴，難聴はなかったという．

神経内科から耳鼻咽喉科に紹介され，この時は眼振が認められず，耳石の障害（良性発作性頭位眩暈）ではないかとのことだった．

昭和58年，某大学付属病院耳鼻咽喉科にてめまい専門医の診察，検査を受けたが，眼振が明らかでなく，診断名は特に言われなかったという．

昭和60年からは高血圧の治療を受けるようになった．

その後，内科外来にて通院中，時々めまいを起こしていた．

平成1年12月13日，めまいを繰り返すのでわれわれのめまい外来へ紹介された．

問診すると，昭和29年，17〜18歳頃，肺結核にてSM治療を6ヵ月受け，これ以後年に2回くらい"ジー"という左右交互に起こる耳鳴を感じていた．

今回のめまいは3週間前の夜11時30分頃テレビを見ていて立とうとした時，急に回転性めまいあり．

嘔気はあったが，嘔吐，耳鳴，難聴なし．景色が左→右に動いて行くのを感じた．

四肢の先のしびれ，複視，頭痛，霧視なし．

よく聞くと，階段の昇降に際し，昇る時はよいが，降りる時が怖くて手すりにつかまってしまうという．

両脚直立検査：閉眼にて前後に動揺あり
足踏み検査：閉眼にて左へ動揺あり
眼振所見1：初診時，頭振り眼振検査を行った直後，左に体ごと倒れ込んだが眼振はみられず，その後の自発眼振検査や頭位眼振検査でも何も所見はなく，頭位変換眼振検査にて懸垂頭位と坐位で方向の逆転する回旋性眼振がわずかに認められたが，明確なものではなかった．

そこでSMの使用歴と階段を降りる時が怖いということからMeyer Zum Gottesberge 氏頭振り試験[8,9]をまず行ってみた（**イラスト30**）．

頭部静止時の視力が2.0に対し，頭部運動時の視力は0.4で20％（頭部運動時の視力/頭部静止時の視力×100＝％）に低下していた．

つまり，まずここでSMによる高度の両側前庭機能障害があると判明した．

そしてメリスロン6錠/日，アプラクタン6錠/日を処方した．

平成2年2月21日受診時，めまいは消失し，階段を降りるにあたって手すりにつかまらなくてはならぬということもなくなっていた．

Meyer Zum Gottesberge 氏頭振り試験は45％と改善し，3月7日には60％にまで改善した（SM投与を受けていなければ80％以上のはずである）．

その後は浮動感のあるめまいがたまにあったが，全体的には落ち着いていた．

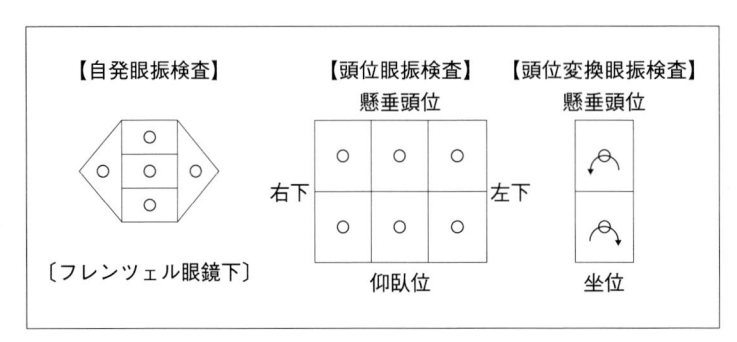

眼振所見1
（平成1年12月13日受診時）

平成3年9月17日再診.

8月14日から頭の位置を変えると,以前と同じ回転性めまいが起こったとのことであった.この時に行った検査所見は次のごとくである.

眼振所見2：頭位眼振検査にて仰臥位と懸垂頭位のいずれにても方向交代性下向性回旋性眼振,頭位変換眼振検査にて懸垂頭位と坐位で方向の逆転する回旋性眼振が認められたので,ここで初めて良性発作性頭位眩暈と診断できた.

良性発作性頭位眩暈がSM投与を受けたことのある人に起こりやすいことはよく知られている.

本症例はこの時点で,階段の昇降に際し,降りる時が怖いという症状は消失している.

したがって本症例は,SM投与によりすでにある程度内耳機能の余力が少なくなっていたところに今回のめまいのエピソードが加わり,内耳機能が両側とも一層低下したものと思われる.

そのため当科初診時に,階段を降りる時の方が怖い（この症状は両側の内耳機能の高度低下でも起こり得る）と訴えたと考えられる.

そしてこのめまいのエピソードが良性発作性頭位眩暈であった.

このめまいはすでに述べたごとく,変性した耳石が三半器官の一部である後半器官膨大部の有毛細胞に付着して起こるといわれている.

本症例で興味あることはSM投与により,もともとある程度まで落ちていた内耳機能が,両側同時にさらに低下したことである.

抗めまい薬投与後は,今回低下した分の内耳機能障害が回復した.

そして,その後に起こっためまい時に,初めて眼振が現れ診断がついた.

つまり両側の内耳機能が同程度に高度に障害されていた時は,眼振が出現しなかった（ただし両側内耳機能障害が同程度でなく,左右差があれば眼振が出たかも知れない）ので,明確な診断がつかなかった.しかしもとの内耳機能に戻ったので,初めて眼振が現れ,診断がついたと解釈された.

なお頭部MRIでは異常所見は認められなかった.

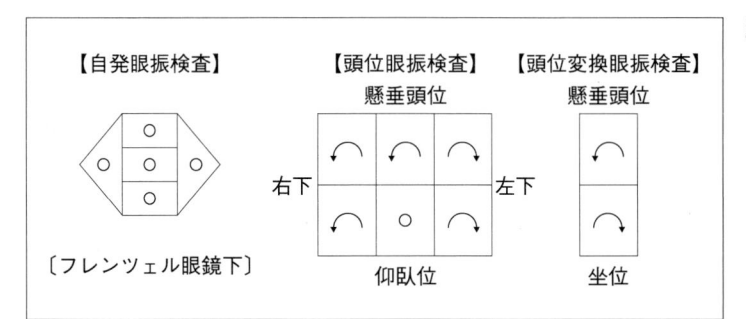

Meyer Zum Gottesberge 氏頭振り試験

イラスト30

眼振所見2
（平成3年9月17日再診時）

【自発眼振検査】〔フレンツェル眼鏡下〕
【頭位眼振検査】懸垂頭位／仰臥位（右下・左下）
【頭位変換眼振検査】懸垂頭位／坐位

✎ プライマリーケアー医へのサイドメモ17

Meyer Zum Gottesberge 氏頭振り試験：
このように両側内耳機能の低下を簡単に診断することが可能なので,非常に有用な検査である.
温度眼振検査を用いた裏付けはすでに発表済みである[8,9].

症例 25　メニエール病症例

51歳，男性

39歳の時，初めて回転性のめまい発作を起こし，メニエール病と診断された．

50歳の時に同様のめまいを起こし，近医にて治療を受けていた．

平成2年10月29日，同様の回転性めまいを主訴に当科外来を受診．

28日の朝7時頃，眼を醒ましたらすでに天井がぐるぐる回っていたという．

持続時間は3～4時間で嘔気，嘔吐を伴い，めまいの最中は左の耳鳴が"キーン"として，難聴も伴っていたが，めまいが治ってくると，耳鳴も小さくなり，耳の聞こえも少し良くなってきたという．

複視，霧視，四肢の先のしびれ，頭痛，構音障害，眼前暗黒なし．

両脚直立検査：正常

足踏み検査(50歩)：閉眼にて左方向へ45°偏倚．

考　察

まず年齢が50歳代の人でめまいを起こす前，あるいはめまいの最中に耳鳴が増強し，めまいが治ってくると，耳鳴も小さくなるということはメニエール病を考えさせる．

そして他覚的には，上記のごとく足踏み検査で閉眼50歩にて左方向へ45°偏倚（足踏み検査で閉眼50歩，45°以上の偏倚を，また，閉眼100歩で90°以上の偏倚があった場合を異常とす

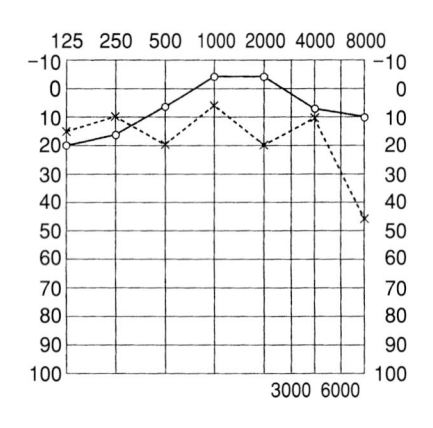

図48　症例25，昭和56年12月8日の聴力図
　　　左聴力は8000 Hzで45 dBの低下を認めるのみ．

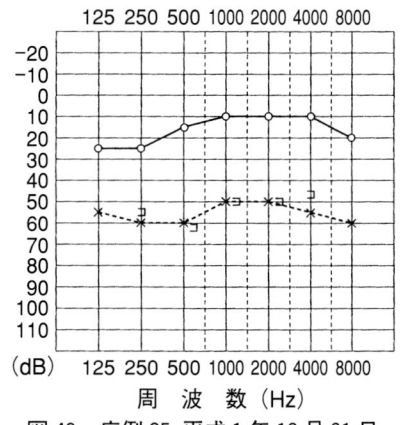

図49　症例25，平成1年12月21日の聴力図
　　　左聴力低下が進行．

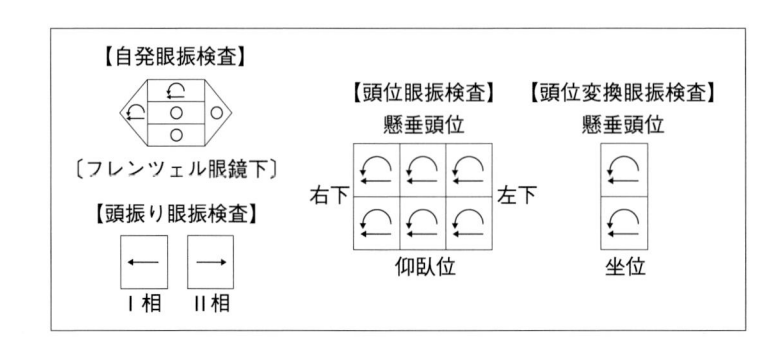

る）しているのでこれは異常所見である．内耳性（末梢前庭性）の場合には，一定方向への偏倚がみられることが多く，偏倚した側が患側のことが多い．

つまり機能が低下した内耳側の方へ偏りやすい（右または左の内耳のどちらかが刺激になっているか，それとも機能低下しているかで偏倚方向が逆になる．したがって左右いずれか一方の内耳機能が刺激状態になっていれば健側へと偏倚することになる）．

さらに耳鳴，難聴の起きている側が患側と考えられるので，この症例では左側が患側となる．

前記の眼振所見からは，まず**自発眼振**を観察したが，右側方視と上方視にて右向きの水平回旋混合性眼振が認められた．

さらに頭振り眼振検査にて，第Ⅰ相は右向きの水平性眼振を示し，第Ⅱ相は反対方向の左向き水平性眼振を示した．

内耳障害例においては，頭振り眼振検査で眼振が2相性を示す場合は，第Ⅱ相の眼振の向かう側が患側，そして第Ⅰ相の眼振の向かう側が健側のことが多い．

頭位眼振検査と頭位変換眼振検査にては右向き方向固定性水平回旋混合性眼振が認められた．

方向固定性水平回旋混合性眼振は**症例12**（方向固定性水平回旋混合性眼振が認められたが，頭部MRIにて小脳橋角部腫瘍がみつかった）のような一部の例外を除いては一般に末梢前庭性の病変を示唆するが，しかし時に椎骨脳底動脈循環不全でも出現することがある．本症例は症状，経過から判断するに，内耳性の病変の方が考えられる（椎骨脳底動脈循環不全を疑う症状については「めまい診療概論」および**症例39のプライマリーケア医へのサイドメモ27**を参照）．

ここで眼振について触れると，この症例は体が左方向へ傾いて行くのに伴って眼も一緒に同じ左方向へと傾いて行く．これを眼振緩徐相と称する．

この眼球の偏りを元に戻そう（中枢性補正）として生じる眼の急速な動きを眼振急速相と称する．

一般に「眼振」といっているのはこの眼振急速相のことである．

それゆえ本症例では眼球が体と一緒に左に傾くのを是正しようとして，右向きに眼振が出るのである．

したがって本症例は耳鳴，難聴が左側なので，左が患側となり，健側向き（つまり右向き）に眼振が認められた訳である．

図48（昭和56年12月8日），**図49**（平成1年12月21日）は聴力図を示す．

昭和56年当時，左聴力は右に比べ軽度低下しているのみだが，平成1年にはかなり低下してきている．

メリスロン6錠/日，カルナクリン（1錠，25mg）6錠/日，セファドール3錠/日の内服でいったんはめまいが消失したが，平成3年3月26日，数日前に左耳鳴，難聴が増強し，回転性めまいがあったと言って来院した．

さらにその後は2～3ヵ月に一度の割合で回転性めまいを起こしていた．

この患者はタクシードライバーで，何とかして欲しいとのことだったので，これらの薬剤に苓桂朮甘湯を加えることにした．

この薬が加わってからは，時に頭が"ボー"とするくらいで，回転性めまいを起こさなくなった．

しかし今でもこれらの薬は続けており，最近は頭の"ボー"とする感じはなくなり，元気に忙しく働いている．

なお頭部MRIには異常はみられなかった．

📝 プライマリーケアー医へのサイドメモ 18

　めまいがよくなってくると，頭が"ボー"とすると訴える患者が多い．こういう場合，苓桂朮甘湯 7.5 g，ビタメジン S 3 錠/日を処方すると効果がある．

　メニエール病の特徴は回転性めまいを繰り返していくうちに，最終的に患耳が高度難聴に陥ることである（イラスト 31）．したがって 1 回のめまいでメニエール病ということなかれ．そして初期の難聴は低音域の聴力低下と，良くなったり悪化したりする変動性聴力障害である．

　日本のめまい医療は医師も患者もメニエール病というおばけに取付かれている（イラスト 32）．めまいがすればメニエール病かメニエール症候群という診断から脱却しよう！

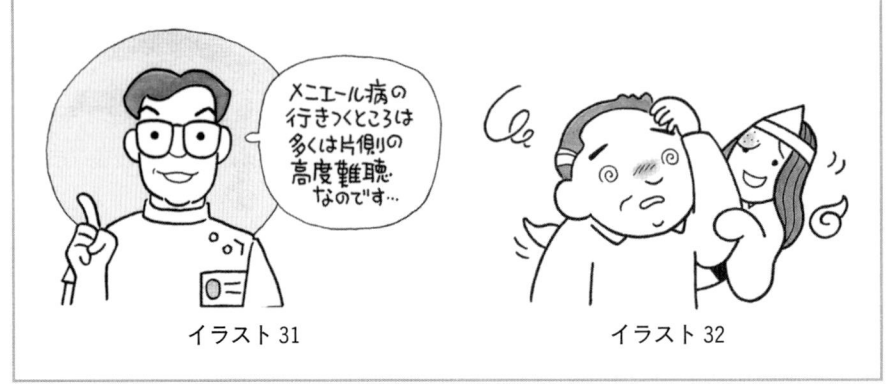

イラスト 31　　　　　　　　イラスト 32

内耳性めまい

症例26　ウイルス感染が先行し，前庭神経炎と診断した症例

56歳，女性

平成8年2月6日，回転性めまいを主訴に受診．

問診すると，1月28日風邪を引き，頭痛，微熱37.3℃あり．

2月3日夜，数分の回転性めまいと嘔気あり．

4日朝6時頃，目が醒めたらすでに天井が回っていた．

嘔気，嘔吐あり．耳鳴，難聴はなし．

2月5日朝も回転性めまいあり．

嘔気，嘔吐を伴ったが耳鳴，難聴なし．

四肢の先のしびれ，頭痛，複視，霧視なし．

この日はめまいが強く1日中続いた．

両脚直立検査：閉眼で左方向へ動揺あり

足踏み検査：閉眼で左方向へ転倒した

ふだんから肩凝りあり．乗物酔いをするという．

問診で，目が醒めたらすでに目が回っていたということから，まず内耳性のめまいが疑われる．

さらにめまい発作を起こす前にウイルス感染があり，その後，耳鳴，難聴という蝸牛症状を伴わない強いめまいがあったことから，前庭神経炎が考えられる．

また，この後横を向いたりすると軽いめまい感が残っていた．

そして足踏み検査で左方向へ転倒してしまった．

眼振所見：フレンツェル眼鏡を用いた自発眼振検査にて右向き方向固定性水平回旋混合性眼振が認められ，頭振り眼振検査にて第Ⅰ相で右向き水平性眼振，第Ⅱ相で反対向きの左向き水平性眼振（左側障害を示唆）を認めたことから，内耳機能のアンバランスが考えられ，頭位眼振検査および頭位変換眼振検査にても同様の右向き方向固定性水平回旋混合性眼振が認められた．

方向固定性の水平回旋混合性眼振は，一般的に内耳の病変を示唆するので，めまい発作の前にウイルス感染があったとのことで，これらの所見を総合すると，左側の前庭神経炎がもっとも考えられる．

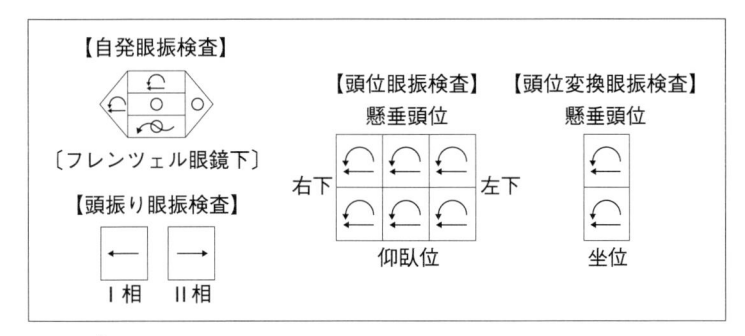

プライマリーケア医へのサイドメモ 19

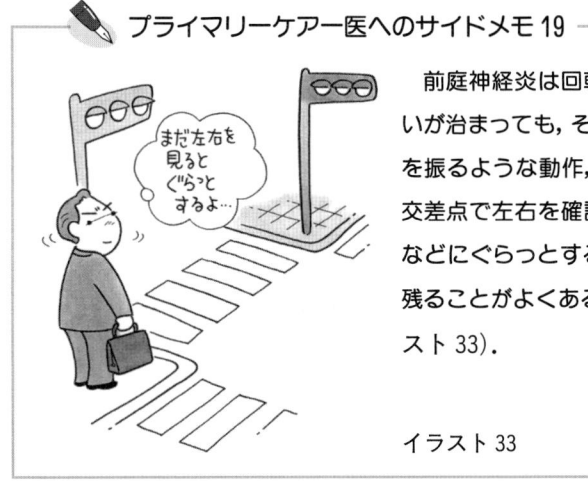

前庭神経炎は回転性めまいが治まっても，その後，頭を振るような動作，例えば交差点で左右を確認する時などにぐらっとする感じが残ることがよくある（イラスト33）．

イラスト33

症例27　幼時に一側性感音難聴となり，最近対側耳に耳鳴，難聴を起こし，回転性めまいも生じた遅発性内リンパ水腫症例

57歳，女性

昭和53年から1ヵ月に1回の頻度で回転性めまいと左難聴，左耳鳴ありとのことで近医より紹介されて，昭和63年1月7日，当院神経内科を受診．1月13日，われわれの外来に紹介された．

問診すると，右感音難聴が幼少時よりあり(図50)，2年前に整形外科で頸椎症と言われたとのことだった．昭和55年に近くの耳鼻咽喉科を受診し特に問題なしと言われた．今回，昭和62年11月24日から左耳鳴が持続性にあり，"ガーン"という音がして飛行機が飛んでいるようで，左耳の近くで大きな声を出されると，耳に響いてくらくらっとすると表現した．

聴力検査：右高度感音難聴と左の低音域の軽度の聴力障害が認められた．

両脚直立検査，足踏み検査：正常

眼振所見1：この時はめまいの間欠期だったため，自発眼振なし．

頭位眼振検査および頭位変換眼振検査にて右向き方向固定性回旋性眼振が認められた．温度眼振検査にて右は高度の，左は中等度の半器官麻痺が認められた．

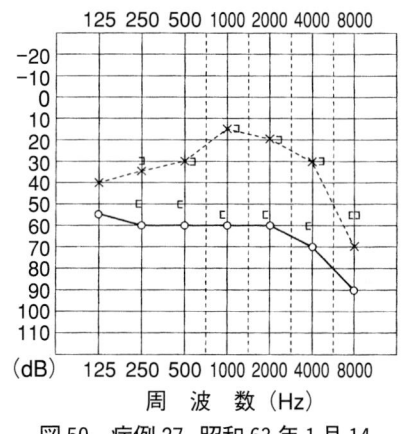

図50　症例27，昭和63年1月14日の聴力図
右聴力は幼時より高度低下．左聴力は軽度低下．

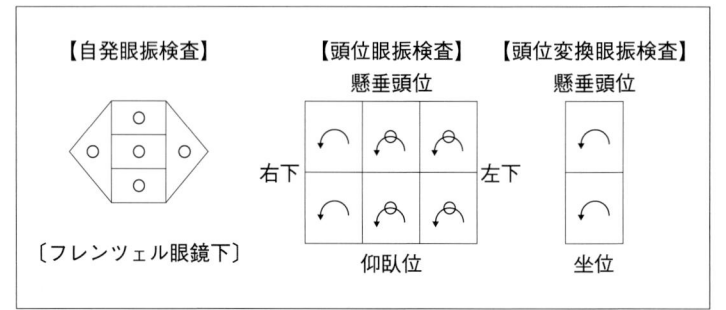

眼振所見1
(昭和63年1月13日受診時)

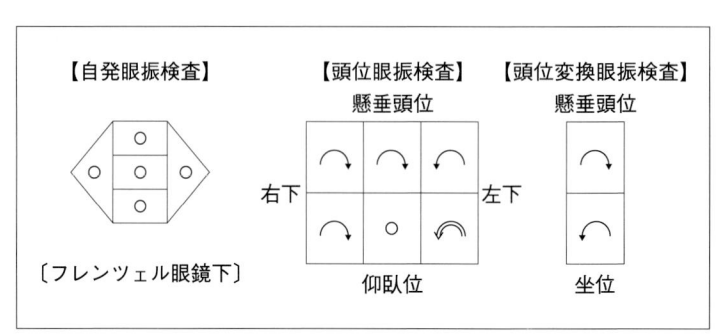

眼振所見2
(平成6年4月9日受診時)

考　察

　以上を総合判断すると，まず右に幼い頃からの一側性の高度感音難聴があり，47歳（昭和53年）の時から難聴耳（この症例では右）と反対側（この症例では左）に進行性内リンパ水腫が生じたためにメニエール病とそっくりの回転性めまい，難聴，耳鳴を生じたと考えられ，対側型の遅発性内リンパ水腫と判断された．

　さらに左耳の近くで大声を出されると耳に響くということは補充現象陽性（音の強さが少しだけ強くなったにもかかわらず，音の大きさを非常に強く感じとり，時には不快にさえ感じる現象をいう），つまり病変が内耳にあることを示唆している．

　この疾患は，末梢性めまいのところで記載したごとく，一側性高度感音難聴が起こってから，新たに進行性内リンパ水腫が生じるまでの期間は長くて数十年といわれている．

　本症例も四十数年経ってから，健聴耳に異常を生じているので，この点でもあてはまる．

　まずメリスロン6錠，アプラクタン6錠，セロクラール（1錠，20mg）3錠を処方した（アプラクタンは現在製造中止となっている）．

　3月12日，左耳鳴は小さくなったとのこと．

　6月21日，回転性めまいが1日中あり，嘔気，嘔吐，左耳鳴，左難聴を伴った．

　7月19日，左耳鳴，難聴はその後続いているが，良くなったり悪くなったりしているとのことであった．

　7月26日，来院時，22日の朝にふわふわするめまい感が短時間あったが，そのあと左耳鳴が消えたとのことであった．

　10月1日，軽いめまい感はあるが左耳鳴なし．

　11月5日，左耳鳴，難聴，めまいなし．

　平成6年4月9日，左下頭位でめまいありとのことで受診．

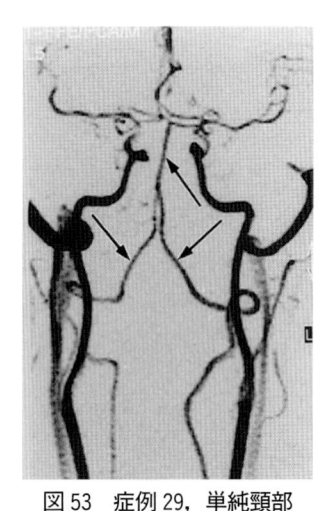

図53　症例29，単純頸部MRA
椎骨脳底動脈に屈曲，蛇行は認められない（→）．

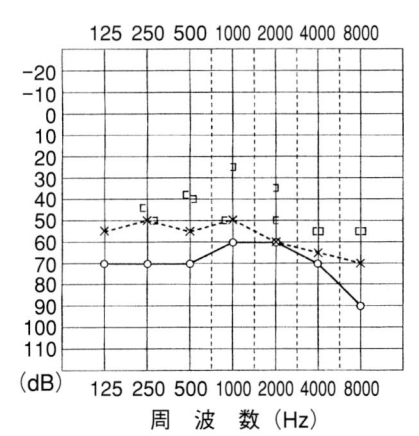

図51　症例27，平成7年6月26日の聴力図
左聴力は高度低下．

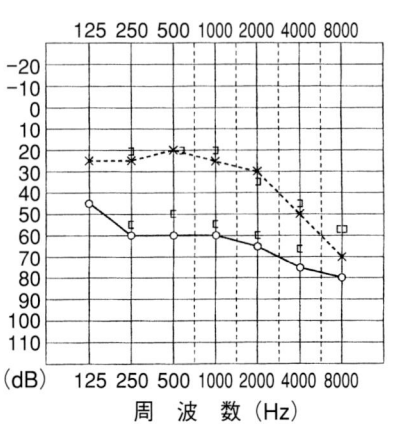

図52　症例27，平成7年9月6日の聴力図
左聴力は回復．

この時の眼振は眼振所見2に示したごとく，頭位眼振検査にて方向交代性上向性回旋性眼振が認められ，頭位変換眼振検査にて方向の逆転する回旋性眼振がみられたので，良性発作性頭位眩暈が考えられた．

　メニエール病においてもその経過のなかで，良性発作性頭位眩暈の徴候を呈することがあるのはよく知られている．そのような場合，方向交代性上向性眼振がみられることもあるので，同様の現象と思われた．

　その後経過は順調であったが，6月26日，左難聴，耳鳴にて当院耳鼻咽喉科を受診し，左の高度聴力低下を指摘され(図51)，入院してステロイドのパルス療法を受けた．ビタミンB_{12}，ビタミンE(大量療法)も併用した結果，9月6日，左聴力はほぼ初診時のレベルに戻った(図52)．

　このように遅発性内リンパ水腫は対側型の場合，良聴耳の聴力は良くなったり悪くなったり変動するのが特徴である．

　なお頭部MRI，頸部MRAでは異常は認められなかった（図53）．

症例28　耳鳴，難聴（蝸牛症状）を伴わない非定型メニエール病症例

内耳性めまい

32歳，女性

平成3年10月2日以来，気管支喘息にて定期的に内科外来に通院していた．

平成5年9月1日，生理の3日前になると，後頭部の重い感じがあり，朝トイレに起きた時などに，回転性めまいが起こりやすいとのことで受診．

子どもの頃，両側の急性中耳炎を患い，20歳の時に回転性めまいがあり，近くの公立病院耳鼻咽喉科を受診し，良性発作性頭位眩暈と診断されたという．乗り物酔いがひどく，遊園地で乗り物に乗れないという．嘔気はあるが嘔吐することはなく，耳鳴，難聴も伴わない．肩凝りあり．

両脚直立検査，足踏み検査：異常なし

眼振所見：下図のごとく，自発眼振検査では異常なかったが，頭振り眼振検査にて第Ⅰ相で，左向きの水平性眼振がみられ，第Ⅱ相で反対向きの右向きの水平性眼振を認めた．

考察

内耳障害例において頭振り眼振検査で2相性を呈する場合，多くの場合第Ⅱ相の向かう側に患耳がある（本症例は右耳）．

さらに下図のごとく，頭位眼振検査と頭位変換眼振検査にて左向き方向固定性水平性眼振が認められた．

水平性眼振は中高年者では中枢性（頭蓋内疾患）の病変を疑うが，末梢内耳性の病変でもみられる．

耳鳴，難聴（これらの症状を蝸牛症状という）がなく，めまい発作を繰り返すので非定型メニエール病が考えられた．

まずメリスロン6錠/日，セファドール3錠/日を処方した．

それでもぐらっとするめまいは時々起こっていた．

10月6日からメリスロン6錠/日，サアミオン3錠/日に変更した．

平成6年1月19日，ようやくめまいは消失．頭部MRIは異常なし．

3月23日，ふらつきが再び出現．さらに真武湯7.5 g/日を追加処方．

4月6日，まだふらつきあり．漢方薬を半夏白朮天麻湯7.5 g/日に変えた．

5月18日，連休明けに再びめまいあり．

頭位眼振検査および頭位変換眼振検査にて左向き方向固定性水平性眼振が再度認められた．

メリスロン6錠/日，サアミオン3錠/日，半夏白朮天麻湯7.5 g/日にセファドール3錠/日を追加処方した．

6月1日，まだふらつきあり．そこでメリスロン6錠/日，アプラクタン3錠/日（現在製造中止），苓桂朮甘湯7.5 g/日に変えてみた．

平成7年3月7日と4月30日に回転性めまいあり．

頭部MRI，MRA，頭部MRAすべて正常．

その後めまいは消失したので，5月17日からアプラクタンを中止とした．

6月8日，ようやくめまいもふらつきもなし．

【自発眼振検査】〔フレンツェル眼鏡下〕

【頭振り眼振検査】　Ⅰ相：→　Ⅱ相：←

【頭位眼振検査】
懸垂頭位／右下／左下／仰臥位

【頭位変換眼振検査】
懸垂頭位／坐位

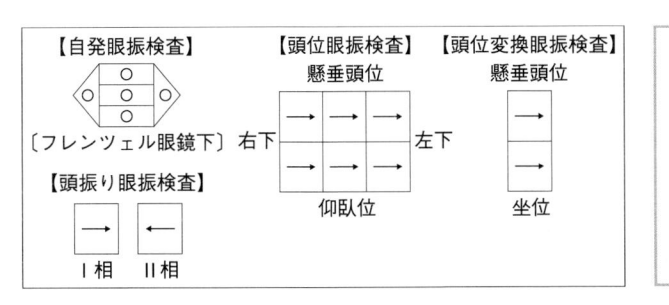

プライマリーケアー医へのサイドメモ 20

2回以上耳鳴，難聴を伴うめまい発作を繰り返して初めてメニエール病といえるのであって，1度だけのめまいでメニエール病というなかれ．

寝ている状態で，目が醒めたらすでにぐるぐる目が回っていたと聞けば，少なくとも内耳ないし前庭神経が関与していると考える．

症例29　若年者のメニエール病症例

21歳，男性
平成5年1月22日，回転性めまいを主訴に当科初診．
1月12日朝，目が醒めたら，すでに天井が回っていた．
嘔気，嘔吐を伴い右耳鳴"キーン"，耳閉感も伴い，難聴も軽度に自覚した．
さらに詳しく聞くと，まずめまいの前に右耳閉感と耳鳴が起こり，しばらくしてからめまいが始まり，めまいが治まってくると耳閉感，耳鳴も治まってくるとのことだった．
頭痛，肩凝りなし．
激しい回転性めまい発作はこの日3〜4時間で治まったが，その後も軽いめまい感と嘔気が続き，結局19日まで自宅で寝ていたという．
中学校時代は立ちくらみを何度も起こしていた．
16歳，18歳と追突されること2回，その都度むち打ち症を経験した．
喫　煙：1日20本
両脚直立検査：正常

足踏み検査：50歩にて閉眼で右へ45°偏倚．
眼振所見：頭振り眼振検査にて第Ⅰ相で左向き水平性眼振，第Ⅱ相で反対の右向き水平性眼振を認めた．つまり2相性眼振が認められたので，この所見は末梢性，かつ右内耳障害（第Ⅱ相の眼振が向かう側）を多くは示唆する．さらに，頭位眼振検査，頭位変換眼振検査にて左向き方向固定性水平回旋混合性眼振を認め，この所見からも内耳性のめまいが考えられた．
この日は抗めまい薬を処方し帰宅させた．
5日後，耳閉感，めまいも消失．
24日，再び右耳閉感と耳鳴を伴う回転性めまいあり．メリスロン6錠/日，セファドール3錠/日，カルナクリン（1錠，25 mg）6錠/日を処方した．
午後になると嘔気が出現するという．上記処方に半夏厚朴湯7.5 g/日を加えた．
31日，まだ軽いめまいありという．セファドールを6錠/日とした．
4月21日，めまいは消失した．
9月8日，早朝，嘔気，嘔吐を伴う回転性めま

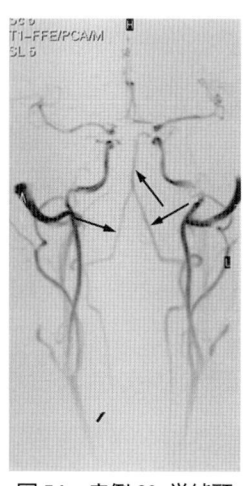

図54　症例29，単純頸部MRA
椎骨脳底動脈に屈曲，蛇行は認められない（→）．

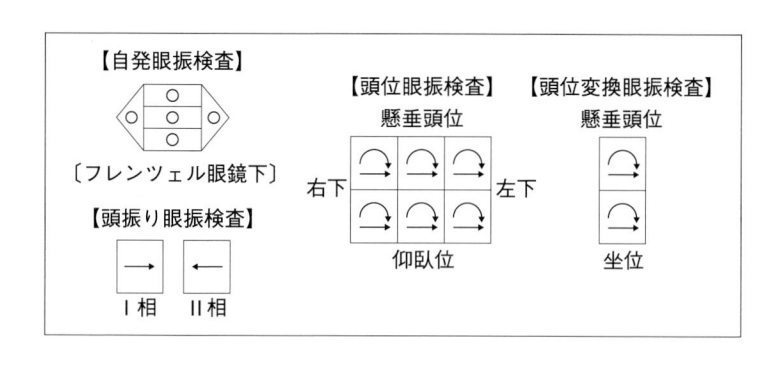

いあり．

　セファドール 6 錠/日→ユベラニコチネート 6 錠/日に変えた．その後めまいは消失．

　平成 6 年 1 月 12 日，めまいはないが，右耳鳴"キーン"，耳閉感出現．

　半夏厚朴湯→六味丸に変更．

　2 月 2 日，右耳鳴はたまに感じる程度になった．

　7 月 12 日，右耳鳴はよくなったが，今度は左耳鳴"キーン"が出てきた．

　9 月 6 日，左耳鳴はかなり小さくなってきた．

　平成 7 年 1 月 31 日，風邪をこじらせてから再び回転性めまい，右耳鳴，耳閉感が出現．

　3 月 28 日，まだ軽いめまい感は残っているが，耳鳴は消失．

　6 月 13 日，ようやくめまい感も消失．

　10 月 17 日受診時，7 月と 9 月に軽い回転性めまいはあったが，最近はずっとめまいはないとのこと．

　その後はずっとめまいも耳鳴もない．

考　察

　自覚的に目が覚めたらすでに天井が回っていたとのことから，末梢ことに内耳性のめまいがまず疑われる．

　そして右耳閉感と耳鳴が前兆となって，めまいの最中は耳閉感，耳鳴が持続し，めまいが治まると，耳閉感，耳鳴もよくなってくるという症状からメニエール病が考えられる．

　他覚的には頭振り眼振検査にて 2 相性眼振を証明，第 I 相にて左向き水平性眼振が検出され，頭位眼振検査および頭位変換眼振検査にて，左向き方向固定性水平回旋混合性眼振（いずれの頭位をとらせても，必ず眼振が一定方向を向くものを方向固定性眼振という．

　そして方向固定性の水平性と回旋性の両方が混じった眼振（例外はあるが多くは末梢ことに内耳性）が認められたことから，メニエール病（右が障害側）の診断が支持される．

　頭部 MRI，頸部 MRA（図 54）は正常であった．

　しかし，ここで注意したいのは，メニエール病は 1 回限りのめまい発作では診断できず，2 回以上の耳鳴，難聴を伴うめまい発作を繰り返して初めてメニエール病といえるのである．

　耳鳴はなかなか消えにくいが，この症例は六味丸が効を奏した．

内頸動脈系，椎骨脳底動脈系の血行不全

症例 30　発作性頭位眩暈で受診し，頭部 MRA で左中大脳動脈起始部狭窄，カラードップラー法で頸部左内頸動脈狭窄が判明した症例

62歳，女性

平成 8 年 1 月 6 日，朝 6 時頃起きようとした時，後頭部痛を伴う回転性めまいあり．

1 月 11 日，近医より耳鼻咽喉科外来に紹介され，左軽度感音難聴はあるが，血圧 192/110 とのことで内科へ紹介になった．嘔気，嘔吐あり．

深呼吸後の血圧は 146/88 に下がった．

ふだんから小さい右耳鳴があるが，今回のめまいでは特にそれに伴って増強するようなことはなかった．

右聴力は正常，複視，霧視，眼前暗黒，肩凝りなし．

両脚直立検査：正常

足踏み検査：閉眼にて右後方への動揺あり

眼振所見：自発眼振検査にて異常はなかったが，頭位眼振検査にて，仰臥位正面懸垂頭位で，右向き回旋性眼振がみられ，右下と左下頭位でそれぞれ潜伏時間（特定の頭位にしてからすぐに眼振が出現せず，数秒の間をおいてから眼振が出始めること）を伴う方向交代性上向性回旋性眼振が認められた．

頸椎 X-ray では C_5，C_6 に強い変形を認めた．

考　察

一般に内耳に原因があるとされている良性発作性頭位眩暈では，頭位眼振検査にて頭を右向きにした時に同じ右方向に向かって眼振が出現し，頭を左向きにした時には，やはり同じ左に向かって眼振が出現するという方向交代性の下向性眼振が出やすい．

これに対し，例えば頭を右向きにした時，反対の左方向に向かって眼振が出る，つまり眼振の向きが天井に向かっていくような方向交代性の上向性眼振は認めにくい．

このような方向交代性上向性眼振は，むしろ小脳，脳幹のような中枢性病変（頭蓋内疾患）を示唆することが多い（ただ異論もあることはあるが）．

また，この症例は自覚症状で後頭部痛があり，このことからも中枢性病変が疑われる．

少なくとも内耳が原因の良性発作性頭位眩暈ではないと考えられる．

頭位変換眼振検査では，懸垂頭位と坐位でやはり潜伏時間を伴う方向の逆転する回旋性眼振を認めた．

そしてこれらの眼振はもう一度同じ頭位をとると減弱した（めまいを起こしている頭位つまり眼振が出ている頭位をそのままとらせていると，眼振がいずれ消失するか，または患者にめまいを起こした頭位を再度とらせた時，眼振が減弱するかまたは消失することを減衰現象と称する）．

しかし，このような減衰現象は良性発作性頭位眩暈でも中枢性の発作性頭位眩暈でもみられるので，これだけでは判断できない．

以上のように，眼振所見からは中枢性のめまいが疑われ，良性発作性頭位眩暈よりむしろ発

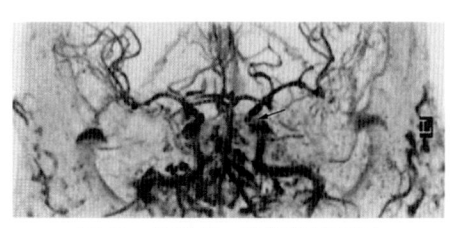

図 55　症例 30，造影頭部 MRA
左中大脳動脈起始部狭窄（→）．

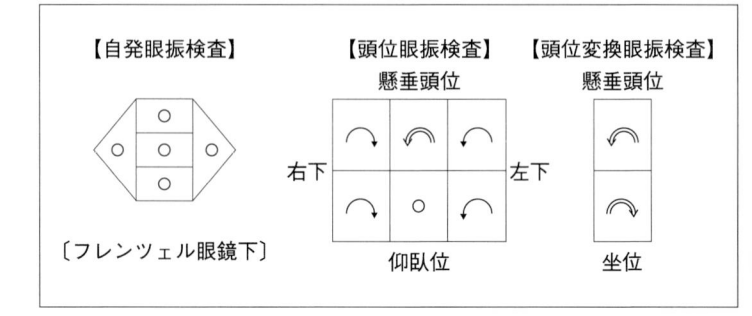

作性頭位眩暈が考えられた．

頭部 MRI は異常なく，頭部 MRA にて頭蓋内左内頸動脈，C_1，C_2の描出が十分でなく，狭窄が疑われた．

造影剤を使って頭部 MRA を行ったところ，左中大脳動脈起始部に狭窄が認められた(図 55)．

つまり背景に動脈硬化による脳の慢性循環不全（特に内頸動脈からの代償灌流異常）があると判断でき，これに前述の変形性頸椎症をバックに→自律神経異常（椎骨動脈周囲に分布する交感神経の興奮）が加わって椎骨脳底動脈循環不全から→発作性頭位眩暈を起こしたものと考えられた．

さらにカラードップラー法を用いて頸部を検索したところ，左内頸動脈に 54％の狭窄が認められた．

発作性頭位眩暈を起こし，その後，脳卒中を起こした症例を経験しているので，日常の食生活に注意するよう本人に伝えた．

症例31　回転性めまいで受診し，頭部 MRI にて小梗塞，頸部 MRA で右椎骨動脈の描出不良が判明した症例

71歳，男性

平成8年2月20日，1週間前に風邪を引いてから，寝ていて頭を左下にした時に回転性のめまいがあるといって受診．

嘔気，嘔吐，左耳鳴を伴ったが，難聴は自覚しなかった．

血圧124/84，肩凝りはあるが，頭痛，複視，四肢の先のしびれ，霧視，眼前暗黒なし．

診察した時はめまいが強く，内科外来の緊急用のベッドに仰臥位で寝ていた．

めまいが強く，ベッド上で診察．

眼振所見：自発眼振検査にて下記のごとく回旋要素の強い左向き方向固定性水平性眼振が認められ，頭位眼振検査および頭位変換眼振検査にて左向き方向固定性回旋性眼振が認められた．

1週間前に風邪を引いていたこと，方向固定性眼振がみられたことから，まず考えられるのは前庭神経炎だが，めまいに左耳鳴を伴うのでまず否定される（前庭神経炎は耳鳴がないのが前提！！）．

動脈脈波伝搬速度は 6.15 m/sec（70歳の正常値は 5.01～5.42）と同年齢の人と比べても動脈硬化度が強く，肺結核にて15年間入院治療を受けていたことから，頸椎から胸椎にかけて脊椎の曲がりがあり，これが原因して頸部筋の緊張を招き，動脈硬化も加わることにより，椎骨脳底動脈循環不全を起こしたと考えられた．

眼振電図検査では視標追跡検査，視運動性眼振検査で脳幹，小脳の障害を示唆する所見が得られた．

頭部 MRI にて両側前頭葉白質に小梗塞がみられ，さらに頸部 MRA にては右椎骨動脈が描出不良であったことより，椎骨脳底動脈循環不全が裏付けられた（図56）．

考　察

一般に椎骨動脈径の左右差があっても，必ずしもめまいが起こるとは限らない．

この状態に動脈硬化による側副血行路の循環障害（代償機能がうまく働かない）や，脳の加齢による自動調節機能の低下，血圧の一時的な変化，血液粘度の上昇，頭位や体位の変換による一時的な血行動態の変化などが加わった結果，前庭神経核の血行障害が起こって眼振が起こり，回転性めまいが生じるという松永の報告がある[10]．

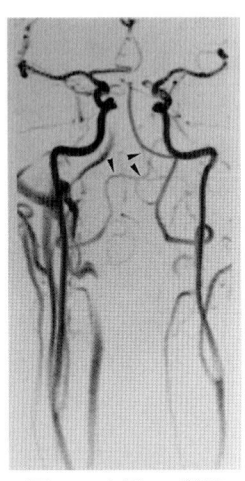

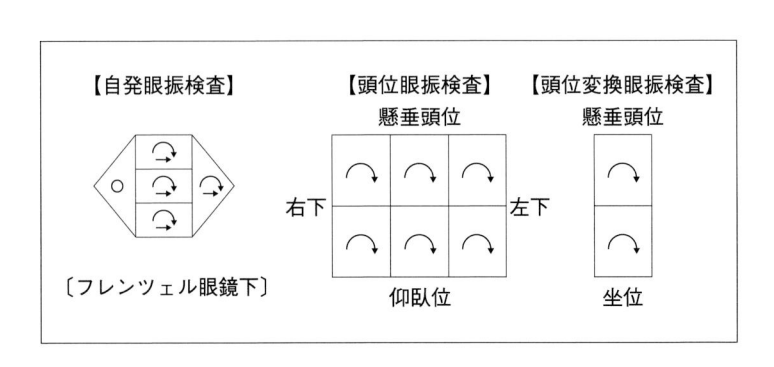

図56　症例31，単純頸部 MRA
右椎骨動脈が左に比べかなり細く，両椎骨動脈の屈曲，蛇行も著明（▶）．

さらには椎骨動脈が合流して脳底動脈になってから左右に枝分かれする前下小脳動脈→内耳動脈（人によっては，内耳動脈が脳底動脈から直接枝分かれして左右内耳に向かって行く場合もある）の血流差も生じるので，眼振が起こり，回転性めまいが引き起こされることになる．

つまり，内耳もある程度関与しているが（耳鳴の随伴から推定される），要は病変の主座が，前庭神経核あるいは内耳のどちらにあるかである．

プライマリーケアー医へのサイドメモ 21

結局この症例は，右椎骨動脈が左に比べて細いところに，次の要因が加わった椎骨脳底動脈循環不全と考えられる．

すなわち強い動脈硬化のため，収縮期血圧が日によって123〜160と変動が著しく，たまたま血圧が下がった時などには加齢による自動調節能の低下から脳の血流障害を起こし，めまいが起こりやすい状態となる．

さらにこの患者のめまいが頭位変換をした時に起きているので，回転性めまいはこれらの要因が重なって前庭神経核の血行障害を生じた結果起こったと思われた．

症例32 　慢性腎不全，高血圧で近医にて治療中，発作性頭位眩暈で受診し，頸部 MRA にて椎骨動脈径の著明な左右差が認められた症例

78歳，男性

平成8年2月21日，近医の紹介にて初診．

問診すると2月16日，起床時に体が左右に揺れ，酒に酔ったように千鳥足になったという．

嘔気，嘔吐を伴い耳鳴，難聴はなし．四肢の先のしびれ，複視，霧視，頭痛，眼前暗黒なし．

左頸部の痛みと肩凝りあり．

戦時中ブーゲンヴィル島で銃弾を受け，右上肢を切断．

子どもの頃，急性中耳炎を患ったことあり．

平成3年，左滲出性中耳炎にて鼓膜にチューブを留置されたことあり．

現在，慢性腎不全と高血圧にて近医で治療中．

両脚直立検査，足踏み検査：異常なし

眼振所見：自発眼振検査，頭振り眼振検査では明確な眼振を認めず．頭位眼振検査では，仰臥位，懸垂頭位いずれにても右下，左下頭位で天井に向かう方向交代性上向性水平性眼振が認められた．

さらに頭位変換眼振検査で，懸垂頭位にて右向き斜行性眼振がみられ，坐位では反対向きの左向き回旋性眼振が認められた．

　考　察

まず頭位眼振検査での方向交代性水平性上向性眼振と，頭位変換眼振検査で方向の逆転する眼振がみられたことから，発作性頭位眩暈と診断される．

さらに頭位眼振検査での方向交代性上向性眼振（水平性でも回旋性でも）は中枢性（頭蓋内）病変を示唆することが多く，斜めに向かう眼振は下眼瞼向き垂直性眼振と同じとみてよいので，下部脳幹の病変が疑われる．

動脈脈波伝搬速度検査では 8.16 とかなり強い動脈硬化が認められた．

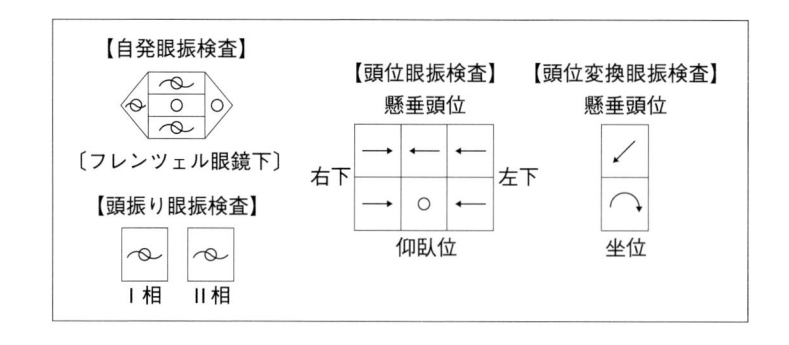

頭部 MRI では両側半卵円中心〜放線冠，両側被殻，両側視床に虚血性変化あり（図57）．

頸部 MRA 上，脳底動脈の著しい蛇行と，左椎骨動脈径が右に比べて細く（図58），強い動脈硬化でおそらく内頸動脈領域からの代償灌流が十分得られず，椎骨動脈径の左右差→椎骨脳底動脈循環不全→発作性頭位眩暈を起こしたと考えられる．

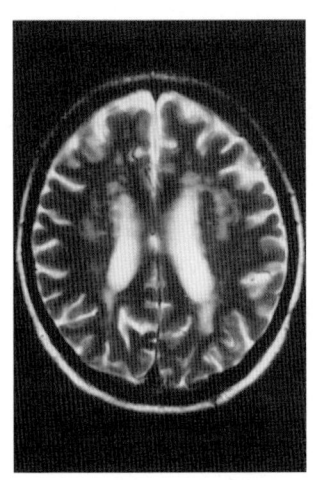

図 57　症例 32, 単純頭部
　　　　MRI
大脳に虚血性変化あり．

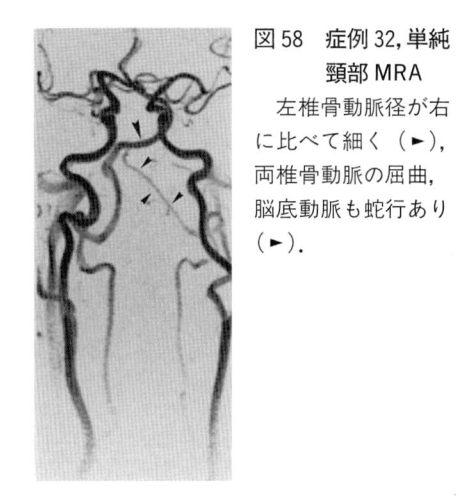

図 58　症例 32, 単純
　　　　頸部 MRA
左椎骨動脈径が右に比べて細く（►），両椎骨動脈の屈曲，脳底動脈も蛇行あり（►）．

　この症例は高齢になっても 10 本/日の喫煙を続けていたので，めまいは将来の脳梗塞や心筋梗塞の前兆になり得ることを説明し，禁煙するよう促した．

症例33 若年者に発症した，ヒステリー発作を合併した椎骨脳底動脈循環不全症例

25歳，男性

平成7年1月，嘔気，頭痛，体重減少を主訴に当院内科を受診．

脳外科を紹介され，某公立病院の脳外科に自分から行ったが，メニエール病と診断され，今度は耳鼻咽喉科へ紹介された．

同時に体重減少の精査のため内科に入院したが，異常なしだった．

2月，別の公立病院の脳外科を受診．

その後まもなくして勤務中に意識障害となり，同病院に救急車で運ばれた．

4月6日，脳血管造影，頭部MRI，MRAを施行され，椎骨脳底動脈循環不全と診断された．

9月，回転性めまいに伴って左半身のしびれが持続的となる．

12月，市街において，意識消失を起こし，同病院に再び入院．

この頃，構音障害も出現した．

平成8年1月下旬，脳外科主治医より当院神経精神科を受診するように言われ，紹介された．

しかし，神経的な問題はなしと言われた．

4月8日，再びめまい発作あり．内服薬を処方されたが，めまいは変わらず．

しかもしびれに複視も加わってきたとのことで，われわれの外来を5月2日受診．

問診すると，回転性めまいの時に構音障害を伴い，最初のめまい時からしびれもあり，しびれは最初左下肢から始まり，次は左上肢，最後には左顔面頬部と左眼のすぐ横のしびれがきて，それからめまいが始まるとのことだった．

しびれはあくまで自覚的なもので，正坐をした後のような感じがあり，感覚障害はなし．

耳鳴，難聴はなく，嘔気，嘔吐あり．

最近は回転性めまいがない時も，自分の体が宙に浮いたような感じや，時々頭が後ろに引かれていくような感じがあり，実際眼を閉じると自分の体が，後方へ倒れて行きそうだとも言っていた．

複視，霧視，後頭部痛も伴うということだった．口周囲しびれ感なし．

喫煙は20歳から1日20本．アルコールは飲まず．

身長186cm，体重95kgで体格はよく，柔道3段．血圧148/94．

両脚直立検査：正常

足踏み検査：閉眼にて後方への転倒傾向強し

問診にて脳梗塞が疑われたので，頭振り眼振検査は行わなかった．

輻輳麻痺あり．

眼振所見：自発眼振検査，頭位眼振検査，頭位変換眼振検査にて右向き方向固定性水平性眼振が認められた．水平性眼振は末梢性のめまいでもみられることがあるが，一般的には中枢性（頭蓋内）のめまいを考える．

20歳代にもかかわらず，TGは278と高値を示した．

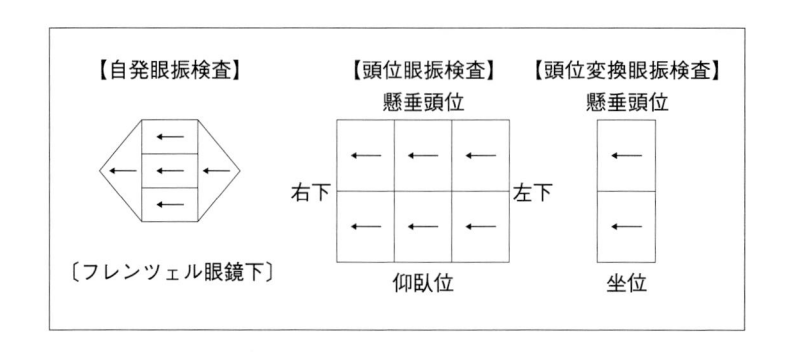

さらに自覚症状でみられた複視は，上部脳幹の障害で起こり得るし，輻輳麻痺は中脳の障害で起こる．
　このことから若年ながら椎骨脳底動脈循環不全を疑った．
　メリスロン6錠/日，サアミオン3錠/日，セファドール3錠/日，メチコバール3錠（1錠，500 mg）/日を処方し，メイロン125 ml も点滴した．
　5月16日，めまい感はよくなってきたが，しびれは同じ．
　30日，めまい感は消失したが，しびれは変わらずというので，メチコバール→ピドキサール6錠（1錠，10 mg）/日に変更した．
　輻輳麻痺，複視も改善していた．
　6月6日，「しびれもすっかり消失した」と言って喜んでいた．
　5月25日，頭部MRI上，脳の実質に異常はなく，頸部MRAにて右椎骨動脈は正常径だが，左椎骨動脈径が非常に細く右の1/2以下で，明らかに左右差が認められた（図59）．
　さらに若年者にもかかわらず，脳底動脈が蛇行し，椎骨脳底動脈循環不全が証明された．

考　察

　この患者はまず問診で意識障害，しびれ，後頭部痛，複視，霧視を伴うことからメニエール病は否定され，頭蓋内病変が考えられる．
　そして自覚的に頭が後ろへ引かれて行く感じがするとの症状から椎骨脳底動脈循環不全が疑われる．
　他覚的にも閉眼足踏み検査にて後方へ転倒することから，これを裏付けることができる．
　回転性めまいが起こると同時にしびれが足，手，顔というように順番に起こっていくことは，教科書的に視床梗塞の症状の一つとして記載されている．
　そして自覚的なしびれ感（異常感）のみのこともあり，これを pure sensory stroke と称する．
　しかも，頸部MRAにて左椎骨動脈が著しく細く，血中コレステロールは高く，若年ながら動脈硬化が背景にあると思われるので，自覚症状と合わせて考えると，視床に梗塞を起こした可能性を否定できなかった．
　10月2日，勤務中に急に回転性めまいを起こし，その後，眼前暗黒，意識も消失し，同僚が救急車を呼び，当院内科外来に運ばれた．
　左耳閉感，耳鳴，右手のしびれと脱力，構音障害あり．
　頭部CTは異常なし．
　外来のベッドで寝ていた時，けいれんを生じ，ついには体が弓なりになり，神経内科に診察を依頼したところ，ヒステリー発作とのことだった．
　結局，眼振所見と頸部MRAでの椎骨動脈径の明らかな左右差から考えて，椎骨脳底動脈循環不全は若年者ながらあるものと考えられ，それにヒステリー発作が加わったのではないかと思われた．
　この患者は，最近仕事と職場が変わったこと，自分の悩みを聞いてくれる人がいないということが背景にあり，このことがヒステリー発作を誘発したと思われた．

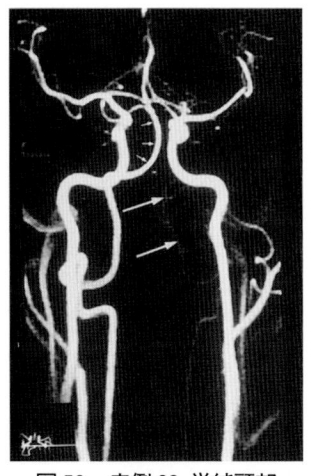

図59　症例33，単純頸部MRA
　左椎骨動脈径が非常に細く（⇨），脳底動脈も蛇行している．

参　考13
　若年者の脳梗塞については，既往歴で本人に聞いた話であるが，22歳と23歳の女性を経験したことがある．

めまい後の心筋梗塞，クモ膜下出血，脳底動脈の未破裂動脈瘤

症例 34　回転性めまい発作後，8年して心筋梗塞を起こし，緊急入院後すぐ死亡した症例

80歳，男性

平成7年8月18日，午前2時から急に息苦しくなったが，朝になるまで我慢し，明け方救急車を呼んだ．

救急隊が駆けつけた時は「苦しい，苦しい」と言って，部屋の中を歩き回っていたという．

すぐに呼吸停止，心停止となり，DOAで救急外来を受診．

当直医により蘇生がなされ，いったんは心臓が動き出して病棟に収容されたが，結局90分後に死亡した．

病理解剖の結果，陳旧性心筋梗塞と今回の新鮮な心筋梗塞と二つの梗塞が発見された．

振り返ると，この症例は，昭和62年8月25日，歯科で歯冠を被せてもらって帰宅し，昼食後，急に回転性めまいを起こし，内科外来を受診し，われわれが当時診察した．

嘔気，嘔吐はあるが，耳鳴，難聴はなく，複視，頭痛，四肢の先のしびれ，構音障害もなし．

頭部CTは正常，めまいが激しいので入院とした．

昭和62年，入院時（眼振所見1）：フレンツェル眼鏡下に観察した自発眼振所見では，回旋要素の強い右向き方向固定性眼振が認められたが，斜行性眼振も加わっていたため，前庭神経炎でなく，椎骨脳底動脈循環不全と診断した．

考察

耳鳴，難聴がない激しいめまいは，一見，前庭神経炎と診断してしまいがちであるが，高齢者では今まで報告してきたように，後日，脳幹，小脳の梗塞とか主幹動脈の狭窄が見つかることもあるので，簡単に診断せず，最近は検査の手段が進歩しているので，必ず頭部MRI，MRAを撮って確認しておくこと．

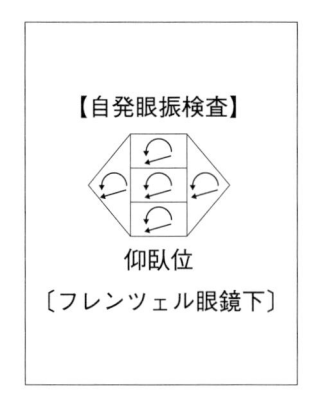

眼振所見1
（昭和62年8月25日初診時）

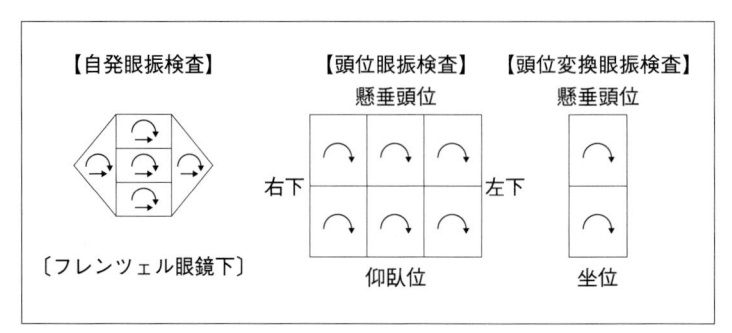

眼振所見2
（昭和62年入院後）

臨床所見だけで判断するのは危険．神経学的に異常を認めないからといって，頭蓋内疾患が否定できる訳ではない．

昭和62年入院後の足踏み検査閉眼では右へ転倒，さらに入院後の眼振所見は，自発眼振検査では回旋要素の強い左向き方向固定性水平性眼振に変わっていた（眼振所見2）．

これは反対向きに眼振の方向が変わった訳で，回復期に入ったことを示唆する（つまり回復眼振）．

そしてこの後，眼振が消失していくのである．

昭和63年9月の心電図で，胸部誘導 V_5，V_6 のST低下が認められ，心エコーにて左室内腔の動きがよくないということが判明した．

しかし当時，心臓カテーテル検査は拒否された．

いずれにせよ，これにより前庭神経炎よりむしろ，心疾患を背景とした椎骨脳底動脈循環不全が考えられた．

以上よりめまいを起こしてから8年後に，本症例は心筋梗塞となり死亡した．

✎ プライマリーケアー医へのサイドメモ22

脳はさておき，めまいと心筋梗塞は関連性があるのかという疑問が生じるが，循環器疾患を持った人が椎骨脳底動脈の循環障害からくるめまいを起こしやすいことはすでに知られていることである．

この症例も昭和63年にすでに心電図により心筋の虚血を指摘されていたので，この事実からもめまいは心筋梗塞の前兆にもなり得るとみた方が自然であろう．

症例35　動揺感のめまいと両側耳鳴で受診し，4年4ヵ月後にクモ膜下出血を起こし，緊急入院した症例

64歳，女性

平成1年7月11日，高血圧，高脂血症，胆石症にて消化器外来に通院中，時々左右に揺れる感じがあるとのことで，われわれの外来に紹介された．

嘔気，嘔吐はなく，難聴もなし．

顔面ののぼせる感じとセミの鳴くような両側耳鳴があり，左第I趾のしびれを伴うが，口周囲のしびれなし．

構音障害，複視，霧視もなし．

めまい時，後頸部〜後頭部にかけての重い感じを訴えた．

肩凝りも強く，月に1回マッサージを受けていた．

頸椎 X-ray：年齢相応の変形が見られた
両脚直立検査：正常
足踏み検査：閉眼にて右へ90°偏倚あり
眼振所見：下記の図のごとく，頭位眼振検査と頭位変換眼振検査にて回旋要素の強い左向き方向固定性水平性眼振が認められた．

考察

自覚的に左右に揺れるという非回転性めまいと両側耳鳴，左第I趾に限局してはいるが，しびれも伴うことから，まず椎骨脳底動脈循環不全が考えられる．

さらにめまい時，後頸部〜後頭部にかけての痛みも感じたということなので，この症状からも上記病名が示唆される．

めまいは左右に揺れるという症状だったが，足踏み検査閉眼にて右へ90°偏倚したことより，内耳機能の左右差が疑われ，頭振り眼振検査の後で頭位眼振検査および頭位変換眼振検査を行うことにより，上記のように左向き回旋性眼振が誘発された．

眼振（急速相）は身体と眼球が偏倚して行く方向とは逆に，眼位を正中に戻す反射的な急速眼運動が生じるため，反対向きに向かうのである．

このように本人は非回転性のめまいを訴えても，頭振り眼振検査を頭位眼振検査および頭位変換眼振検査に先駆けて実施することにより，ほとんどの症例で眼振を誘発させ，把握することができる．

これは頭振り眼振検査が非常に有用であることを示している．

眼振所見からは末梢（内耳）性または脳幹，小脳のような中枢性（頭蓋内疾患）が考えられる．

眼振所見だけからではどちらとも判断がつきかねる．

しかし，足先のしびれがあることから，内耳性はまず否定され，他の神経症状がないので，器質的な疾患は考えにくく，椎骨脳底動脈循環不全と診断した．

メリスロン6錠/日，アプラクタン6錠(現在は製造中止)/日を投与し，8月8日にはめまいは消失した．

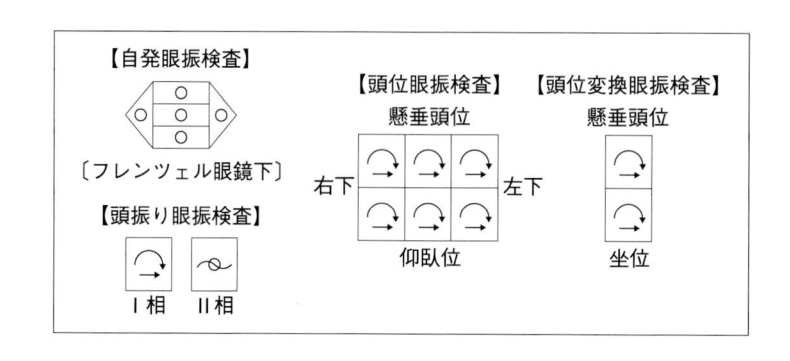

その後の経過

その後10月，11月と軽いめまいあり．

平成2年6月5日，再び回転性の軽いめまいあり．

頭位眼振検査にて左向き方向固定性回旋性眼振が認められた．

6月11日，めまい消失．

平成3年5月7日，来院時，頭痛，めまいはないが，肩が凝って頭がすっきりしないと言っていた．

平成4年11月14日，めまいの治療を中止した．

平成5年11月25日朝，激しい頭痛と嘔吐にて救急車で来院．

頭部CTにてクモ膜下出血と診断され，当院脳外科に入院．

緊急手術の結果，一命はとりとめた．

結局，めまいを起こしてから約4年4ヵ月後に脳出血を起こしたことになる．

このように非回転性の一見，軽いめまいであっても，命にかかわる重大事の前兆になることがあり，油断はならないのである．

プライマリーケアー医へのサイドメモ 23

両側耳鳴と聞けば，まず椎骨脳底動脈循環不全を思い浮かべる．

降圧剤を内服中の患者がめまいを起こしたら，「将来，脳卒中のリスクがあるな」と考える．

非回転性めまいは眼振が見られないという文献をよくみかけるが，それはフレンツェル眼鏡を用いて，頭振り眼振検査や仰臥位にして頭位眼振検査および頭位変換眼振検査を行っていないから不明なだけであって，注意深く観察すれば多くは眼振が存在するのである．

症例36 発作性頭位眩暈を起こしてから9年後，頭部MRAで脳底動脈に未破裂動脈瘤が発見された症例

68歳，女性
昭和63年4月4日，回転性めまいを主訴に内科外来を受診．
高血圧を指摘された．
初診5日前の深夜2時頃，トイレに起きようとして，急に回転性めまいあり．
耳鳴，難聴，嘔気，嘔吐はなく，複視，霧視，脱力，両手先のしびれを伴った．
めまいは寝ている時はよいが，寝返りを打った時に強く感じた．
肩凝りが強く，後頭部痛もひどかったとのこと．
耳鼻咽喉科を紹介され，前庭機能検査，聴力検査，頭部CT検査を行ったが，特に異常なしと言われたという．
4月19日，われわれの外来に紹介された．
両親ともに脳出血で死亡．
両脚直立検査，足踏み検査：異常なし

眼振所見：自発眼振検査は異常なし．
頭振り眼振検査で，第Ⅰ相にてわずかの右向き水平性眼振が認められた．頭位眼振検査では方向交代性上向性回旋性眼振あり．
頭位変換眼振検査にては懸垂頭位と坐位で方向の逆転する回旋性眼振が認められた．
この所見は発作性頭位眩暈を示す．

考察

自覚的に複視，霧視，両手先のしびれ，脱力，後頭部痛を伴うことから，背景に椎骨脳底動脈循環不全が存在すると考えられた．
頸椎X-rayにてC_4，C_5，C_6，C_7の変形あり．頸部の凝りがひどく，メリスロン6錠/日，ヒデルギン6錠/日，ミオナール6錠/日を処方．
5月14日，めまい消失．
その後は高血圧の治療のみを行っていたが，ときどき後頭部痛があるといってミオナールを持続的に内服していた．
平成6年12月以降は治療を中断していた．
平成8年5月29日，再びめまいと後頭部痛があると訴えたため，再度頭部MRI，MRAを撮ることにした．
7月2日，頭部MRAにて，左後大脳動脈分岐部付近に約6mmほどの脳動脈瘤が発見され(図60)，脳外科に紹介した．
脳外科の手術時の所見から動脈瘤は脳底動脈にあって，後大脳動脈の分岐点の手前に存在したという．

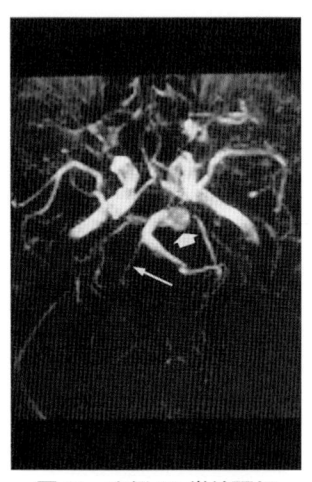

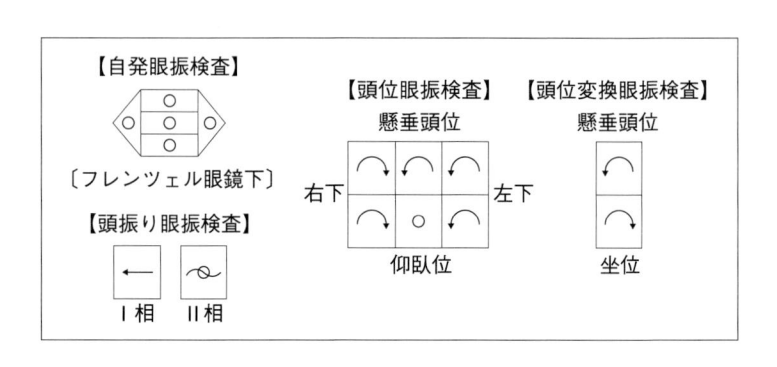

図60 症例36，単純頭部MRA
脳底動脈の左後大脳動脈分岐部付近に動脈瘤あり(⇨)．右椎骨動脈は左に比べ細い(⇒)．

症例16と症例35の2症例については，当時当院ではMRIのみでまだMRAが撮れず（MRAは平成8年より導入），脳動脈瘤を発見できなかった．

この症例については，しつこく後頭部痛を訴えていたが，変形性頸椎症に伴う緊張型頭痛であろうと簡単に考えていた．

しかし後頭部痛が断続的とはいえ，9年間にもわたって続くのは変だと思い，一度頭部MRAをみておこうと考えたのが幸いであった．

しかも，両親が2人とも脳出血で亡くなっていることも参考になった．

プライマリーケアー医へのサイドメモ24

発作性頭位眩暈の後に脳梗塞や脳出血，クモ膜下出血を起こす症例があるが，この症例は脳出血のいわば予備軍ともいえる．

一見，末梢（内耳）性めまいのように見えた症例

症例37　大動脈弁閉鎖不全に発作性頭位眩暈を合併し，5年後に右半身不全麻痺を生じた症例

63歳，女性

平成2年3月27日，大動脈弁閉鎖不全にて循環器内科外来を受診．

11月7日，めまいを主訴に著者の外来に紹介された．

めまいは回転性で，昭和28年の頃から1年に2〜3回自覚したという．

今回のめまいは10月23日からで，特に左下頭位と寝たり起きたりした時，めまいが強かった．

嘔気，嘔吐を伴ったが，耳鳴，難聴，頭痛，しびれ，複視なし．

肩凝りあり．

頸椎X-ray：C_5，C_6，C_7の変形あり．

血圧は120/60で，若いときから低血圧あり．

両脚直立検査：正常

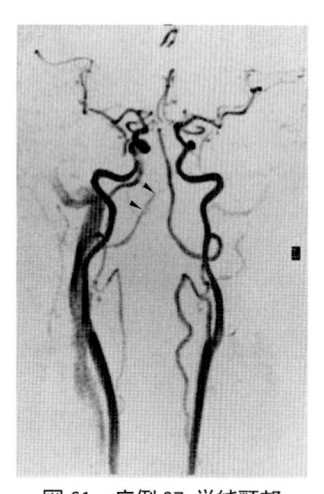

足踏み検査：閉眼50歩にて左へ45°偏倚

眼振所見：自発眼振検査は異常なし．頭振り眼振検査では第Ⅰ相で右向き水平性眼振，第Ⅱ相で方向の逆転する左向き水平性眼振の二相性眼振が認められ，前庭系の不均衡（ことに左側障害）と代償の混在が示唆された*．

一方，頭位眼振検査にて方向交代性上向性回旋性眼振が認められ，頭位変換眼振検査にて懸垂頭位と坐位で方向の逆転する回旋性眼振が見られた．

眼振は潜伏時間があり，減衰現象を伴った．

しかし，潜伏時間と減衰現象の存在は必ずしも末梢性を示唆しない．

しかも若い時から低血圧があり，さらに頸椎の変形と大動脈弁閉鎖不全もあるので，椎骨脳底動脈循環不全を背景とした発作性頭位眩暈と考えた．

この症例は関東地方に引越して来る前は，関西に住んでおり，以前めまいを起こした時に，ある病院の耳鼻咽喉科で，良性発作性頭位眩暈と診断されたことがあるとのことであった．

メリスロン6錠/日，セロクラール3錠/日にてめまいは消失した．

その後は，たまにふわっとする非回転性めま

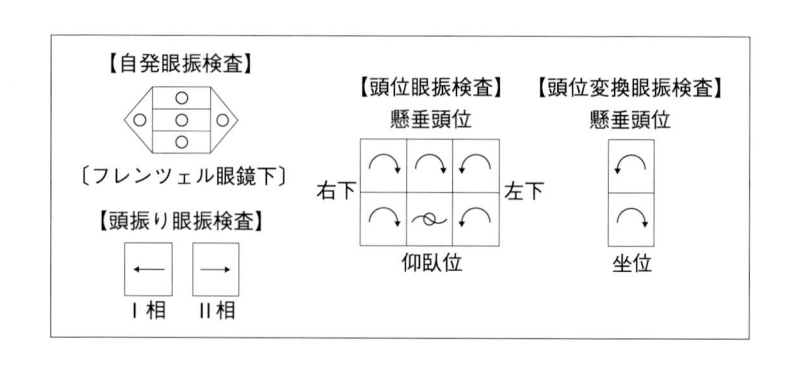

図61　症例37，単純頸部MRA
右椎骨動脈が左に比べてかなり細い（▶）．

*参考：頭振り眼振検査で水平性眼振が出現し，二相性を示す場合，内耳が関与していることが多い（ただし中枢性でも出現することもあるが）．
（亀井民雄，渡辺健二：頭振り眼振検査．8　めまい・平衡障害（小松崎篤，編）．CLIENT 21，中山書店，p 225-232, 1999 より引用）

いあり．

平成7年8月2日，左を向くとめまいありとのこと．

メリスロン3錠/日投与にてめまいは消失．

10月24日，右半身のしびれと不全麻痺が出現．

頭部CTでは特に問題なし．

このしびれは12月5日まで続いた．

12月28日，頭部造影MRIを施行．

両側の前頭葉に小梗塞が認められたが，今回の右不全麻痺を説明する病巣は指摘されなかった．

しかし，症状と神経学的所見から脳梗塞が考えられた．

結局，発作性頭位眩暈で初診以来，5年後に脳梗塞を起こしたことになる．

平成8年6月5日，再びふわっとするめまいがあったとのことで，19日頸部MRAを施行．

右椎骨動脈径が左に比べてかなり細くなっていることが判明（図61）．

椎骨脳底動脈循環不全が背景にあることがこれにより証明された．

つまり次のような図式となる．

心弁膜症→→椎骨脳底動脈循環不全→→発作性頭位眩暈
　　　　　　　　　　↑
低血圧，変形性頸椎症

プライマリーケアー医へのサイドメモ25

　この症例は総コレステロール164，中性脂肪は94と正常であった．

今までの報告[3]では，「発作性頭位眩暈」（教科書的には眼振所見から，内耳が原因の良性発作性頭位眩暈となるが，ここでは画像診断から椎骨動脈の左右差が著明なことが判明したので，椎骨脳底動脈循環不全を背景とした狭義の発作性頭位眩暈としておく）**は初老期によくみられるめまいだから，「特別心配なし」とされていたが，この疾患によるめまい発作を起こしてから，後日，脳梗塞になる症例も実地臨床では存在するので，要注意である**（イラスト34）．

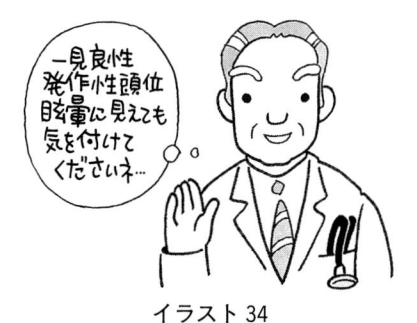

イラスト34

一見，末梢（内耳）性めまいのように見えた症例

症例 38

某病院でメニエール病と診断されたが，その後平衡機能障害が2年続き，当科転院後高脂血症，糖尿病が判明．頭部MRIで大脳に小梗塞，頸部MRAで左椎骨動脈に屈曲が認められた椎骨脳底動脈循環不全の症例

66歳，女性

平成7年2月1日，平衡障害を主訴に内科外来を受診．これまでの経過を聞くと，

平成5年6月26日，朝8時30分頃，急に回転性めまいあり．

嘔気，嘔吐，強い後頭頭痛を伴った．

左耳鳴，軽度の難聴を自覚したが，複視，四肢の先のしびれ，霧視，構音障害なし．

某公立病院の耳鼻咽喉科に収容され，頭部CTを撮ったが異常なく，メニエール病と診断された．

16〜17日間入院し，めまいは改善し，ひとまず退院．

しかし退院後も平衡障害は残っていた．

その後当院を受診するまで階段の昇降が思うようにいかず，特に降りる時など手すりにつかまって降りないと怖いし，人混みで他人と接触したり，軽く押されただけで，そのままよろけて行ってしまうことがたびたびあったとのことであった．

高脂血症あり（総コレステロール254，TG 717と高値）．

空腹時血糖値は94と正常であったが，TGが759と高いので，ブドウ糖負荷試験を行ったところ，境界型糖尿病と判明．

昭和41年頃，頸椎牽引を受けたことがあり，頸椎X-rayにてC_4，C_5の強い変形も認められた．

両脚直立検査：閉眼で左右に動揺あり

足踏み検査：閉眼で左後方へよろけ，蹲踞をさせると，後方へ倒れた．

しかも蹲踞の時に後方へよろけるということは，小脳障害を疑わしめる．

眼振所見：頭位眼振検査および頭位変換眼振検査にて，右向き方向固定性水平性眼振が認められた．水平性眼振は末梢性でも中枢性でもどちらでも現れるが，高脂血症，糖尿病を考慮すると，中枢性（頭蓋内）を考えたい．

頭部MRIでは両側前頭葉に小梗塞が認められたが，小脳には特に所見はなかった．

頸部MRAにて左椎骨動脈の屈曲が認められた結果（図62），椎骨脳底動脈循環不全と診断した．

ただし，症状からは小脳や脳幹の梗塞も否定できなかった．

小脳あるいは脳幹に焦点をしぼってThin sliceで頭部MRIを撮れば虚血性変化が見つかったかもしれない．

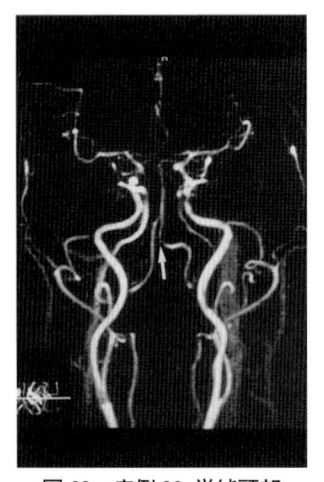

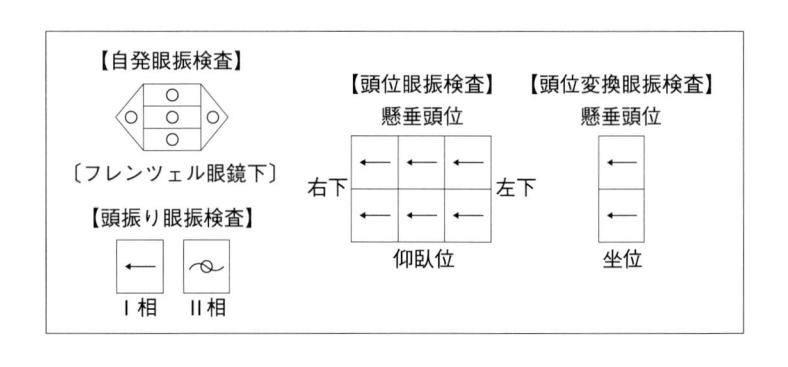

図62 症例38，単純頸部MRA
左椎骨動脈の屈曲あり（⇒）．

ちなみに，この症例の父親と父方の祖母は脳卒中で死亡している．

2週間に一度ずつメイロン250 ml，1/2ボトル＋メタボリン（ビタミンB_1）50 mgを点滴し，内服でメリスロン6錠/日，セロクラール（1錠，20 mg）3錠/日，セファドール3錠/日，テルネリン（1錠，1mg）3錠/日，ユベラニコチネート6錠/日を投与し，最近はやっと人並みに階段を昇降できるようになってきた．

初診時，人込みで押されたりすると，抑制が効かなくなって何か固定したものにつかまらないと，そのままよろけて行ってしまうと言っていたが，最近はそれも少しずつ改善してきたので，同じ治療を続けている．

プライマリーケアー医へのサイドメモ 26

頭部MRIで異常がないからといって，即末梢（内耳）性のめまいと言い切るのは尚早！！

階段を降りる際，手すりにつかまらないと怖いと言う症状は，**主に小脳，脳幹**，確率は少ないが両側内耳の障害という病変を考えるのが一般的である（イラスト35）．

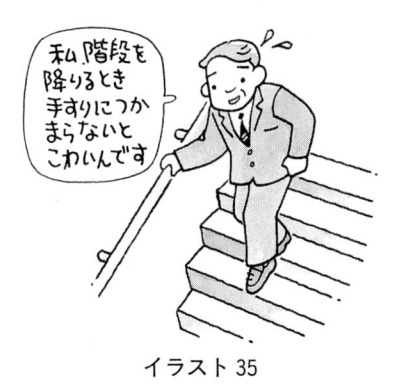

イラスト35

一見，末梢（内耳）性めまいのように見えた症例

症例 39
近医で良性発作性頭位眩暈と診断を受けたが，眼前暗黒を伴い，頭部 MRI にて左側頭葉に梗塞，頸部 MRA にて明らかな椎骨動脈径の左右差が発見された発作性頭位眩暈の症例

67歳，女性

平成8年3月26日，回転性めまいが断続的に続くとのことで受診．

最初のめまいは3月1日，朝寝返りを打った時にぐるぐる回ったという．

めまいの際，眼前暗黒を伴ったが，複視，霧視，頭痛，四肢の先のしびれなし．嘔気，嘔吐もなし．

当院受診前に近医（耳鼻咽喉科）を受診し，良性発作性頭位眩暈と言われたという．

母親が昭和16年に53歳で脳卒中で他界．

両脚直立検査，足踏み検査：異常なし

眼振所見：頭位眼振検査にて方向交代性上向性回旋性眼振が，頭位変換眼振検査にて方向の逆転する回旋性眼振が認められた．

考察

自覚的にめまいに伴って眼前暗黒があったということから，まず内耳性のめまいは否定できる．

この症状は大脳の後頭葉の一時的な虚血を意味する．

こうした症状は医師の側から聞き出す必要がある．

頸椎 X-ray は異常なし．

総コレステロール 246，TG 584 と高脂血症あり．

頭部 MRI にて左側頭葉前方に梗塞が認められた（図63）．

頸部 MRA にては右椎骨動脈が左に比べ，明らかに細いという所見が認められ（図64），高脂血症もあるので，椎骨脳底動脈循環不全が背景にあると考えられた．

左記の眼振所見と考え合わせると，椎骨脳底動脈循環不全を背景とした発作性頭位眩暈と診断された．

1年後に撮った頭部 MRI で橋部に複数の虚血性変化がみられ，左小脳半球にも小梗塞が認められた（図65，図66）．これらの梗塞は初診時にはなかったので，後で出現してきたのであろう．いずれにせよ脳幹の前庭神経核付近に，最初からある程度，虚血があったと考えられる．

発作性頭位眩暈で，橋部つまり，前庭神経核付近に頭部 MRI 上，小梗塞，虚血性変化を認めるケースをよくみかける．

これらのことから，良性発作性頭位眩暈は否定的となった．

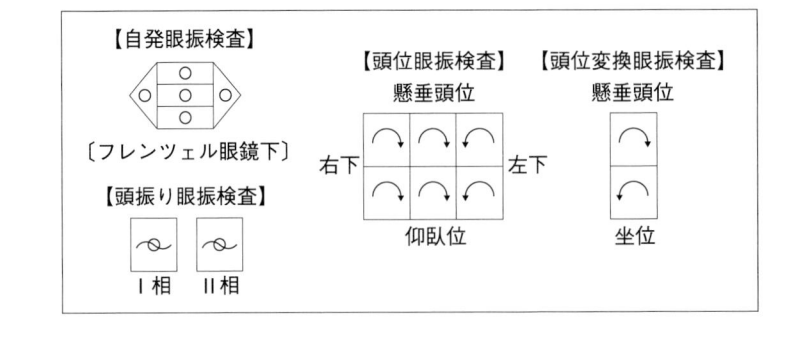

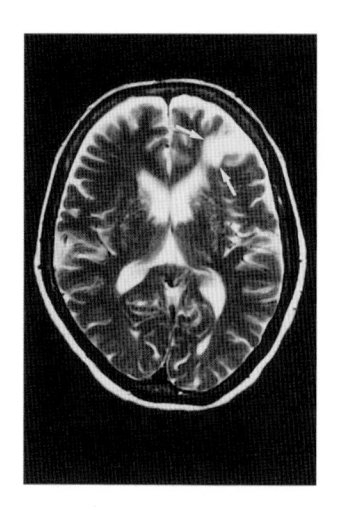

図63 症例39，単純頭部MRI
左側頭葉前方に梗塞あり（⇨）．

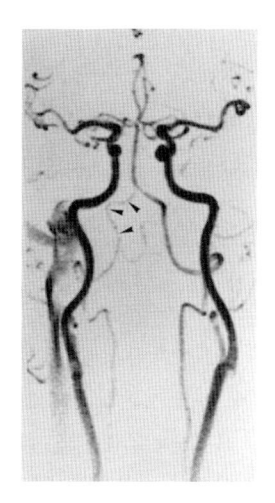

図64 症例39，単純頸部MRA
右椎骨動脈が左に比べて明らかに細く，屈曲も認められる（▶）．

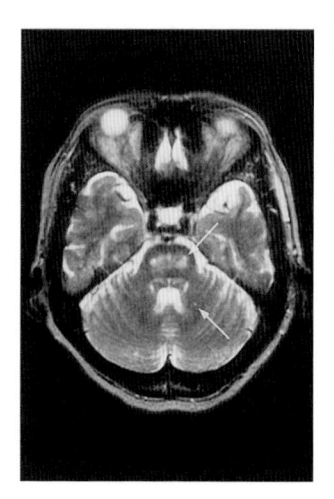

図65 症例39，単純頭部MRI
橋部に虚血性変化と左小脳半球に小梗塞を認める（⇨）．

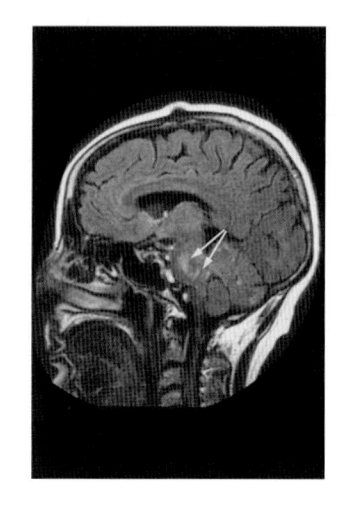

図66 症例39，単純頭部MRI
橋部の側面．虚血性変化を認める（⇨）．

✏ プライマリーケアー医へのサイドメモ 27

"椎骨脳底動脈循環不全を3分間で見分ける問診法"を「めまい診療概論」に記載したが，次の4点は特に重要なのでふだんから，あらかじめ用意しておくと聞き漏らしがない．

これらのうちたとえ一つでも，めまい以外の症状として聞き出せれば，それはむしろ中枢性のめまいといえる（このなかで特に③④は確実に中枢性，頭蓋内といえる）．

① 比較的強い後頭部痛
② 四肢の末端のしびれ（頸椎 X-ray が必要）
③ 複視（責任病巣は上部脳幹）
④ 眼前暗黒

症例40

一見，末梢（内耳）性めまいのように見えた症例

心筋梗塞を起こしてから5年後に複視を伴う非回転性めまいを生じ，頭部MRIにて左橋梗塞が，頭部MRAで右中大脳動脈起始部狭窄，脳底動脈描出不良が認められた椎骨脳底動脈循環不全の症例

63歳，男性

平成8年7月24日，午後めまい感を訴えて急患として来院．

その日の午前3時，ぐらぐらするような非回転性めまいを感じた．

持続時間は約30分で，嘔気，両耳閉感，複視，左前腕と手掌のしびれ（2〜3分間）を伴った．

嘔吐なし．耳鳴，難聴はなし．

当日の救急当番医が緊急で頭部MRIを撮ったところ，左視床に小梗塞がみつかった．しかし症状からいってむしろ脳幹梗塞が疑われ，視床梗塞は今回のエピソードとは無関係と判断された．その後は1日2回くらい立ちくらみ様の非回転性めまいが続くとのことで，われわれの外来に紹介された．

血圧は148/80，総コレステロール214，HDLコレステロール31↓，TG 235↑．

平成3年8月15日，心筋梗塞にて当院CCUに入院．

両脚直立検査：異常なし

足踏み検査：閉眼50歩で，左へ45°偏倚あり

眼振所見：自発眼振検査は異常なく，頭位眼振検査にて右向き方向固定性水平回旋混合性眼振が認められ，頭位変換眼振検査では，懸垂頭位で回旋性眼振と下眼瞼向き垂直性眼振が認められた．

考察

自覚症状で両耳閉感があったということは，この症状は両耳鳴があったのと同じといえるので，椎骨脳底動脈循環不全→両側内耳循環障害が疑われる．

さらに複視を伴ったので，これは梗塞を含めた脳幹の障害を示唆する．

他覚的には，頭位眼振検査および頭位変換眼振検査にて右向き方向固定性水平回旋混合性眼振が認められた．

これだけでは，一見，末梢性疾患を疑わしめる．

しかし頭位変換眼振検査での懸垂頭位で下眼瞼向き垂直性眼振が認められたことから，末梢性疾患よりむしろ脳幹あるいは小脳の病変が考えられた．

9月20日に行った2回目の頭部MRIにて左橋部に小梗塞がみつかった（図67）．

これは急患で来院した時の頭部MRIでは認められなかったことから，今回のエピソードと考えられた．

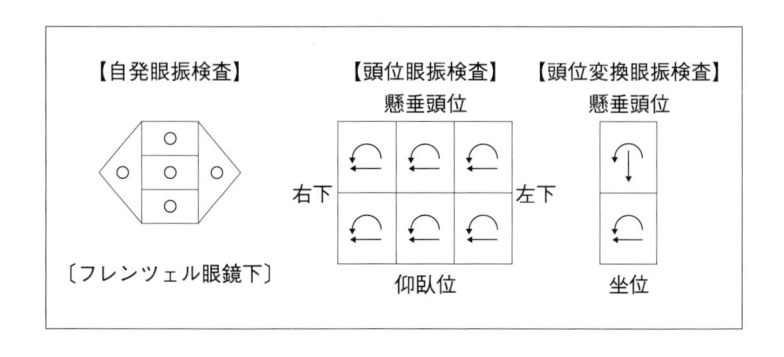

さらに頭部MRAにて右中大脳動脈起始部に狭窄があり（図68），脳底動脈の描出も不良で（図

図67 症例40，単純頭部MRI
左橋部に小梗塞あり（⇨）．

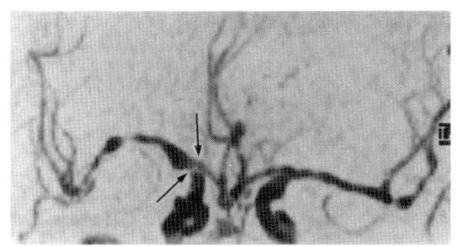

図 68　症例 40，単純頭部 MRA
右中大脳動脈起始部に狭窄あり（→）．

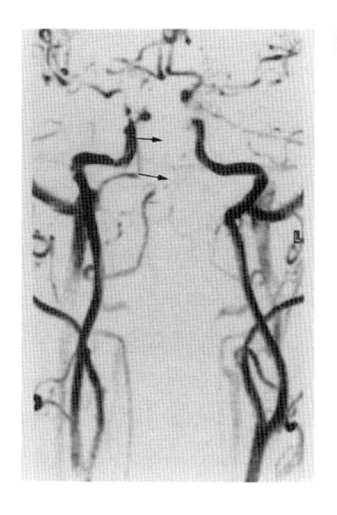

図 69　症例 40，単純頸部 MRA
脳底動脈の描出不良（→）．

69），頸動脈領域の循環不全だけでなく，脳底動脈の循環不全も裏付けられた．

　結局この症例は，5 年前に心筋梗塞に罹患してから，5 年後に複視を伴う非回転性めまいを起こし，頭部 MRI にて橋部脳幹梗塞と診断された．おそらく頭部 CT では診断できなかったであろうし，複視やしびれについての問診が行われなかったら，単なる内耳性のめまいとされていたと思われ，頭部 MRI，MRA を撮ることの重要性を思い知らされた症例である（イラスト 36，イラスト 37，イラスト 38）．

　特に明け方，高血圧で降圧剤を内服中の人が，回転性めまい，嘔吐，頭痛を訴えて救急で来院したら，まず脳出血を除外するため，ただちに頭部 CT を撮っておいた方がよい（イラスト 39）．

　そして後日，脳梗塞を除外するため，頭部 MRI，可能なら脳動脈瘤を除外する目的で，しかも患者のニーズに答える意味でも，頭部 MRA も撮っておいた方が，これからの時代は無難である（よく勉強している患者は，めまい

ここで再度思い起こしていただきたいのは救急でめまいの症例を診たとき

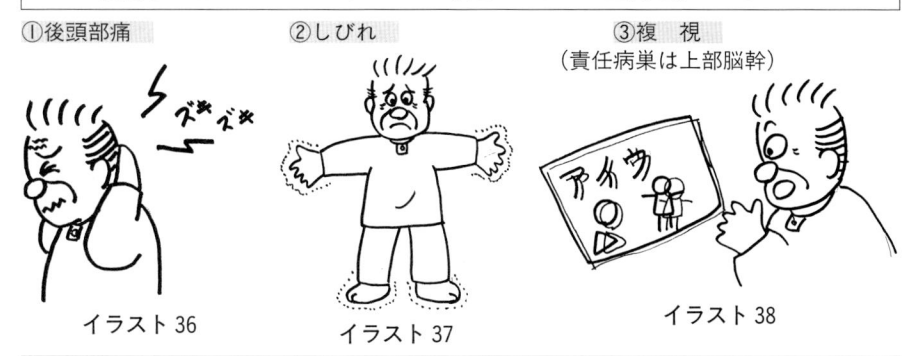

①後頭部痛　　　　②しびれ　　　　　　③複視
　　　　　　　　　　　　　　　　　　（責任病巣は上部脳幹）

イラスト 36　　　　イラスト 37　　　　イラスト 38

これらのいずれかの症状を聞き出したら，事情が許せるならとりあえず頭部 CT を撮った方が無難

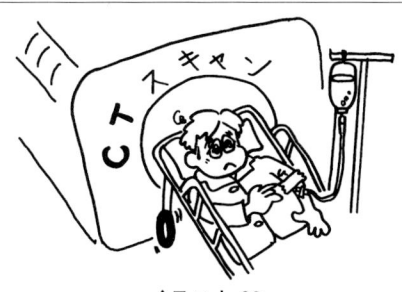

イラスト 39

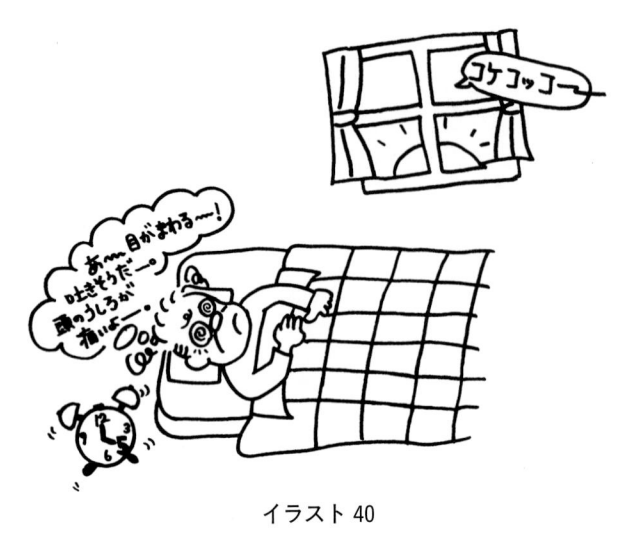

で受診時に，頭部MRI，MRAを調べて下さいと言って来る人も最近みかけるようになった．これも時代の流れだろうか）．

　左のイラスト，明け方のめまい，つまり鶏鳴（けいめい）のめまいとでも名づけようかとわれわれは考えているがいかがであろうか？（**イラスト40**）

イラスト40

めまいと脳腫瘍，未破裂脳動脈瘤

症例41　回転性めまいで受診し，頭部MRIにて後頭葉に髄膜腫が発見された症例

55歳，女性
平成2年4月25日，左下頭位で回転性めまいありとのことで初診．
嘔気，嘔吐，両手先のしびれ，肩凝りあり．
後頭部痛，複視，霧視，眼前暗黒なし．
両脚直立検査：異常なし
足踏み検査：50歩閉眼にて45°右へ偏倚
足踏み検査で右に偏倚し，下記の眼振所見のごとく頭位眼振検査および頭位変換眼振検査にて左向き方向固定性水平回旋混合性眼振が認められたことから右側の末梢ことに内耳性病変か，または椎骨脳底動脈循環不全，つまり前庭神経核の虚血および内耳血流障害が考えられた．

頭部CTにて良性腫瘍が疑われたため，頭部MRIを施行したところ，左後頭葉に髄膜腫が認められた（図70）．
この症例は今でも時々回転性めまいを年に2～3回繰り返しているが，脳外科では手術の必要なしと言われている．
ただ回転性めまいと左後頭葉の髄膜腫との関連性については否定的と考えている．回転性めまいについては，両手先のしびれがあるとのことだったので内耳性のめまいでなく，むしろ椎骨脳底動脈循環不全と判断された．（椎骨脳底動脈循環不全を疑うめまい以外の症状は「めまい診療概論」，症例39のプライマリーケアー医へのサイドメモ27を参照）

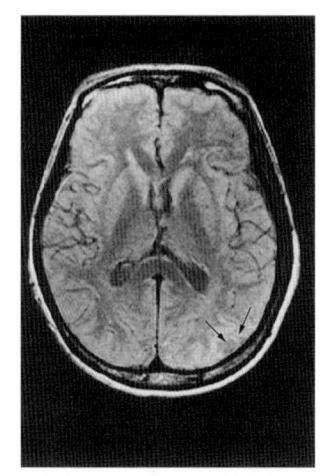

図70　症例41，単純頭部MRI
左後頭葉に髄膜腫あり（→）．

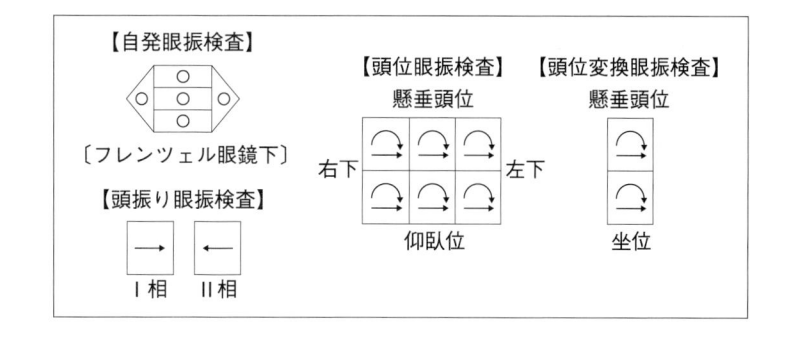

プライマリーケアー医へのサイドメモ28

本症例のごとく，めまいで患者の頭部を特にMRIで調べると思いもかけぬ病変が発見されることがある．

めまいと脳腫瘍，未破裂脳動脈瘤

症例42　高血圧の治療中，回転性めまいを起こし，頭部MRAにて右中大脳動脈分岐部付近に未破裂脳動脈瘤が発見された症例

74歳，女性

平成8年9月11日，循環器内科から紹介され，われわれのめまい外来を受診．

8月27日，昼頃すわっていて急に回転性めまいあり，30分間ほど続いた．

肩凝りなし．耳鳴，難聴，嘔気，嘔吐，頭痛，複視，四肢の先のしびれ，眼前暗黒なし．

平成2年4月5日から高血圧にて治療中．

両脚直立検査，足踏み検査：異常なし

眼振所見：自発眼振検査にて右側方視で回旋要素の強い右向き水平性眼振あり．頭振り眼振検査では右向き同様に回旋要素の強い右向き眼振が，頭位眼振検査，頭位変換眼振検査でも右向き水平性方向固定性回旋性眼振がわずかに認められた．

頭部MRIでは，大脳にラクナ梗塞，頭部MRAにて右内頸動脈—中大脳動脈分岐部付近に動脈瘤（図71）が認められた．

この症例はめまいは消失し，高齢なので手術せず，様子を見ている．

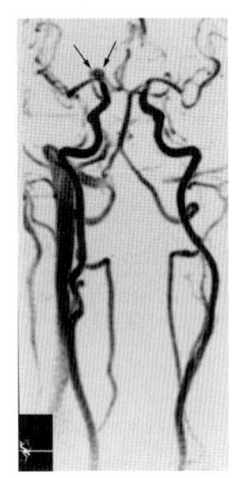

図71　症例42，単純頸部MRA
右内頸動脈〜中大脳動脈分岐部付近に動脈瘤あり（→）．

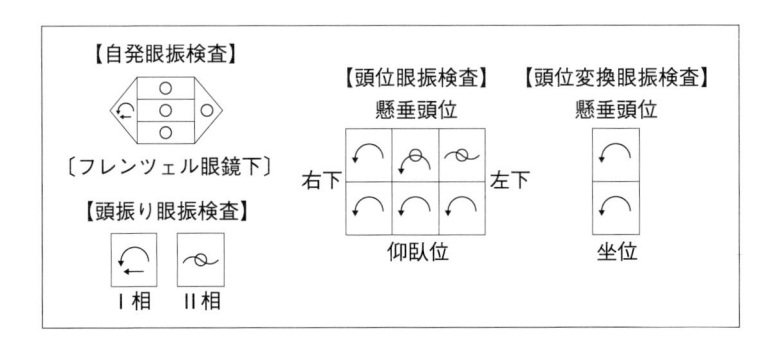

プライマリーケアー医へのサイドメモ29

頭部MRAを撮らなければ，脳動脈瘤は見つからない．

わからない方が本人のためにはよいという意見も耳にするが，家族のためにもむしろわかっている方がよいのではないかとわれわれは考えている（イラスト41）．

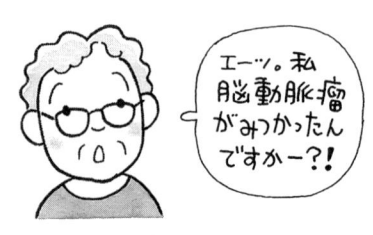

イラスト41

症例43　軽いめまい感と左耳後部痛で受診し，頭部MRIで脳下垂体腫瘍が見つかった症例

53歳，女性

平成8年8月23日，軽いめまい感と左耳後部痛とのことでわれわれの外来を受診．

肩凝りは昔からあるが首を曲げたりした時に特に痛む．

嘔気，嘔吐，耳鳴，難聴，複視，四肢の先のしびれ，眼前暗黒なし．

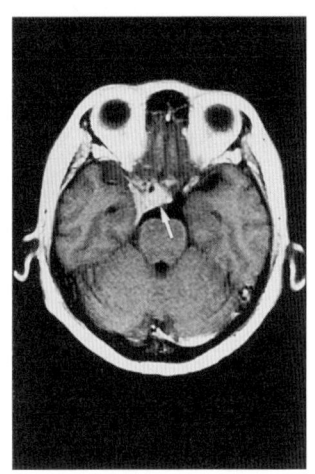

気功，指圧を受けて痛みは和らいだ．

10月14日，今度は右頭頂部の痛みに変わったという．

市販のバファリンを1錠ずつ3日連続で内服後，痛みは軽減した．

両脚直立検査，足踏み検査：異常なし

眼振所見：頭振り眼振検査，頭位眼振検査および頭位変換眼振検査でも眼振は認められず．

耳後部痛は耳管狭窄，中耳炎でも起こるが，首筋の痛みも伴っており，反対側の頭頂部の痛みに変わったのでおかしいと思い，頭部を調べた方がよいと本人を説得した．

頭部MRI（造影剤使用）で，脳下垂体に腫瘍（Adenoma）が認められた（図72，図73）．

現在脳外科にて経過観察中．

最近は耳後部痛が左右交互にくるという．

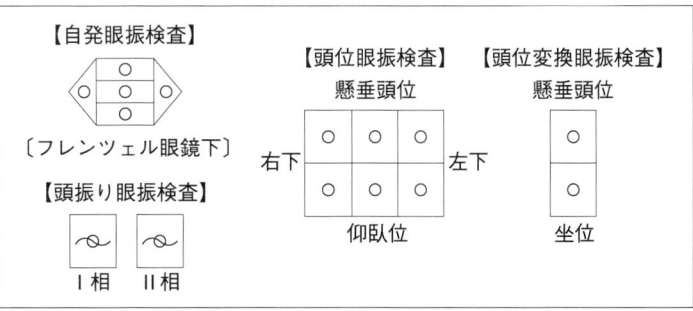

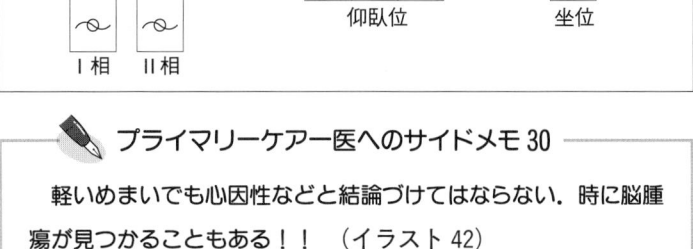

図72　症例43，造影頭部MRI
脳下垂体腫瘍が認められる（⇨）．

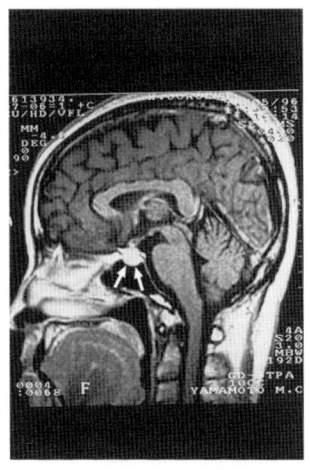

図73　症例43，同側面像
脳下垂体腫瘍が認められる（⇨）．

プライマリーケアー医へのサイドメモ30

軽いめまいでも心因性などと結論づけてはならない．時に脳腫瘍が見つかることもある！！（イラスト42）

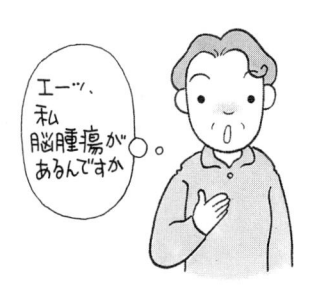

イラスト42

症例44

眩暈にて救急車で入院し，椎骨脳底動脈循環不全と診断したが，後日の頭部MRIにて脳下垂体腫瘍が発見された症例

47歳，男性

平成8年11月1日，13時30分頃，昼寝の後，立ち上がろうとした時，周囲が左右に揺れるようなめまいあり．

嘔気はあったが，嘔吐なし．頭痛，複視なし．

めまいがひどく，頭が"ボー"とするため救急車にて来院し，入院．

約10年前にむち打ち症で頸椎牽引療法を行ったことあり．

平成8年始めから右上腕のしびれあり．

4日，まだめまいが続くためわれわれが呼ばれた．

眼振所見：ベッドサイドで診察したが，自発眼振検査にて回旋要素の強い左向き方向固定性水平性眼振がみられ，頭位眼振検査（めまいが強いため，頭位変換眼振検査は行わなかった）にて左向き方向固定性回旋性眼振が認められた．

頸椎牽引歴があるため，頸椎の変形を背景とした椎骨脳底動脈循環不全を考えた．

メイロン125 ml＋メタボリン（ビタミンB_1）50 mgの点滴，メリスロン6錠/日，セロクラール（1錠，20 mg）3錠/日，テルネリン（1錠，1 mg）3錠/日の内服にてめまいは改善し，13日退院．

頭部MRIにて脳下垂体腫瘍が認められた（図74，図75）．

さらに頸部MRAにて両椎骨動脈と脳底動脈の蛇行も認められ，椎骨脳底動脈循環不全がこれにより裏付けられた（図76）．

なお，脳下垂体腫瘍については，脳外科で手術し，元気に退院した．

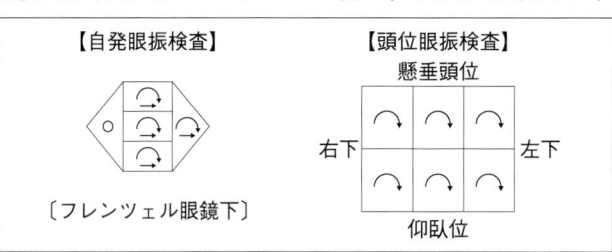

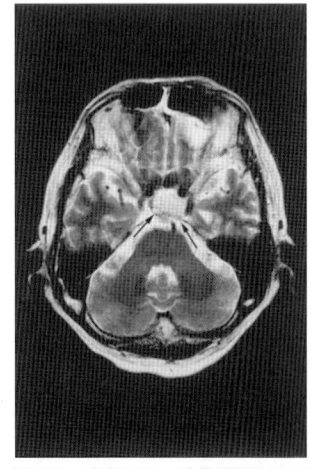

図74 症例44，造影頭部MRI
脳下垂体腫瘍が認められる（→）．

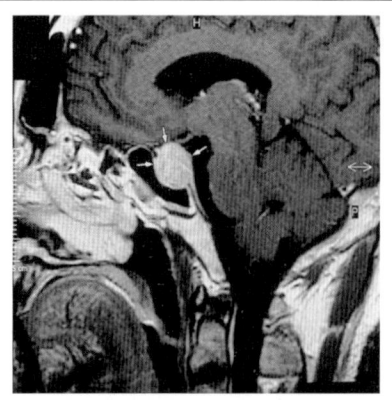

図75 症例44，同側面像
脳下垂体腫瘍が認められる（⇨）．

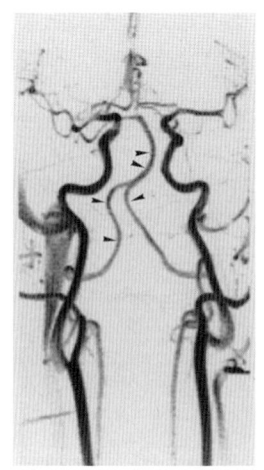

図76 症例44，頸部単純MRA
両椎骨動脈と脳底動脈の蛇行あり（▶）．

プライマリーケアー医へのサイドメモ31

頭部MRIを撮らなければ，脳腫瘍はみつからず，単なるめまい症ということで終わっていたところである．

症例45 めまいで受診し，椎骨脳底動脈循環不全を背景とした発作性頭位眩暈と診断したが，頭部MRIにて松果体嚢胞が認められた症例

65歳，男性

平成8年10月17日朝8時，犬の散歩中にぐらぐらするめまいが起き，その後12時間持続するとのことで18日，内科外来を初診．

嘔気，嘔吐を伴い，耳鳴，難聴なし．四肢の先のしびれ，頭痛，複視もなし．

肩凝りが強く，両首筋から後頭部にかけてずきずきという痛みがあったという．

15年前から高血圧，発作性心房細動，高尿酸血症で近医にて治療中．

子どもの頃，左中耳炎を患い，以後難聴あり．

当科の検査にて肝機能の異常があり，C型抗体陽性で慢性C型肝炎と診断された．

両脚直立検査，足踏み検査：問題なし

眼振所見：自発眼振検査は異常なく，上方注視にても特に異常なし．

頭振り眼振検査にて第I相のみ右向きの回旋要素の強い水平性眼振が出現した．

頭位眼振検査にて方向交代性下向性回旋性眼振，頭位変換眼振検査にて懸垂頭位と坐位で方向の逆転する回旋性眼振が認められた．

中耳炎の既往はあるが，さらに頸椎X-rayでC_4，C_5，C_6の椎体変形が特に右側に強く認められたので，変形性頸椎症，椎骨脳底動脈循環不全を背景とした発作性頭位眩暈を考えた．

めまいはメリスロン6錠/日，サアミオン3錠/日，セファドール3錠/日の内服にて消失した．

<u>頭部MRIにて松果体の嚢胞が認められた（図77）．</u>

さらに，頸部MRAにて両椎骨動脈の屈曲と脳底動脈の蛇行も判明，椎骨脳底動脈循環不全がこれによって裏付けられた（図78）．

なお，松果体嚢胞については，脳外科受診の結果，経過観察となった．

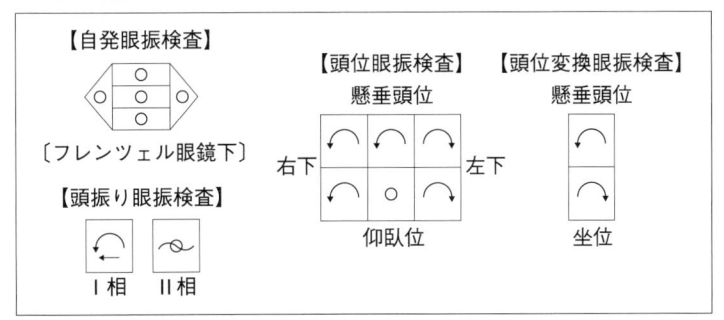

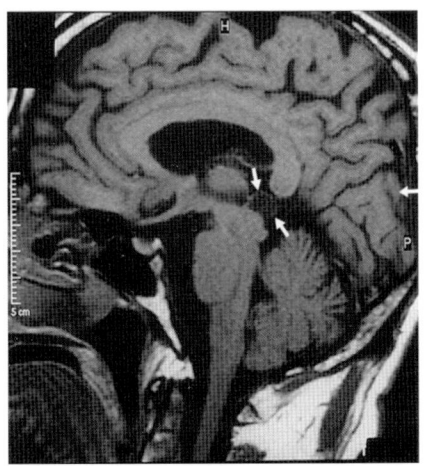

図77 症例45，単純頭部MRI
松果体の嚢胞が認められる（⇨）．

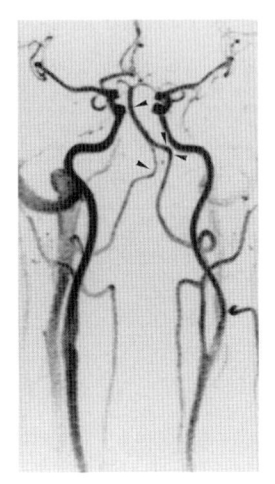

図78 症例45，単純頸部MRA
両椎骨動脈の屈曲と脳底動脈の蛇行あり（▶）．

症例46　一見，良性発作性頭位眩暈の所見を呈し，頭部MRIにて橋梗塞が見つかった発作性頭位眩暈症例

47歳，女性

平成8年9月24日，仰向けに寝る時と起き上がる時にフワッとするめまいがあるとのことで初診．

血圧122/78，嘔気，嘔吐，耳鳴，難聴なし．

複視，四肢の先のしびれ，頭痛はないが，首筋が重く，肩凝りあり．

息子の出勤が朝早く（午前5時30分），夜遅い（午前1時～2時）ため，それに合わせて睡眠時間が4時間程度となり，過労気味とのことだった．

両脚直立検査，足踏み検査：問題なし

眼振所見：自発眼振検査，異常なし．

頭位眼振検査にて方向交代性下向性回旋性眼振が認められ，頭位変換眼振検査にて懸垂頭位と坐位で方向の逆転する回旋性眼振が認められた．減衰現象，潜伏時間は明確ではなかったが，眼振所見から判断して，発作性頭位眩暈と診断した．

メリスロン6錠/日，セロクラール（1錠，20 mg）3錠/日の投与にてめまいは消失．

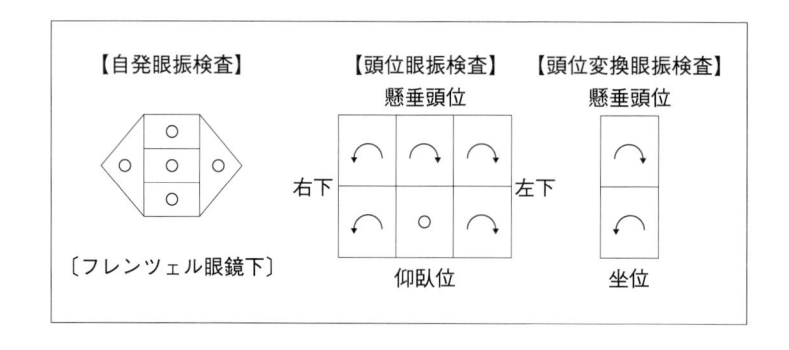

しかし，頭部MRIにて右橋部に小梗塞が認められ（図79），小脳には小出血を思わせる所見が発見された（図80）．

さらに頸部MRAにて左椎骨動脈が右に比べて細く，脳底動脈の蛇行も判明，椎骨脳底動脈循環不全が背景にあることがこれによって裏付けられた（図81）．

小脳の小出血所見については，本人によると，3歳の頃ボールに坐っていて後ろに転倒し後頭部を強く打ったとのこと．

したがって陳旧性なのかも知れないと考えた．

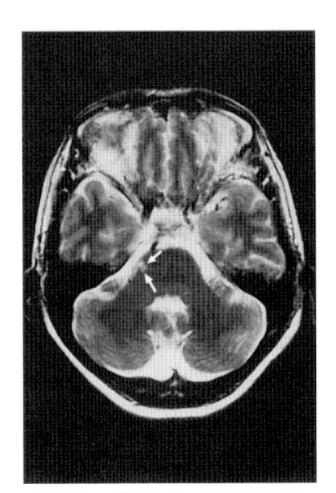

図79 症例46，単純頭部 MRI
右橋部に小梗塞あり（⇨）．

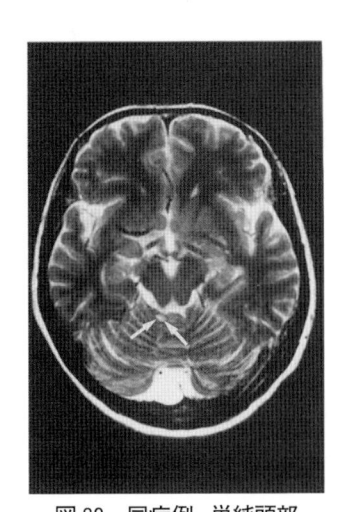

図80 同症例，単純頭部 MRI
右小脳に陳旧性と思われる小出血像あり（⇨）．

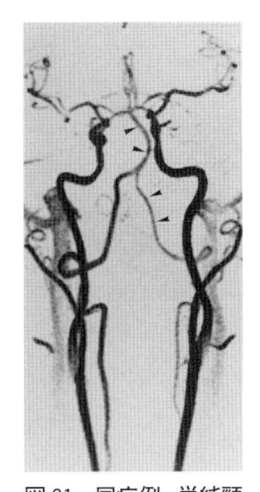

図81 同症例，単純頸部 MRA
左椎骨動脈が右に比べて細く，脳底動脈の蛇行もあり（▶）．

> **プライマリーケアー医へのサイドメモ32**
>
> 　一見，良性発作性頭位眩暈の所見であっても，MRIの画像診断で脳幹に小梗塞や虚血性変化が見つかることがあるので，「この種のめまいは頻度の多いめまいですし，心配ないですよ」などと言わず，患者の要望に答える意味でも，これからは画像診断が必要と思われる．

症例47 糖尿病で通院中，発作性頭位眩暈を起こし，4年後の頭部MRIで右側頭葉に梗塞が見つかった症例

63歳，男性

昭和59年11月1日，初診以来，糖尿病にて経口糖尿病薬（オイグルコン3錠）を内服中．

平成4年8月26日，頭を左下にした時と，上を向いたり下を向いたりした時にぐらっとするめまいがあるとのことでわれわれの外来に紹介された．

血圧100/78．空腹時血糖値182．

嘔気を伴うが，嘔吐，耳鳴，難聴なし．

複視はないが，両手先のしびれあり．

後頸部から後頭部にかけての重い感じと，頭が後ろへ引かれる感じがあり，強い肩凝りあり．

さらにゴルフのパターの時，頭を前に傾けた時にも同じようなめまいがあったとのことだった．

両脚直立検査，足踏み検査：問題なし

眼振所見：自発眼振検査は異常なし．

頭位眼振検査にて方向交代性下向性回旋性眼振が認められ，特に左下頭位で著明であった．

頭位変換眼振検査にて懸垂頭位と坐位で方向の逆転する回旋性眼振が認められた．これらの眼振は減衰現象，潜伏時間を伴った．

この患者は仕事の関係で外食が多く（1週間のうちほとんど毎日昼・夕食は外食），TG 232と高脂血症もあり，後頸部から後頭部にかけての重い感じ，頭が後ろへ引かれる感じ，両手先のしびれという自覚症状から判断して椎骨脳底動脈循環不全を背景とした発作性頭位眩暈と診断した．

メリスロン6錠/日，セロクラール（1錠，20 mg）3錠/日を投与した．

9月2日，ゴルフをした後，左下頭位でめまいあり．

セファドール3錠/日を加えた．

9日，まだ頭が後ろへ引かれる感じあり．

10日，頭部MRIを行ったが特に問題なし．

その後はずっとめまいはなかった．

平成8年5月29日に4年経つので，再度頭部MRIを行ったところ，右側頭葉外側にくさび形の梗塞が見つかった（図82）．

さらに頭部MRAにて右中大脳動脈末梢の壁不整が認められた．

この症例は，糖尿病，高脂血症があり，めまい発作後4年してから自覚症状のない脳梗塞が

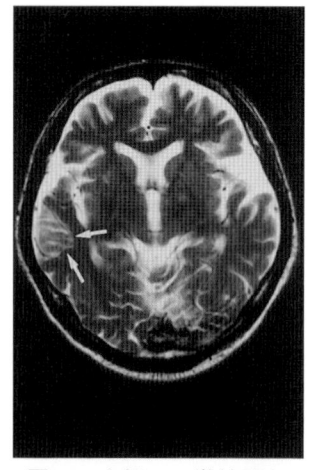

図82 症例47，単純頭部MRI
右側頭葉に梗塞あり（⇨）．

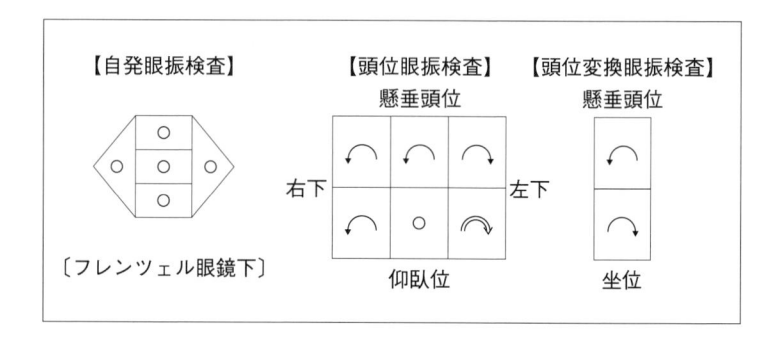

イラスト 43

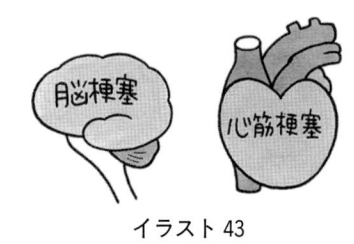

見つかったが，このように発作性頭位眩暈といえどもめまい発作後，脳梗塞を起こすこともあるので，たとえ中枢性眼振（頭蓋内疾患を疑わせる眼振*）がなくても MRI を使った画像診断はこれからは不可欠と考える（イラスト 43）．

ちなみにこの患者には最初のめまい後に「将来脳梗塞を起こし得るから気を付けるように」と，梗塞予防の食事内容を書いたパンフレットを渡しておいたにもかかわらず，脳梗塞を起こしてしまった．

ただ幸いなことに何も自覚症状がなかったのが救いだった．

＊参考：上眼瞼向き垂直性眼振，下眼瞼向き垂直性眼振，純回旋性眼振，方向交代性上向性眼振，斜行性眼振など．詳細は**症例 2** の**表 2** を参照．

症例第三部

末梢（内耳）性めまい，頭蓋内の重大な疾患

症例48 メニエール病

55歳，男性
15年前に某大学病院耳鼻咽喉科のめまい外来を受診し，メニエール病と診断されていた．
平成9年9月18日，回転性めまいと耳鳴を訴えて初診．
9月初旬，まず左耳鳴"ジーン"から始まった．
9月10日から回転性めまい発作とめまい発作時に左耳鳴，耳閉感の増強を伴い，低い音が聞きにくいことに気付いた．
左耳で人の声が響く感じがする（補充現象陽性，つまり同程度の音量でもその人にとってはより大きく聞こえることをいい，この症状があれば内耳に病変があることがわかる）とのことだった．
嘔気，嘔吐，頭痛，四肢の先のしびれ，複視，肩凝りなし．
ただこのところ，パソコンの仕事が忙しく何時間もこなさなくてはならない日が続いたという．

両脚直立検査：正常
足踏み検査：閉眼50歩で左によろける傾向あり

眼振所見：自発眼振検査で裸眼では明らかな眼振なし．フレンツェル眼鏡下で右向き方向固定性水平性眼振が認められた．
頭位眼振検査，頭位変換眼振検査では右向き方向固定性水平性眼振が認められた．
頭部MRIは正常，頭部MRAでも椎骨脳底動脈の屈曲，蛇行はみられなかった（図83）．

考察

まず，この症例の病変の主座を考えると，
① めまいの時の耳鳴，耳閉塞感の増強がある．
② 補充現象がみられること→病変が内耳にあることを示す．
③ 低い音が聞きにくいこと→低音障害はメニエール病の特徴の一つ．

①②③から，内耳性のめまいで，かつての診断通りメニエール病と診断した．
耳鳴，難聴は左なので，この症例の患側は左になる．
しがって右向き方向固定性眼振は健側向きと判断された．
治療はメイロン250 ml，1/2ボトル＋メタボリン（ビタミンB_1）50 mg＋サクシゾン200 mgを点滴し，メリスロン6錠，セファドール3錠/日を処方した．
10月2日，回転性めまいはないが，ぐらぐら感があり，左耳の圧迫感と音が割れて聞こえる

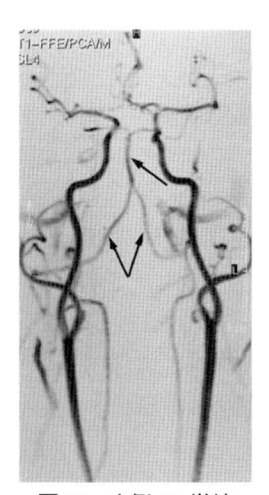

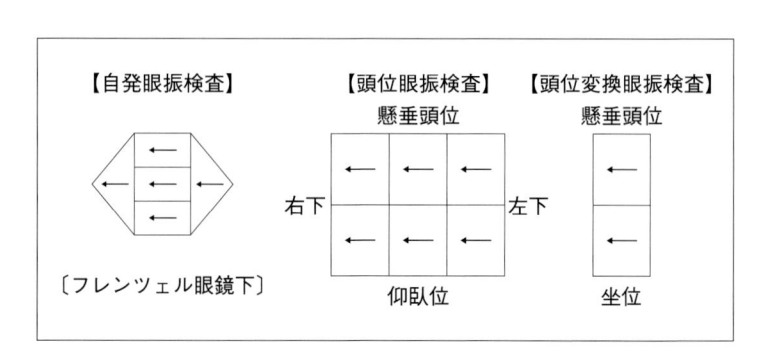

図83 症例48，単純頸部MRA
椎骨脳底動脈は正常（→）．

という．苓桂朮甘湯 7.5 g/日を加えた．
　これに同上のメイロンの点滴を毎週1回ずつ投与した．
　10月9日，耳鳴はよくなってきた．少々音が割れる感じがあるとのこと．
　10月15日，両脚直立検査は異常なしであったが，足踏み検査で右へ45°偏倚した．
　さらに頭位眼振検査，頭位変換眼振検査で左向き方向固定性水平性眼振が認められるようになった．つまり偏倚の方向と眼振の方向がまったく逆になったのである．
　これは回復期に入ってくると，眼振の方向が逆転してくるのである．
　そしてそのうち眼振は消え，めまいが治まる．
　そこで10月21日，苓桂朮甘湯 10 g/日 2× に変更し，セロクラール（1錠 20 mg）3錠を加えた．
　12月16日にはめまいも耳鳴も音の割れる感じもなくなっていた．

プライマリーケアー医へのサイドメモ 33

内耳に病変の主座のある人は MRA を調べても，一般的に椎骨脳底動脈の屈曲，蛇行はまったくないか，あっても軽度である．

症例49　メニエール病

25歳，女性

平成9年11月9日，回転性めまい，嘔気，右耳鳴"キーン"にて初診．

平成7年11月15日，回転性めまいと右難聴を自覚．

某耳鼻咽喉科にて低音部障害を指摘された．

平成8年4月19日，この時はまず右耳閉感で始まり，回転性めまいが起こるのと時を同じくして耳鳴が増強．めまいが治まると，耳鳴も治まってきた．

15歳までは乗り物酔いがひどく，車だけでなく電車にまで酔ったという．

嘔吐，難聴，頭痛，四肢の先のしびれ，複視なし．肩凝りは軽度．むち打ち症なし．

両脚直立検査：正常

足踏み検査：閉眼50歩で左へ45°偏倚

眼振所見：自発眼振検査は裸眼では正常．

フレンツェル眼鏡下では軽度の右向き方向固定性水平性眼振あり．

頭振り眼振検査では第Ⅰ相で右向き水平性眼振が，第Ⅱ相では左向き水平性眼振が認められた（頭振り眼振検査で2相性を呈するということは，多くは病変が内耳にあることを示唆する*）．

頭位眼振検査，頭位変換眼振検査で右向き方向固定性水平回旋混合性眼振が認められた．

某耳鼻咽喉科でイソメニール3錠，セファドール3錠，セディール3錠，メチコバール3錠，アデホス3錠/日を処方されていたが，今ひとつよくならないとのことだった．

そこでメリスロン6錠/日，苓桂朮甘湯7.5g/日に変更．

11月26日，めまいは少し残存．右耳鳴も改善．
12月10日，めまいは消失．
11月26日の頭部MRIは異常なし．
頸部MRAで脳底動脈のわずかな蛇行が認められたのみだった．

考　察

まず，自覚的にめまいが始まる前に耳閉感が起こり，めまいが始まると，耳鳴も増強してくる．そしてめまい消退時に耳鳴も治まってくるという典型的なメニエール病の症状である．

平衡機能検査で左への偏倚（50歩閉眼で45°以上を異常とする）は異常である．

つまり体が左へ偏倚するので，眼も左へ左へと，偏倚しやすくなる．

そして眼位を正中に戻す反射的な急速眼運動（すなわち眼振急速相—眼振の方向はこれで表す—）が生じる．このため，眼振は右に向かう．

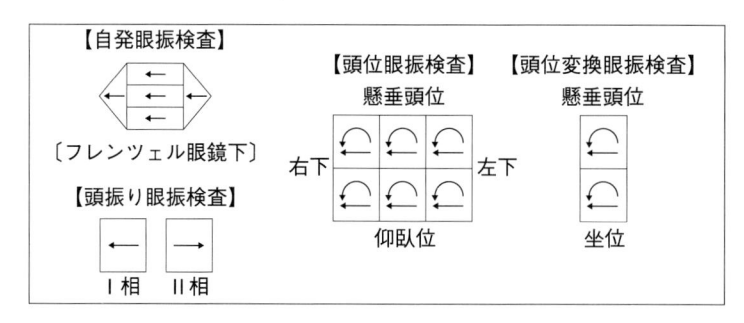

プライマリーケアー医へのサイドメモ34

メニエール病の症例では，頸部MRAで椎骨脳底動脈系の循環不全を示唆する所見に乏しい．つまり内耳に病変がある．

---

*参考：内耳病変でみられる2相性頭振り眼振は，第Ⅱ相が患耳側に向かうものが多いが，メニエール病では時に本症例のごとく，第Ⅱ相が健側に向かうものがある．この理由については議論があるが，メニエール病の一つの特徴ともいえる．

症例50　メニエール病が考えられた症例

44歳，女性

平成9年9月9日，回転性めまい，左難聴，左耳鳴"キーン"を主訴に初診．

最初，平成6年9月19日，左突発性難聴となり（図84），耳鼻咽喉科で治療し，高音域の障害を残したが，ほぼ回復（図85）．

しかし，この後，左聴力は改善，悪化を繰り返した．

今回は8月12日から回転性めまい，左難聴，左耳鳴"キーン"，左片頭痛あり．

肩凝りはあるが，四肢の先のしびれ，複視なし．地下鉄に乗ると，左耳で音が大きく聞こえた（補充現象陽性でこれは内耳に病変があることを示す）．

両脚直立検査：正常

足踏み検査：開眼で正常，閉眼50歩で右へ45°偏倚

眼振所見：自発眼振検査，裸眼で眼振なし．フレンツェル眼鏡下でも眼振なし．

頭位眼振検査，頭位変換眼振検査で左向き方向固定性水平回旋混合性眼振が認められた．

方向固定性水平回旋混合性眼振は末梢(内耳)性でも椎骨脳底動脈循環不全でも出現する．

本症例は最初突発性難聴を思わせる症状で発症したが，経過からみてメニエール病と考えられた．

治療はメリスロン6錠/日，セファドール3錠/日，苓桂朮甘湯7.5g/日を処方．

めまい，左耳鳴は9月25日頃には改善したが，左聴力は改善しなかった．

9月10日，頸椎 X-ray は正常．

9月17日，頭部 MRI と頭部 MRA も正常．

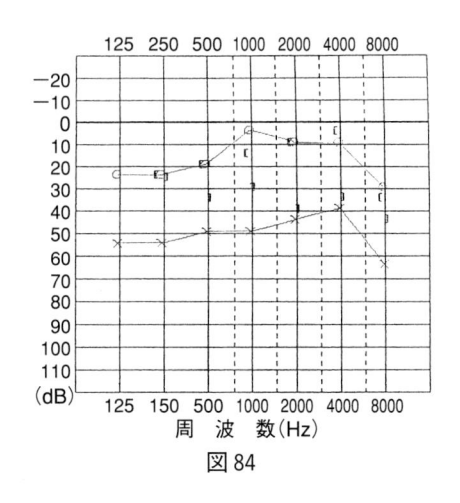

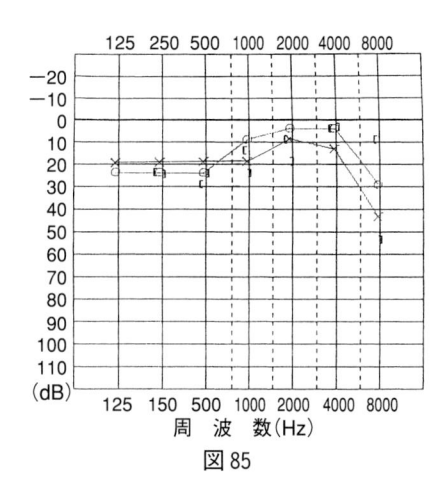

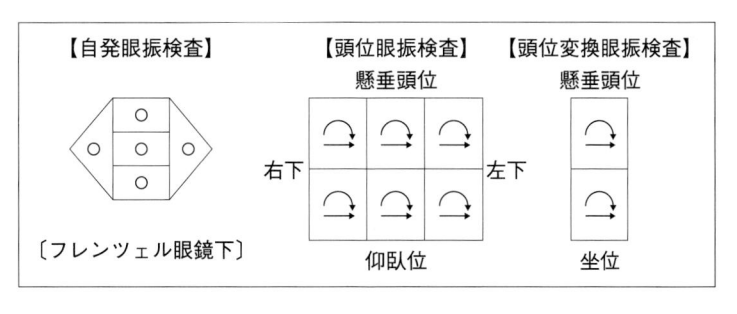

図84

図85

頸部 MRA で右椎骨動脈の軽度屈曲が認められた（図 86）．

3 年後の平成 12 年 12 月 13 日，再び軽度回転性めまいで受診．

左耳鳴軽度，左難聴あり．聴力図は図 87 のごとくである．

以後は鍼治療とメリスロン 6 錠/日，セファドール 3 錠/日，苓桂朮甘湯 7.5 g/日の内服を併用し，めまいは治まっている．

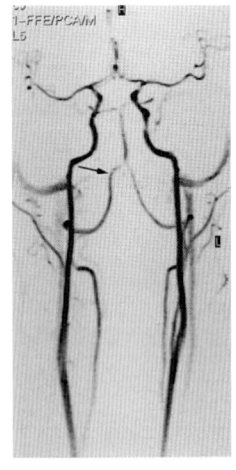

図 86　症例 50，単純頸部 MRA
右椎骨動脈の軽度屈曲あり（→）．

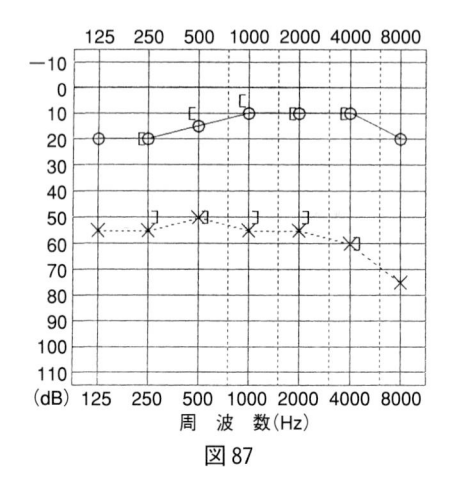

図 87

プライマリーケアー医へのサイドメモ 35

このメニエール病の症例でも，頸部 MRA で椎骨脳底動脈系の循環不全を示唆する所見は乏しい．つまり内耳に病変がある．

■どちらの内耳が冒されているのか？　―身体の偏倚（片寄り）と眼振の方向との関係―■

このケースは患側は左内耳である．右への偏倚（50 歩閉眼で 45°以上を異常とする）は一つの異常所見であるが，ここで注目していただきたいのは，左内耳機能が刺激状態になっているということである（イラスト 44）．

左内耳機能が刺激状態になっているがゆえに反対の右に向かって身体が偏倚して行こう（右へ片寄って行く）とするのである．

つまり体が右へ偏倚するので，眼も右へ右へと，偏倚しやすくなる．そしてそっちへ行ってはいけないということで眼振（急速相）は左に向かうのである．

左内耳が逆に機能低下している状態ならどうなるか？（イラスト 45）

今度は身体は同じ左に向かって偏倚（つまり左に片寄って行く）して行くことになる．

つまり体が左へ偏倚するので，眼も左へ左へと，偏倚しやすくなる．そしてそっちへ行ってはいけないということで眼振（急速相）は右に向かうことになる．

イラスト 44

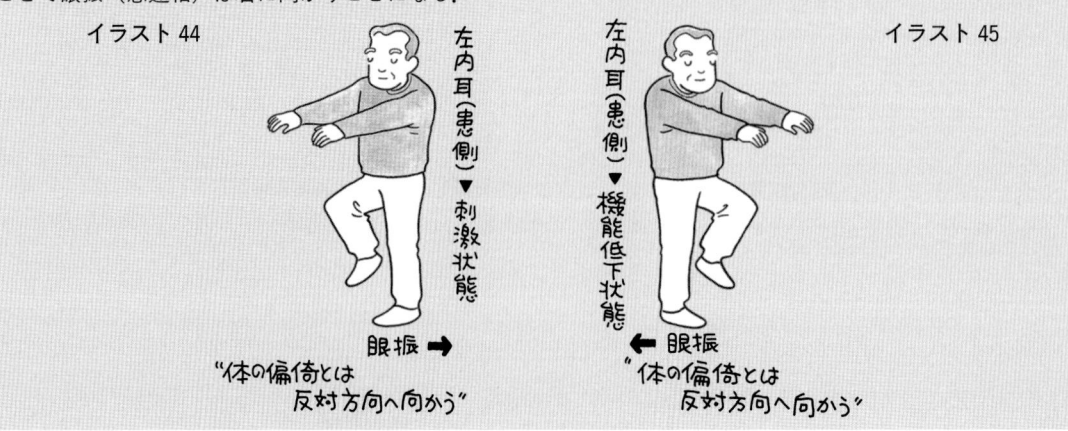

左内耳（患側）▼ 刺激状態

眼振 →

"体の偏倚とは反対方向へ向かう"

イラスト 45

左内耳（患側）▼ 機能低下状態

← 眼振

"体の偏倚とは反対方向へ向かう"

症例51　メニエール病

27歳，女性

平成12年9月27日，回転性めまい，右耳鳴を主訴にわれわれの外来を受診．

平成12年9月5日，仕事中に急に回転性めまい出現．

9月20日，右耳鳴，難聴出現．

9月22日，耳鼻咽喉科に入院．メニエール病と診断され，メイロン，ステロイド，イソバイドを投与された．

めまいがいまひとつ残るとのことでコンサルトされた．

嘔気，嘔吐あり．頭痛，四肢の先のしびれ，複視なし．

肩凝りあり．この時の聴力は右で低音障害あり．聴力図を参照（図88）．

12歳の時，自律神経失調症と言われた．

乗り物に酔いやすい．

15歳から疲れたような時に回転性めまいあり．

両親にもめまいあり．

両脚直立検査：正常

足踏み検査：閉眼50歩で左へ90°偏倚（45°未満が正常）

眼振所見1：自発眼振検査は裸眼では眼振なし．

フレンツェル眼鏡下で回旋要素の強い右向き方向固定性水平性眼振あり．

頭位眼振検査で右向き方向固定性回旋性眼振，頭位変換眼振検査でも右向き方向固定性回旋性眼振あり．

9月27日の頸椎X-rayで，軽度の後縦靱帯硬化が認められた．

10月2日，右聴力は正常に復した（図89）．

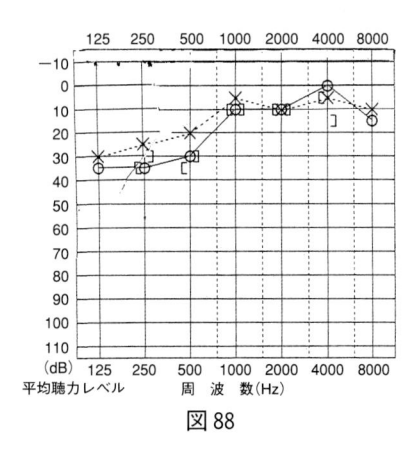

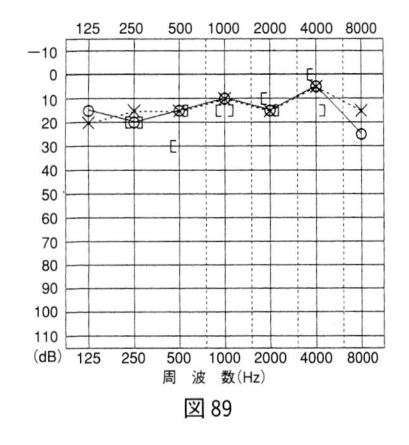

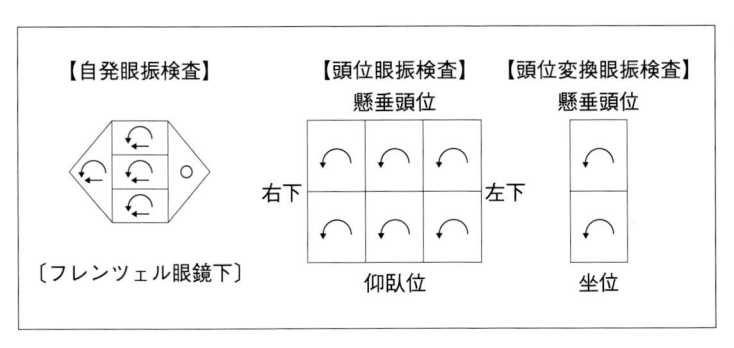

図88

図89

眼振所見1
（平成12年9月27日）

【自発眼振検査】

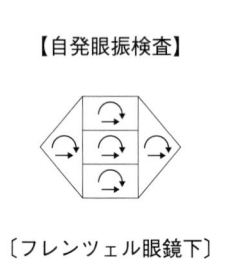

眼振所見2
（平成12年10月17日）

〔フレンツェル眼鏡下〕

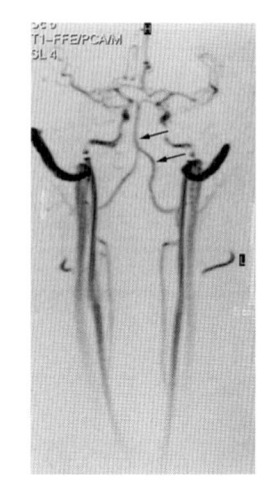

図90 症例51，単純頸部MRA
椎骨脳底動脈はほぼ正常（→）．

10月4日の頭部MRIは異常なし．
頸部MRAでも椎骨動脈，脳底動脈にわずかの蛇行が認められたのみであった（図90）．
治療はメリスロン6錠/日，セファドール3錠/日，苓桂朮甘湯7.5g/日を投与したが，めまいが毎日2～3時間続くというので，メイロン125ml/日を週2回で投与．
10月17日，めまい発作はまだありとのこと．
足踏み検査：閉眼50歩で右へ45°偏倚
眼振所見2：自発眼振検査では左向き方向固定性眼振が認められた．
12月5日，ようやくめまいは消失．耳鳴，難聴も消失した．
12月11日，再び回転性めまいと右の低音域で聴力障害出現．
25日に聴力は回復．めまいも軽快した．
しかし，ふわふわするめまい感がどうしてもとれないとのことで，現在鍼治療を継続中である．
鍼治療を行うようになってからは徐々にめまい感は改善してきている．

■**眼振所見の解説**■

まずこの症例の患側は耳鳴の出現した右内耳である．足踏み検査閉眼50歩で左へ90°偏倚したのは異常所見である．
ではなぜ左へ偏倚したか？ それは右内耳が刺激状態にあったので，反対の左方向へ身体が片寄って行ったのである．身体も眼も左へ左へと片寄って行こうとするので，眼位を正中に戻そうと眼は反対向きの右方向に向かって速い動きをすることになる．これが右向きの眼振（急速相）が出現する理由である．
ところが10月17日になると足踏み検査で右へ偏倚し，眼振は反対向きの左に向かって出現した．
この回復過程で反対向きに変わる眼振を回復眼振と称する．

✏️ **プライマリーケアー医へのサイドメモ36**

回転性めまいに低音域の感音難聴を伴う症例を診たら少なくとも内耳水腫やメニエール病を考えた方がよい．

症例52　レルモワイエ症候群

40歳，女性

右耳閉感，耳鳴"ザー"が先行し，その後に回転性めまいが起こるとのことで初診．

起立性低血圧があり，リズミックを内服中．それでも血圧116/76．

右耳閉感は昭和63年頃からあり，平成2年にはむち打ち症になった．

嘔気，嘔吐，頭痛，四肢の先のしびれ，複視なし．難聴もめまい発作時以外はない．

両脚直立検査，足踏み検査：問題なし

眼振所見：自発眼振検査は裸眼，フレンツェル眼鏡下でも眼振なし．

頭位眼振検査，頭位変換眼振検査では，右向き方向固定性回旋性眼振が認められた．

ここで，メニエール病の症状に酷似してはいるが，少々異なる点に注目していただきたい．

メニエール病はめまいが始まるとほぼ同時に耳鳴，耳閉感，難聴が起こり，めまいが治まるとこれらの症状も治まってくる（時に耳鳴が先行することもあるが）．

ところが，この症例は耳鳴，難聴，耳閉塞感の方が先行し，その後でめまい発作を起こし，めまいが始まるとむしろこれらの症状が治まってしまうとのことだった．このことはレルモワイエ症候群の特徴である．治療は特に変わらない．

頭部MRIは異常なし．

頭部MRAで右椎骨動脈の屈曲が認められた（図91）．

本症例は，実は某大学病院のめまい専門医に同じ診断名を告げられ，前下小脳動脈の血行障害があるのではとも言われたそうである．

脳底動脈合流後も右椎骨動脈からの血流は右側を上行し，左椎骨動脈からの血流は左側を上行しやすいといわれているので（例外はあるが），椎骨動脈の屈曲があると，微妙に同じ側の血流が悪くなりやすく，そうなれば終末動脈である右内耳動脈も血流が悪くなりやすいと推測された（図92）．

また本症例はむち打ち症にもなったことがあり，以来肩凝りが強いとのことだったので，このことも椎骨動脈の屈曲にプラスされて血行障害を助長していると思われた．

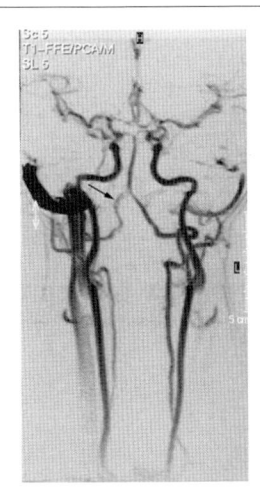

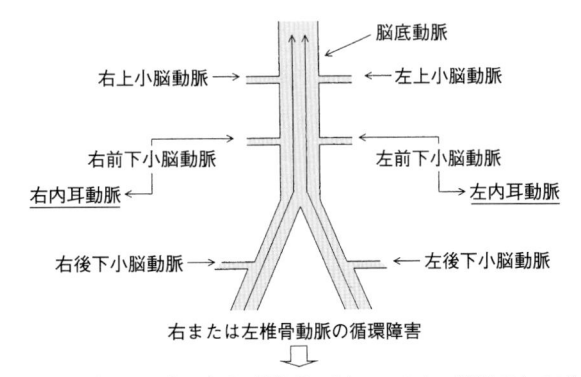

図91　症例52，単純頭部MRA
右椎骨動脈は屈曲あり（→）．

図92

症例53　回転性めまいと左右に揺れる感じを主訴とした遅発性内リンパ水腫症例

31歳，男性

平成12年3月末から寝ていて頭を動かす時，下を向いていて急に上を向いた時に数分以内に治まる回転性めまいと左右に揺れる感じがあるとのことで5月24日初診．

子どもの頃から右耳がまったく聴こえないとのことで耳鼻咽喉科でも右片側聾と言われたという．

嘔気，嘔吐あり．両耳とも耳鳴なし．左聴力は問題なし．

複視，頭痛，四肢の先のしびれなし．

血圧は94/62．

両脚直立検査，足踏み検査：問題なし

眼振所見：自発眼振検査も異常なし

頭位眼振検査および頭位変換眼振検査では右向き方向固定性水平性眼振が認められた．

子どもの頃からの右片側聾にめまいを起こしたこと，対側耳の聴力は問題ないということから，遅発性内リンパ水腫の同側型と考えた．

メリスロン6錠/日，カルナクリン6錠/日を処方した．

この後めまいは完全に消失．

頭部MRI，頸部MRAは異常なし．

考　察

若年性片側聾に伴うめまいは遅発性内リンパ水腫として知られている．

内リンパ水腫は早くいえばメニエール病と同じ変化が内耳に起こるのである．

要するに内耳，特に聴力の左右差が若い時から著しいとめまいも起こしやすいということである．

良い方の内耳が冒される対側型（健側型）は，聴力の変動があるのが特徴で（症例27），聴こえの悪い方の内耳が冒されるのは同側型（患側型）である．

本症例は健側耳の聴力の変動（時期によって聞こえがよくなったり，悪くなったりすること）がないので，同側型と診断した．

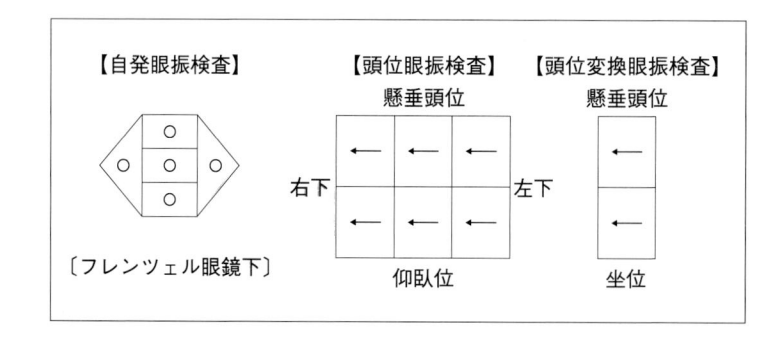

プライマリーケアー医へのサイドメモ37

片側の耳が聴こえない患者が回転性めまいを起こしてきたら，若い人ならこの疾患を考える．

しかし診断はともかくとして基本的に治療は変わらない．

本症例のごとく，一般に内耳性のめまいではMRA上，椎骨脳底動脈の走行に明らかな異常は認められない．

症例54　良性再発性眩暈症

28歳，女性
平成11年9月12日初診．
母親もめまいがあり，本人も若い時から片頭痛持ちで，7年前から回転性めまいが時々あった．
平成11年7月下旬頃，朝7時に駅のホームでぐらっとする感じがあった．
耳鳴，難聴，嘔気，嘔吐，頭痛，四肢の先のしびれなし．首と肩は凝るという．
甲状腺機能検査は異常なし（甲状腺機能を調べる理由は，頭痛とめまいを訴える人のなかに甲状腺機能低下症のケースがみられるからである）．
血圧 116/76
両脚直立検査：異常なし．
足踏み検査：閉眼で右へ45°偏倚
眼振所見：自発眼振検査は開眼，フレンツェル眼鏡下いずれも正常．
頭振り眼振検査で第Ⅰ相で左向き水平性眼振，第Ⅱ相では明らかな眼振なし．
頭位眼振検査で左向き方向固定性水平性眼振を認め，頭位変換眼振検査でも懸垂頭位と坐位で方向固定性水平性眼振を認めた．

考　察

若い女性でめまい以外に耳鳴や難聴の随伴症状がなく，過去に何度も片頭痛があれば，めまい時，必ずしも片頭痛を伴わなくても，良性再発性眩暈症（いわゆる片頭痛に伴うめまい）と診断してよい．このようなケースでは母親も同様なめまい持ちであったという症例が多い．
さらに興味深いことは，頸部MRAにて右の椎骨動脈の軽度屈曲を認めた．
おそらく同じ側の内耳の血流に影響することが予想されるが，これは今後の課題であろう．

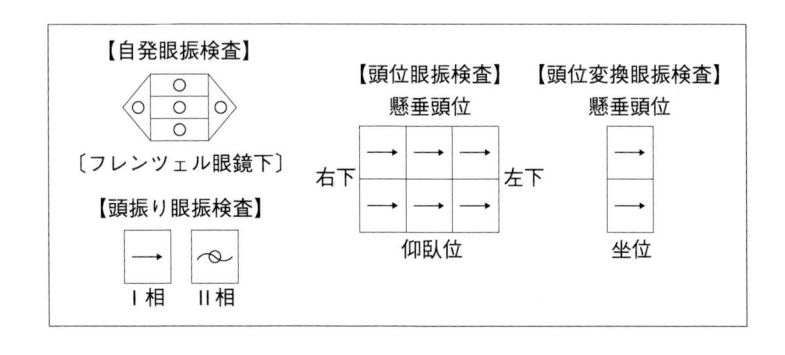

症例 55　良性発作性頭位眩暈症例

16歳，男性
平成10年11月11日，朝目が醒めてベッドから起き上がろうとする時，景色が左右に揺れるのを主訴に初診．持続時間は1分くらい．
平成10年5月にもあったが，いったん消失していたが再発．
嘔気，嘔吐はあるが，耳鳴，難聴，複視，頭痛，四肢の先のしびれ，眼前暗黒なし．
乗り物酔いあり．
母親にめまいあり．
肩凝りは軽度．むち打ち症なし．
起立性調節障害なし．
両脚直立検査，足踏み検査：正常
眼振所見：自発眼振検査は裸眼，フレンツェル眼鏡下で正常．
頭振り眼振検査でも異常なし．
頭位眼振検査で，仰臥位正面，懸垂頭位正面とも眼振なし．
右下左下頭位で仰臥位，懸垂頭位ともに方向交代性下行性水平性眼振あり．
頭位変換眼振検査で懸垂頭位にて，右向き水平性眼振が，坐位で反対の左向きの水平性眼振が認められ，潜伏時間，減衰現象を伴った．
特有の眼振所見から，良性発作性頭位眩暈と診断した．

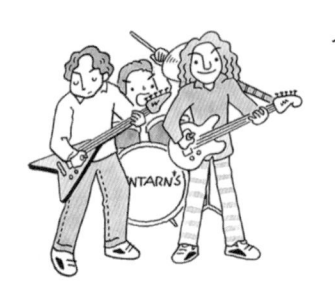

考察
このケースはロックバンドで大きな音を聞く機会が多く，ウォークマンをいつもボリュームを上げて聞いているとのことだった（イラスト46）．
つまり音響外傷による良性発作性頭位眩暈と考えた．
メリスロン6錠/日，セファドール3錠/日を処方し，めまいは消失した．
11月26日の頭部MRIは異常なし．頸部MRAも正常だった（図93）．

図93　症例55，単純頸部MRA
椎骨脳底動脈は正常（→）．

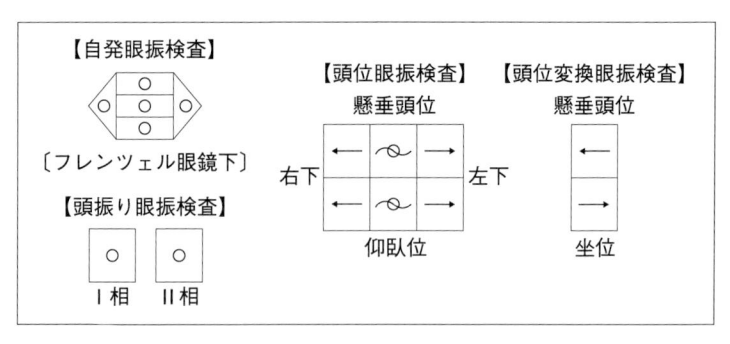

プライマリーケアー医へのサイドメモ 38

内耳に起因すると思われる良性発作性頭位眩暈の頸部MRAは椎骨脳底動脈系の血管異常が認められない（図93）．
（ただし，たとえ若年者であっても，頸部MRAで椎骨脳底動脈系の血行不全を思わせる明らかな屈曲，蛇行が認められることはあるが，そのようなケースでは即内耳が原因とはいい難いのでは）
良性発作性頭位眩暈は一般に中耳炎の既往，頭部外傷，音響外傷，SM，KMの使用歴のある患者に起こりやすく，耳石膜から剥離した耳石の一部がリンパ腔内を浮遊し，後半器官または外側半器官の中の感覚細胞を刺激するために起こるといわれている．

症例56　良性発作性頭位眩暈症例

28歳，女性

平成12年12月19日，朝目が覚めてベッドから起き上がろうとする時と寝返りを打つ時に回転性めまいがあるのを主訴に初診．持続時間は30秒から1分間くらい．

平成12年1月頃にもあったが，いったん消失し，再発．

嘔気，嘔吐はあるが，耳鳴，難聴，複視，頭痛，四肢の先のしびれ，眼前暗黒なし．

乗り物酔いしやすいとのこと．

肩凝りなし．

血圧は100/70．

両脚直立検査，足踏み検査：正常

眼振所見：自発眼振検査は裸眼，フレンツェル眼鏡下で正常．

頭位眼振検査で，仰臥位正面，懸垂頭位正面とも右向き回旋性眼振あり．

右下左下頭位で仰臥位，懸垂頭位ともに方向交代性下向性回旋性眼振あり．

頭位変換眼振検査で懸垂頭位にて，右向き回旋性眼振が，坐位で反対の左向きの回旋性眼振が認められた．さらに潜伏時間，減衰現象を伴った．

特有の眼振所見から良性発作性頭位眩暈を考えた．

メリスロン6錠/日，セファドール3錠/日，セルベックス3錠/日を処方し，めまいは消失した．

12月28日の頭部MRIは異常なし．頸部MRAも正常だった（図94）．

この所見から，椎骨脳底動脈系の循環障害よりむしろ内耳に起因する良性発作性頭位眩暈と判断した．

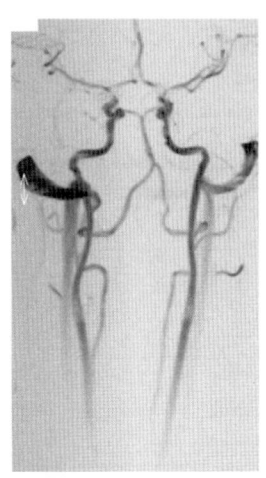

図94　症例56，単純頸部MRA
椎骨脳底動脈はほぼ正常．

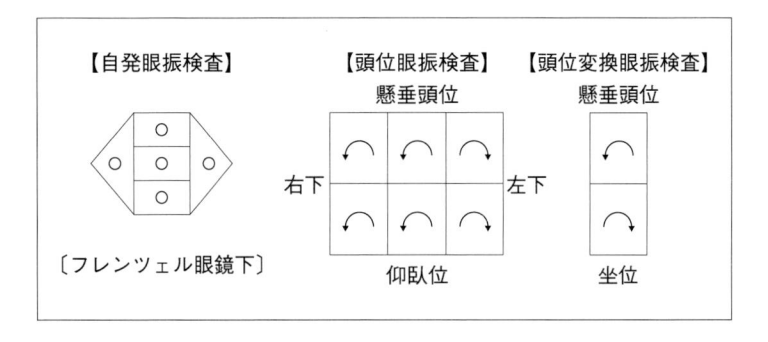

プライマリーケアー医へのサイドメモ39

再び取り上げるが，内耳に起因すると思われる良性発作性頭位眩暈は，頭部MRAで椎骨脳底動脈系の血管異常を認めにくい．

いわゆるおたふく難聴は昔から知られているが，次の症例は難聴だけでなく，めまいも伴ったケースである．

ウイルス性めまい

症例57　ムンプスウイルスによる内耳炎の症例

35歳，女性
平成13年3月31日，回転性めまい，両側耳下腺の腫脹，右高度難聴を主訴に，近医から紹介され，初診．
3月23日，右高度難聴に気付く．
24日，右耳下腺の腫脹あり．
25日，左耳下腺の腫脹あり．
27日，軽い回転性めまい出現．
28日，某病院救急外来を受診．耳鼻咽喉科医の診察を受け，「鼓膜は異常なし」と言われ，帰宅．
29日，回転性めまいが強くなり，右への偏倚あり．嘔気，嘔吐，耳鳴なし．
30日，左耳下腺腫脹がピークに達した．
31日，初診時は診察室に入って来た時から，右方向へ偏倚してふらふらしていた．
眼振所見：自発眼振検査で裸眼，フレンツェル眼鏡下でも左向き方向固定性水平回旋混合性眼振あり．
頭位眼振検査，頭位変換眼振検査で左向き方向固定性水平回旋混合性眼振が認められた．
家族の発症状況を聞くと，長男が平成12年にムンプスに罹患．

平成13年に最初，次男がムンプス，その後本人が発症．
両耳下腺腫脹，病歴からムンプスウイルスによる前庭神経と蝸牛神経の炎症，つまりウイルス性内耳炎が考えられた．
同日，耳鼻咽喉科に紹介し，即日入院．
31日の聴力図で右聴力はスケールアウトであった（図95）．
入院治療により，めまいは治まってきたが，難聴は改善しなかった．
5月1日の聴力図（図96）は初診時と比べても特に変化はなかった．

| 考　察 |

一般的にムンプスウイルスによる難聴は予後が悪いとされている（われわれはかつて就学直前に両側の高度難聴に罹患したケースを経験したことがある）．
めまいについては結局，ムンプスウイルスによる内耳炎*となるが，難聴と回転性めまいを同時に合併するケースは比較的少ないと思われる．
ただムンプスウイルスが前庭神経を直接冒すのではなく，間接的，つまりウイルス感染による微小循環障害によるとの説もある（イラスト47）．

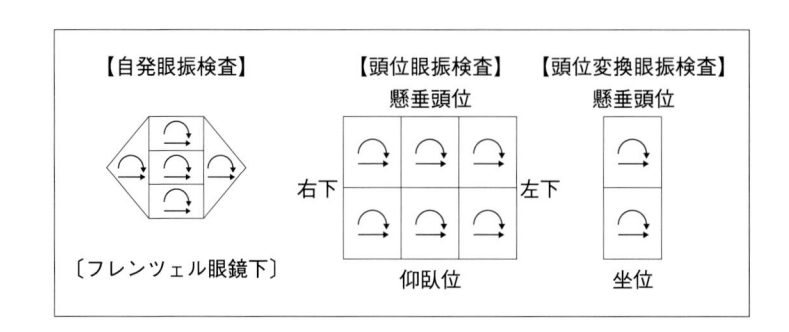

【自発眼振検査】　【頭位眼振検査】　【頭位変換眼振検査】
　　　　　　　　　　懸垂頭位　　　　　懸垂頭位
〔フレンツェル眼鏡下〕　右下　　　左下
　　　　　　　　　　　仰臥位　　　　　坐位

＊参考：内耳炎はウイルスが原因とは限らない．特に慢性真珠性中耳炎が外側半器官にまで及び，瘻孔を作ると，中耳の加圧，減圧によりめまいを引き起こす（瘻孔症状）[1]．

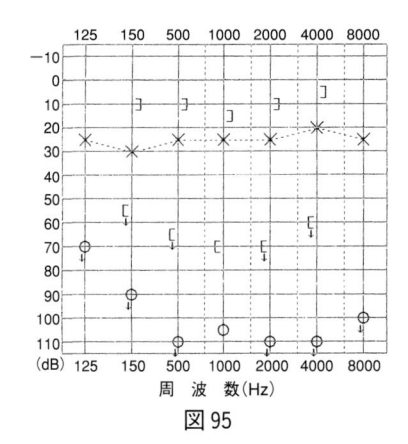

症例第三部　129

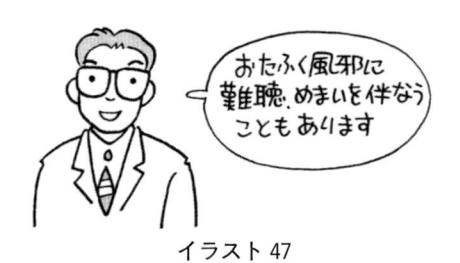

図 95

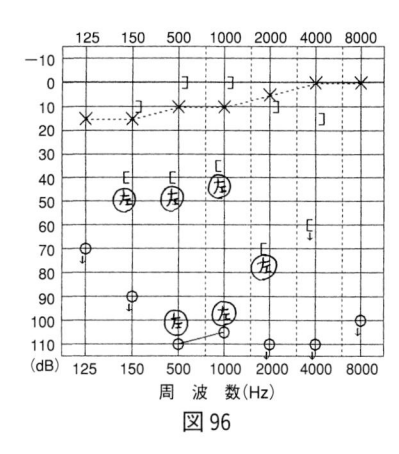

図 96

イラスト 47
（おたふく風邪に難聴、めまいを伴うこともあります）

症例58　耳性帯状疱疹の症例（帯状疱疹ウイルスによるめまい）

70歳，男性

平成13年3月2日，回転性めまいと平衡障害で立ち上がれないとのことで受診．

平成12年10月，肺癌の手術を胸部外科にて施行された．

しかしこの後間質性肺炎を併発．2回ステロイドパルス療法を行った．

その後プレドニンを徐々に減量し，めまいを起こした時は15 mg/日を内服中であった．

回転性めまいは1週間前頃から始まり，だんだんと強くなってきて，ついに立ち上がれなくなってしまった．

さらに口腔内の左頰部粘膜，左顔面の三叉神経第III枝領域，左上頸部，左耳介に帯状疱疹が認められ，左頸部の全体的腫脹も認められた．

複視，顔面神経麻痺なし．

両脚直立検査，足踏み検査：不可能

眼振所見：自発眼振検査で裸眼，フレンツェル眼鏡下で回旋要素の強い右向き方向固定性水平性眼振あり．

頭位眼振検査，頭位変換眼振検査でも右向き方向固定性回旋性眼振を認めた．

考察

このめまいは耳鳴，難聴がないことから，帯状疱疹ウイルスが蝸牛神経でなく，前庭神経に炎症を惹起させたことによると考えられた．

顔面神経麻痺（第VII）がなかったが，もし伴えばラムゼイ・ハント症候群となる．

この症例はV，VIIIの障害を生じたが，IX，Xは問題なかった．

皮膚科で入院後ゾビラックスの点滴治療を施行し，めまいは入院時よりは軽快してきたが，退院後はゾビラックスの内服とした（1錠，200 mg，10錠/日，5×10日分）．

ゾビラックス内服後はめまいはほぼ消失した．

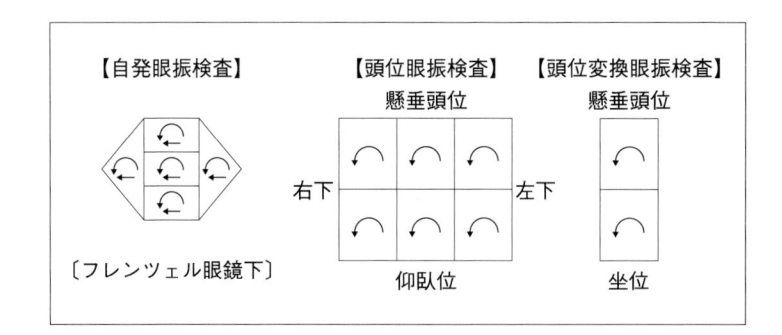

プライマリーケアー医へのサイドメモ40

すでに知られていることだが，帯状疱疹ウイルスによるめまいには，ゾビラックスの内服が効果的である．

症例59　ウイルス性と考えられた脳幹脳炎の症例

41歳，男性
平成12年6月8日，初診．
昭和55年，肺サルコイドーシス．
昭和56年，帯状疱疹．
父がパーキンソン病，息子が髄膜炎．
4月初旬に左耳が痛かった．
4月中旬からバドミントンをしていてシャトルを追跡できなくなった．
4月20日，某病院の耳鼻咽喉科外来を受診し，27日，入院．
1週間後，体にけいれんが出現．特に洗面台で前かがみになると，腹筋と背筋のけいれんがよく起ったという．さらに後頸部─後頭部にかけて重い感じがあった．
5月8日，神経内科を受診．頭部MRIで小梗塞が大脳に1個見つかった．
髄液所見からは，何のウイルスかは不明だが，ウイルス性脳炎が考えられるとのことであった．
その後2週間安静にしていたが，歩くと頭の中が揺れる感じが続いているとのことでわれわれの外来を受診した．
耳鳴，難聴，頭痛，四肢の先のしびれなし．
複視，眼前暗黒，視力低下，嘔気，嘔吐なし．
最近握力が低下し，脱力感もあるという．
仕事場への往復は自転車で4時間かけて通っていたという（イラスト48）．
両脚直立検査：異常なし
足踏み検査：右へ転倒
眼振所見：自発眼振検査で左右側方視で右方向と左方向へのけいれん様の速い動き（ガシャガシャと右左に動く）あり．この種の眼振は脳幹脳炎を示唆する．

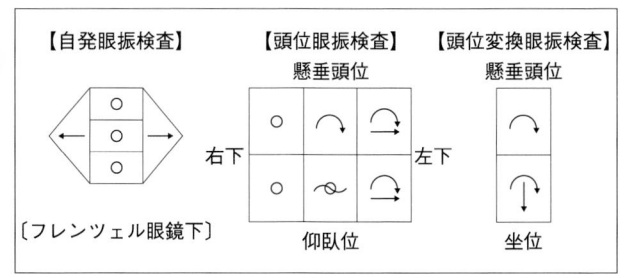

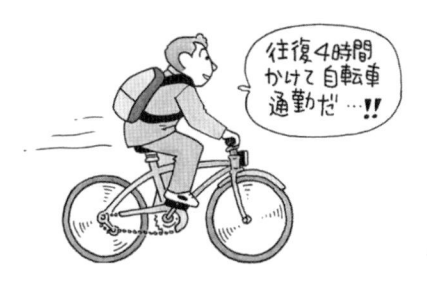

イラスト48

頭位眼振検査では右下頭位では問題なし．
左下頭位では仰臥位，懸垂頭位ともに左向き水平回旋混合性眼振あり．
頭位変換眼振検査では懸垂頭位で左向き回旋性眼振，坐位で左向き回旋性眼振と下眼瞼向き垂直性眼振が同時に認められた．
結局，自覚的にけいれん，脱力，他覚的に下眼瞼向き垂直性眼振が認められた．
そして，この患者は眼振と同じ方向へけいれん様に頭をぴくぴくと動かす傾向が見られた．
メリスロン6錠/日，カルナクリン（1錠，25mg）6錠/日，メチコバール（1錠，250μg）3錠/日を投与した．
6月13日，首のふるえは治まり，起き上がる時の腹部の筋肉もぴくぴく震えなくなった．
8月8日，めまいは完全に消失した．
最初の病院で，脳幹脳炎と診断した後の治療を十分行ってもらえなかったと不満があるようだった．

考察

この症例は単純ヘルペスウイルスも帯状疱疹ウイルスもともに陰性だった．
もともと家族歴で脳が冒されやすいうえに往復4時間の自転車通勤とバドミントンでかなり疲れていたと思われた．それゆえ何でもないようなウイルスにより発症した可能性が強い．

プライマリーケアー医へのサイドメモ41

いわゆるめまい感にはたとえウイルス感染がきっかけであっても，メリスロン，カルナクリンのような循環改善剤が効く．ウイルス感染により微小循環障害を生じるためと考えられる．

平成12年，抗ウイルス剤のゾビラックスがメニエール病に効果ありとの記事が一部の週刊誌に掲載された[11]。

この記事に対し，Equilibrium Researchの2000年12月号で「メニエール病のゾビラックス治療に対する見解」と題して，科学的根拠がないのでしっかりした臨床試験がなされてから行われるべきであるとのコメントが出された[12]。

確かに，きちんとした臨床試験がなされれば問題ないと思う．

ただ，メニエール病以外の患者で，さまざまな抗めまい薬を内服したにもかかわらず，まったく効果がなく，頑固なめまいを訴える人が，第一線の医療現場においては存在する．本人の強い希望もあり，使用したが，一部の患者には手応えがあったように思う．

しかしゾビラックスにまったく反応しない人もいたし，嘔気が出現して服用できなかった人もいた．

ウイルス性めまい

症例60　ゾビラックスが著効したラムゼイ・ハント症候群症例

50歳，女性
平成11年2月24日，初診．
2月1日，頭痛と右耳痛出現．
2月4日，右顔面神経麻痺出現．
2月6日から右外耳道と耳介に帯状疱疹出現．

近医でラムゼイ・ハント症候群と診断され，ゾビラックスの内服，ステロイドの点滴と内服治療，星状神経節ブロックを施行されて顔面神経麻痺は改善．

2月22日午後，回転性めまいあり．足のふらつきも半日続いた．

嘔気，嘔吐あり．耳鳴，難聴なし．

メイロン100ml静注，メリスロン2錠，セファドール1錠を内服したが，いっこうに効果なし．

2月23日，寝ている状態で回転性めまいあり．嘔気，嘔吐あり．耳鳴，難聴，頭痛，四肢の先のしびれなし．

2月24日，午後近医からの紹介にて来院．

左端を見ると物が二重に見えるという．めまい激しく，そのまま入院．

子どもの頃に中耳炎，乗り物によく酔う．

両脚直立検査：正常
足踏み検査：閉眼で右へ転倒
帯状疱疹ウイルス抗体（CF抗体）は32倍．
眼振所見：自発眼振検査では左向き方向固定性水平回旋混合性眼振，頭位眼振検査および頭位変換眼振検査で左向き方向固定性水平回旋混合性眼振が認められた．

そして右耳に帯状疱疹ができていたので右が患側となる．

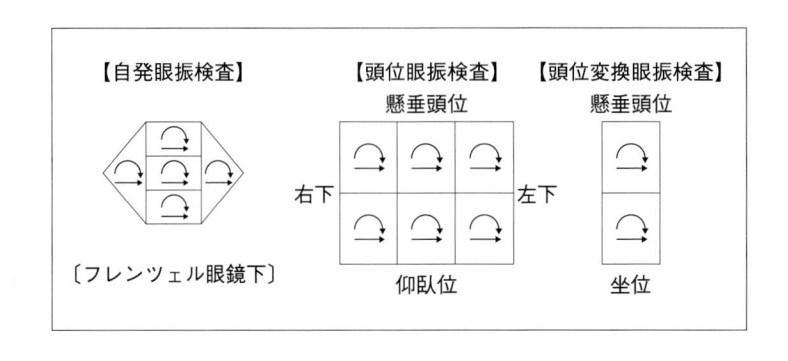

眼は患側である右に向かって行こうとするから，患側の右へ行ってはいけないと眼振が左に向かって生ずることになる．この眼振所見からは末梢性を思わせる．

入院後の検査でCRPが2.5と判明．

メイロン250 ml/日，メリスロン6錠/日，セファドール3錠/日投与開始．

めまいはまったく改善なし．

2月26日からゾビラックス（1錠，200 mg）9錠の追加内服とした．

3月1日にはめまいはかなり改善．ゾビラックスを飲み始めたとたん，効いた感じがしたという．

左端を見ると，まだ軽く物が二重に見えるとのことだった．

3月2日には複視は消失．

3月17日めまいは完全に消失して退院．

プライマリーケアー医へのサイドメモ 42

この症例は**帯状疱疹ウイルスで前庭神経が冒されたためのめまい**なので，ゾビラックスが劇的に効いた．

ただ複視もあったので炎症は前庭神経の末梢に止まらず，脳幹のあたりまで及んでいたのではないかと思われた．

症例 61　頑固なめまいを訴えた前庭神経炎が疑われた症例

次も頑固なめまいを訴えた症例に対し，ゾビラックスを使用し改善した症例である．

頑固に続くめまい

39歳，男性

平成9年2月4日，持続するぐらぐら感を訴えて初診．家族がウイルス性の胃腸炎となり，自分自身も風邪を引いていた．嘔気，嘔吐，耳鳴，難聴，肩凝り，複視，四肢の先のしびれ，頭痛なし．

両脚直立検査：正常

足踏み検査：閉眼，50歩で右へ45°偏倚

眼振所見：自発眼振検査は正常，頭振り眼振検査も正常．

頭位眼振検査，および頭位変換眼振検査では左向き方向固定性水平性眼振が認められた．

風邪を引いた後，ぐらぐらするめまいが持続するとの症状から前庭神経炎を疑った．ただ前庭神経炎に特徴的な強い回転性めまいはみられなかった．

メリスロン6錠，セファドール3錠/日投与開始．

2月12日，セファドールで動悸あり．

苓桂朮甘湯7.5g/日を希望により単独投与．

2月19日，まったく効果なし．

3月5日，右耳閉感とぐらぐら感あり．

真武湯を投与したが，まったく効果なし．

3月3日，頭部MRI，MRA，頸部MRAはまったく異常なし．

4月2日，横揺れがあり，下から突き上げるような感じあり．

下から突き上げる感じに対し，半夏厚朴湯に変更したが，効果なし．

5月7日，メイロン125mlを追加投与したが，まったく効果なし．

前につんのめる感じもあるという．半夏厚朴湯に補中益気湯7.5gを追加．

9月11日，横揺れと縦揺れあり．

本人の希望でゾビラックス（1錠，200mg）8錠/日を処方．

9月24日，少し良くなってきた．

10月1日，月曜日から金曜日までは今まで通りのめまい感あり．

しかし土曜日，日曜日はめまいが消えたという．

ゾビラックス10錠，メリスロン6錠/日を追加処方．

以後はゾビラックスを中止．

10月22日，苓桂朮甘湯10g/日に増量，これに半夏厚朴湯7.5g/日を処方，漢方薬のみとした．

自発眼振検査，頭位眼振検査，頭位変換眼振検査でも眼振はなし．歩く時だけめまいがし，座っている時のめまい消失．

平成10年1月28日，まだ揺れる感じあり．

メリスロン6錠/日をまた追加処方．

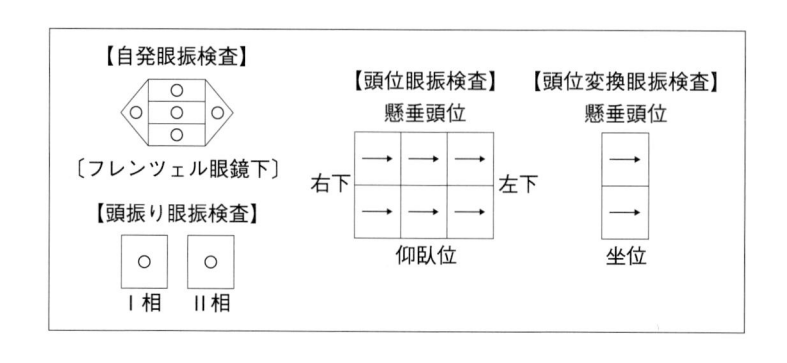

5月13日，ぐらぐら感まだあり．メイロン125 m*l* にサクシゾン100 mg を加えて投与．これでも不変．そこでアプラクタン3錠/日（現在製造中止）を加えて投与．

6月3日，これでもまったく不変．頭が"ボー"とするとのこと．そこでビタメジンS 3錠/日を追加．

7月1日，歩くとふわふわする感じ．立ったり坐ったりしてもめまいなし．頭も"ボー"としなくなった．

7月29日，座っていてもめまいなし．

9月22日，またぐらぐらが始まった．

10月21日，歩行時のみぐらぐらする．

11月25日，不変．ビタメジンS 3錠，苓桂朮甘湯7.5 g/日の2剤とした．

平成11年1月20日，年末年始はまったくめまいなし．しかし休み明けになったら頭が後へ引かれるようになった．

3月4日，休日は症状はないが，歩行時のみめまい感あり．走った直後に揺れる感じあり．

ここで苓桂朮甘湯7.5 g/日の単独投与とした．

この後は来院していない．

プライマリーケアー医へのサイドメモ 43

ゾピラックスはめまい感が改善していくきっかけとなったと考えている．

「臨床医はあきらめずにしぶとく治療していくことが肝腎なのでは」と，この症例から教えられた次第である．

症例62 治療に難渋していたが、ゾビラックスが著効した症例

76歳、女性

平成8年5月7日、頭が左右にぐらつき、後頭部が重いことを主訴に初診．

両側耳鳴が時々起こり、嘔気あり．嘔吐，難聴，複視，眼前暗黒なし．

左Ⅱ，Ⅲ，Ⅳ指のしびれあり．肩凝りが強く、後頭部が重い．

4〜5年前から高血圧，高脂血症で降圧剤とコレステロールの薬を飲んでいる．

若い時から乗り物酔いあり．

2年前に朝起床時にぐらぐらするめまいがあった．

父が脳卒中で死亡．

血圧は138/76．

両脚直立検査，足踏み検査：異常なし

眼振所見：自発眼振検査は裸眼，フレンツェル眼鏡下でも異常なし．

輻輳麻痺あり．

頭位眼振検査で仰臥位正面正常．右下頭位で下向性水平性眼振あり．

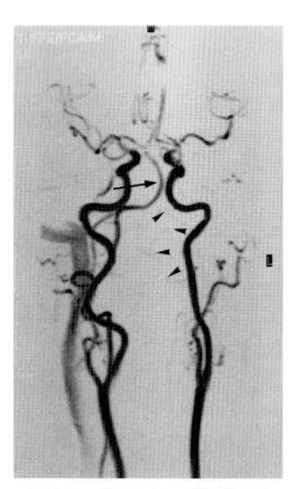

左下頭位で下向性水平性眼振あり．

懸垂頭位正面で右向き，右下頭位で下向性水平性，左下頭位で下向性水平性眼振あり．

頭位変換眼振検査では懸垂頭位で右向き水平性，坐位で左向き水平性眼振あり．

頸椎X-rayでC_5，C_6の変形が軽度認められた．

5月13日の頭部MRIにて大脳にラクナ梗塞，頸部MRAにて左椎骨動脈が右に比べて極端に細く，脳底動脈の蛇行もみられた（図97）．

これにより椎骨脳底動脈循環不全を背景にした発作性頭位眩暈と診断した．

メリスロン6錠，サアミオン3錠，セファドール3錠，テルネリン（1錠，1mg）3錠/日を内服開始．

8月8日，立っている時も歩く時も年中ぐらつきが続くので，苓桂朮甘湯7.5g/日を追加投与した．

8月15日，まだぐらつきがとれないというので，メイロン125ml/日を週3回点滴した．

12月3日，やっとぐらつき消失．

今度は不整脈が出現．ホルター心電図で発作性心房細動が指摘された．

平成9年7月8日，再び同じようなぐらつきあり．

メリスロン6錠，アプラクタン3錠（現在製造中止），テルネリン（1錠，1mg）3錠/日に変更．

さらにまたメイロン125ml/日の点滴を開始．

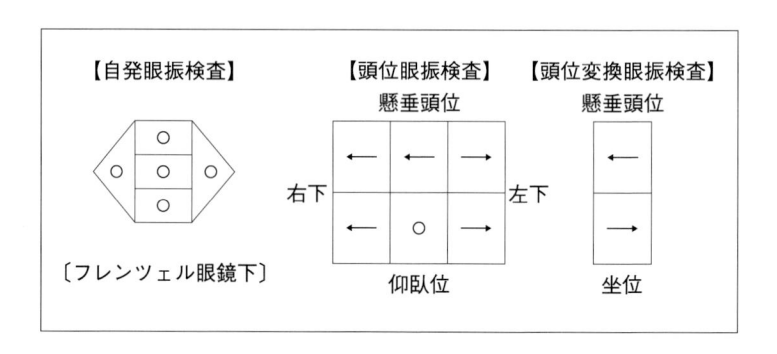

図97　症例62，単純頸部MRA
左椎骨動脈径は描出不良あり（▶），脳底動脈の蛇行も認められる（→）．

この後も同じぐらつきが延々と続いていた．

平成12年9月19日，抗ウイルス剤であるゾビラックス（1錠，200 mg）を6錠/日で7日間使用．

9月26日，常に感じていたぐらつきがだいぶ軽くなったという．

そこでもう1週間ゾビラックス6錠/日で7日分処方．

10月3日，ぐらつきは完全に消失したとにこにこ笑って来院した．

9月19日の単純疱疹ウイルス抗体価は32倍で有意に高かった．

結局この患者のめまいは，最初は椎骨脳底動脈循環不全を背景とした発作性頭位眩暈もあったのだろうが，再発した非回転性めまい（常にぐらつく）は非典型的な単純ヘルペスウイルスによる前庭神経炎もあったのかも知れない．しかしそのことについては証明できない（典型的な前庭神経炎のめまいは，回転性めまいが強いといわれている）．

症例63　抗めまい薬がまったく効果なく，ゾビラックスでようやくめまいが改善した椎骨脳底動脈循環不全の症例

頑固に続くめまい

75歳，男性

平成11年11月24日，雲の上を歩く感じが1年前から続くとのことで初診．

40年前から糖尿病があり，血糖降下剤を内服中，血糖値は120～170程度．

耳鳴，難聴，嘔気，嘔吐なし．左後頭部痛あり．四肢の先のしびれ，複視なし．

急に頭を左右に向けるとくらっとする．

血圧は120/70．

血圧は臥位と立位で30近い差があり，起立性低血圧あり．

両脚直立検査，足踏み検査：問題なし

眼振所見：自発眼振検査も問題なし．輻輳麻痺あり．

起立性低血圧と輻輳麻痺から，この時点で脳幹の循環不全が疑われた．

頭位眼振検査および頭位変換眼振検査では左向き方向固定性水平性眼振が認められた．

頸椎X-rayではC_3とC_4，C_5，C_6の変形が認められた．

糖尿病もあり，動脈硬化を背景とした椎骨脳底動脈循環不全を考え，メリスロン6錠，セロクラール(1錠，20 mg)3錠，セファドール3錠/日，足が冷えるというので半夏白朮天麻湯7.5 g/日も処方した．

頭部MRIでは虚血，小梗塞なし．頸部MRAでは両椎骨動脈の屈曲，脳底動脈の蛇行を認めた．

頸動脈カラードップラー法で右総頸動脈の分岐部の近くにアテローム硬化を認め，狭窄率54％であった．

さらにメイロンの点滴も週3回行ったが，いっこうに改善せず．

平成12年2月15日からはメリスロン6錠，バファリン1錠，苓桂朮甘湯7.5 g/日を投与．

これでもまったくといってよいほど効果なし．

やむなく，平成12年9月12日，ゾビラックス10錠/日，5×を併用投与．

ゾビラックス内服3日後にはめまい感が軽くなってきたという．

3週間後には中止．

考察

あくまで推論だが，この症例はめまいとは無関係に平成12年3月に帯状疱疹に罹患している．

以前から前庭神経に潜伏していたウイルスが，活性化してきた可能性もある．

ウイルスによって脳幹や内耳に循環障害が起こり得ることは知られているので，もとのウイルスを叩けば循環障害も改善するという機序の可能性は否定できないと思われた．

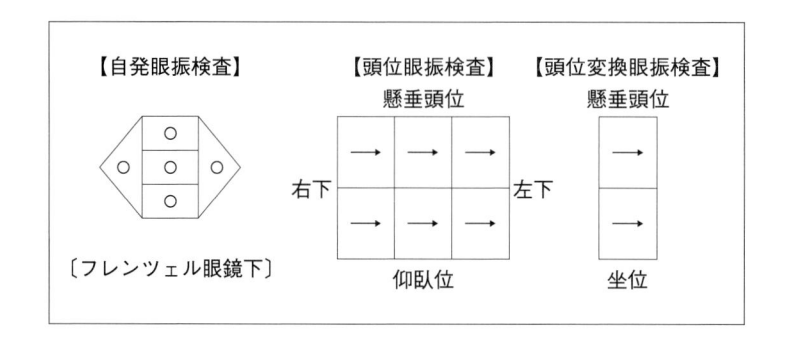

耳鼻咽喉科と内科の両方の臨床経験がある者として，私見を述べさせていただければ，内科ではめまいを訴える患者が来ると，容易にメニエール病やメニエール症候群という病名がついてしまう傾向がある．

　これを防ぐ目的も含め，この度，本書を執筆した．

　特に一般内科におけるめまいの治療は，診断名によって大きく変わるものではない．

　大抵のめまい患者は循環改善剤の投与でよくなってしまう．

　なかには自然治癒してしまう人もいる．2〜3日から数日寝ていれば何もしなくてもよくなる場合もある．

　著者自身，めまいの最初の発作時に，薬を飲まずに遠赤外線を後頭部，後頸部の「つぼ」にあてることで，後はしっかりと寝ていたら，当日午後には診療ができるほどめまいは改善した．

　2回目のひどい回転性めまいの時は低周波を両耳の周囲にあてることでぐんぐん改善した経験がある．

　最近は自分自身のめまいについてはメリスロンと苓桂朮甘湯で間に合っている．しかし，確かに種々の治療を施しても治療に抵抗する人もいる．

　<u>ゾビラックス使用により著効した症例，有効であった症例は確かに存在する（ただしこのなかにメニエール病は含まれていない）</u>．

　しかし，他の手段方法，つまりゾビラックスを使わなくても他の治療，東洋医学的治療や自然治癒，そして抗めまい薬の選び方，組み合わせ方と匙加減でよくなる人が多い．

　したがって，最初から薬価の高いゾビラックスを投与せず，まず患部の循環をよくして，自力でめまいを改善させればよいのではなかろうか．

　そこで結論だが，まだめまいにゾビラックスを用いるというコンセンサスが得られていない段階なので，まず種々の安価な一般的な治療を行い，それでも反応しない人に試みる価値はあるのではと考えている．

次の症例はめまい発作後，死に至るか，または重度の麻痺を残した症例である．

めまいと脳卒中，虚血性心疾患（めまい後に死亡した症例）

症例64　回転性めまいで発症，入院後3日目で死亡した糖尿病合併，右延髄梗塞，小脳梗塞の症例

60歳，男性
主訴は頭痛，右不全麻痺．
喫煙は20本/日，20年間．
平成8年7月，糖尿病を指摘された．
10月，一過性脳虚血発作を起こし入院．
11月，狭心性にてPTCA施行．
平成9年2月，ステント留置．
平成9年8月26日頃より全身倦怠感，頭痛，回転性めまいが出現していたが，放置．
8月29日，右半身の脱力が出現．

9月1日朝，激しい頭痛，回転性めまい，暗赤色の嘔吐物を認めたため，救急車にて来院．構音障害あり．
血圧は174/112．
9月2日，頭部CT，MRIの所見から右延髄梗塞，小脳虫部梗塞，右小脳半球梗塞と判明（図98，図99）．
9月3日，入院後3日目で死亡．
直接死因は右延髄梗塞であった．

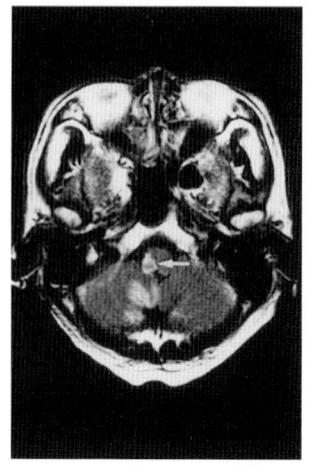

図98　症例64，単純頭部MRI
右延髄に梗塞が認められる（⇨）．

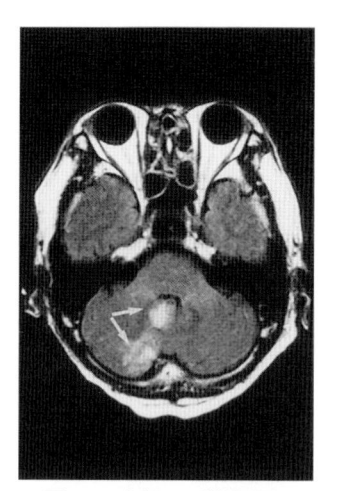

図99　症例64，単純頭部MRI
右小脳虫部と小脳半球に梗塞あり（⇨）．

> **プライマリーケアー医へのサイドメモ44**
>
> 回転性めまいに激しい頭痛を伴ったら，重大疾患を除外するため，ただちに頭部を調べること．

症例65　めまい発作後4年して心筋梗塞で死亡した症例

39歳，女性
平成4年4月1日，回転性めまいにて内科外来を受診．
嘔気，嘔吐，耳鳴，難聴，頭痛，複視，四肢の先のしびれなし．
両脚直立検査：正常
足踏み検査：正常
眼振所見：自発眼振検査，異常なし．
頭位眼振検査，頭位変換眼振検査で右向き方向固定性回旋性眼振が認められた．
椎骨脳底動脈循環不全と診断され，外来にて様子をみていた．
その後めまいはいったん改善し，来院しなくなった．
ところが，4年後の平成8年3月10日，呼吸が苦しいと言って内科外来を受診．
胸部 X-ray は問題なし．
血液ガス，肺機能検査も異常なし．
心電図で軽度 ST 低下が認められた他は異常はなかった．
その3日後，再度外来を受診．
他医に精神科受診をすすめられた．
同科で薬を処方され，帰宅．
その翌朝 DOA にて救急外来受診．
当直医が10時38分死亡確認．
警察医の検屍に回したところ，心筋梗塞と判明した．

考　察

めまいを起こしてから4年後に心筋梗塞になったのは，偶然とお考えの方々が多いであろうが，**症例74**のごとく，めまい発作後2日して異型狭心症を起こすケースもあるので，中年以後の患者がめまいを起こした時はとにかく油断ならないのである．特に糖尿病，肥満，循環器疾患がからんでいる場合などなおさらである．

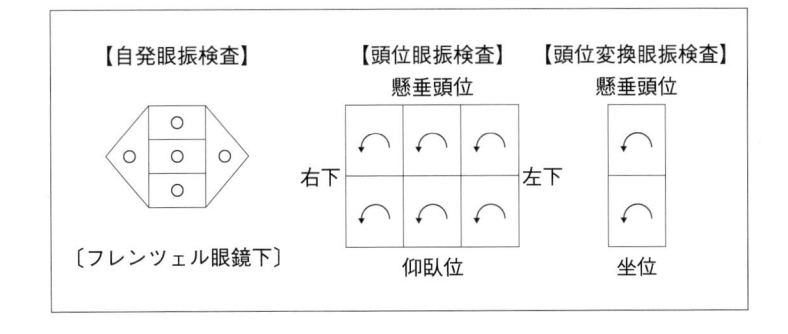

めまいと脳卒中，虚血性心疾患（めまい後に死亡した症例）

症例66　ふらふらするめまいで入院し，小脳梗塞が判明したが，後日死亡した膠原病の症例

51歳，男性

平成11年9月14日，ふらふらするめまいを訴えて初診．

嘔気あり，嘔吐なし．

耳鳴，難聴，頭痛，四肢の先のしびれなし．

眼振所見1：この時は自発眼振なく，頭位眼振検査，頭位変換眼振検査で左向き方向固定性水平性眼振があった．

17日再診．この日は別な医師が診て帰宅させた．

しかしめまいと嘔気はよくならず．

まったくの独身者で食事も十分摂れないという民生委員からの電話が入ったので，希望により9月18日入院．

めまいは軽快せず．

眼振所見2：21日には自発眼振検査と頭位眼振検査にて，右向き方向固定性純回旋性眼振と右側方視の際の複視がみられた．方向固定性純回旋性眼振は，脳幹あるいは小脳の病変を示唆する．

さらに右顔面と右半身のしびれも出現した．

18日の頭部CTと10月1日の頭部MRIで右小脳半球に2個の梗塞が認められた（図100,図101）．

初診時の14日は「右の首筋が痛い」と言っていたが，単なるめまいではないかと思いメリスロンとテルネリン，セファドール，テルペランを処方して帰宅させたが，17日になって本人がどうしても入院したいというので翌日入院させたのがよかった．本症例は平成8年に膠原病を指摘された．

膠原病の患者は血管炎があるので，梗塞を起こしやすいといわれているが事実であった．

平成8年の時の耳鼻科の聴力検査をみると，中等度の両側感音難聴があった．

これは血管炎による両側の内耳血流障害なのかもしれない．

この症例はいったんは車椅子で移動する程度にまで回復したが，転院先の病院で死亡した．

初診時には，眼振所見から頭蓋内疾患を読みとることはできなかった．

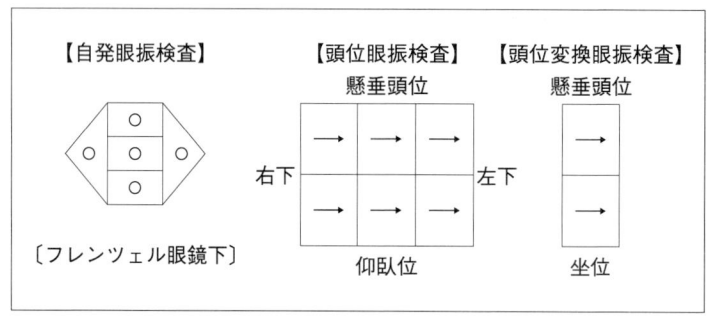

眼振所見1
（平成11年9月14日）

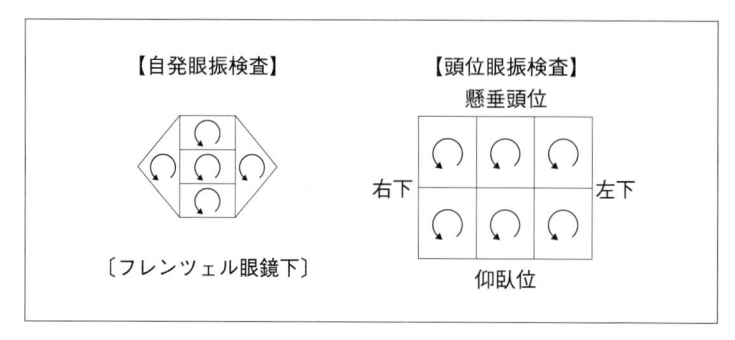

眼振所見2
（平成11年9月21日）

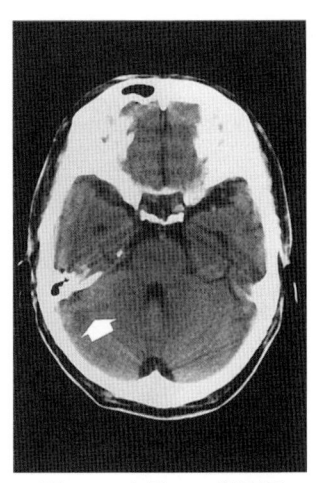

図100　症例66，単純頭部CT
右小脳半球に2個の梗塞あり（⇨）．

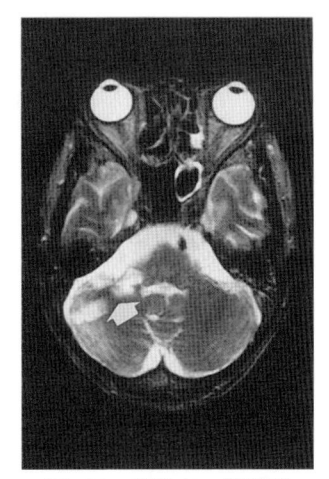

図101　症例66，単純頭部MRI
右小脳半球に梗塞あり（⇨）．

> ✎ **プライマリーケアー医へのサイドメモ45**
>
> 　回転性めまいにしびれや複視を伴ったら脳幹や小脳の出血か梗塞を考えた方がよい．
> 　膠原病の患者は血管炎があると考え，梗塞を起こしやすいので，めまいを訴えた時は中枢性（頭蓋内病変）まで疑う必要がある．

> ✎ **プライマリーケアー医へのサイドメモ46**
>
> 　膠原病の若い患者で22歳で脳梗塞になったということを聞いたことがある．
> 　もう1例，現在，膠原病肺で経過観察中の患者も23歳の時，脳梗塞を起こした既往歴がある．

めまいと脳卒中，虚血性心疾患（めまい後，脳卒中，TIAを起こした症例）

症例67　回転性めまい発作後1年8ヵ月して脳出血を起こし，右完全片麻痺になった症例

78歳，女性
昭和42年から高血圧の治療中．
昭和51年，当院外科で上行結腸癌の手術．
平成8年6月29日から回転性めまいが出現．
7月1日，近医を受診．血圧246/122と上昇．
平成8年7月3日，回転性めまいにて当科受診．外来のベッド上で診察．
嘔気，嘔吐あり．耳鳴，難聴なし．四肢の先のしびれ，頭痛，複視なし．
血圧は190/103．

眼振所見：自発眼振検査で回旋要素の強い左向き方向固定性水平性眼振がみられ，頭位眼振検査，頭位変換眼振検査で左向き方向固定性回旋性眼振が認められた．

入院後，メイロン125 mℓ/日の点滴と，椎骨脳底動脈領域の小梗塞も疑われたので，低分子デキストラン500 mℓ/日の点滴を7日間，メリスロン6錠/日，セロクラール（1錠，20 mg）/日3錠を10日間投与し，めまいはようやく改善した．

頭部CTでは右椎骨動脈の石灰化と蛇行が認められたので，椎骨脳底動脈循環不全と診断した．

入院時から顔面がいわゆる赤ら顔で血圧が下がってきても，同じようであった．

それゆえ，本人には率直に「将来の脳出血に注意してくださいね」と言っておいた．

本人も「それは自分でもわかっています」と答えていた．

退院時，黄連解毒湯を処方しておいたが，外来受診中に肝機能障害が起こって中止せざるを得なくなった．その後外来に来なくなってしまった．

平成10年2月24日，血圧上昇のため近医の往診を受けた．

2月27日には強い回転性めまいが起こり，寝たきり状態となった．

3月6日の朝，会話ができないことに家族が気付き，救急車にて来院．

頭部CTにて左被殻出血が認められたため，神経内科に入院（図102）．

血圧は199/159．

意識レベルは昏睡状態．

4月28日，他院へ転院時は右完全片麻痺，重度の全失語が残ったがかなり軽快した．

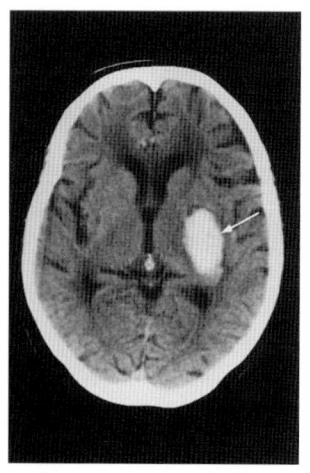

図102　症例67，単純頭部CT
左脳出血が認められる（⇨）．

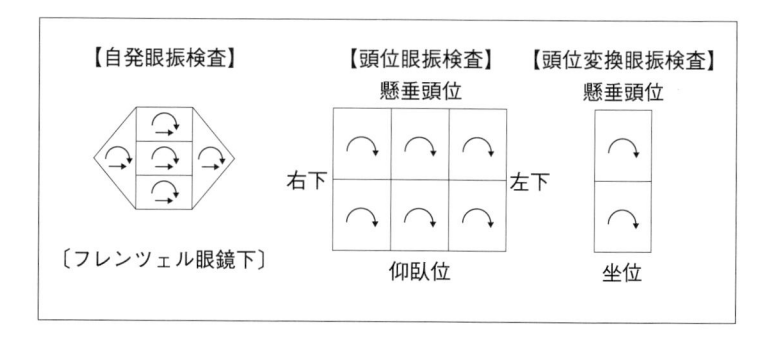

プライマリーケアー医へのサイドメモ47

このケースはわれわれが予想したとおり，めまいを起こしてから2年後に結局，脳出血を起こしてしまった．

赤ら顔をした人がめまいを起こしたら，脳出血に注意した方がよい．

めまいと脳卒中，虚血性心疾患（めまい後，脳卒中，TIAを起こした症例）

症例68　めまい発作後6年して脳梗塞を起こした椎骨脳底動脈循環不全の症例

65歳，男性

平成1年，某病院に回転性めまい発作で入院．

平成7年12月，構音障害で同病院に入院．脳梗塞と診断された．

平成11年10月30日から複視あり．

テレビの画面をガラス越しに見ている感じあり．昼から夕方にかけて左右に揺れる感じあり．

両脚直立検査：正常

足踏み検査：左右に動揺あり

眼振所見：自発眼振検査では裸眼，フレンツェル眼鏡下で眼振なし．

輻輳麻痺あり．

頭位眼振検査で左向き方向固定性水平性眼振を認めた．

頭位変換眼振検査で懸垂頭位にて左向き斜行性眼振，坐位で左向き水平性眼振を認めた．

平成12年1月26日の頸部MRAで左椎骨動脈の描出なし（図103）．

治療はメリスロン6錠/日，半夏白朮天麻湯7.5g/日を投与．

左右に揺れる感じも複視も消失．

考　察

自覚的にテレビ画面をガラス越しに見ている感じというのは霧視と考えられる．

霧視は椎骨脳底動脈循環不全の症状の一つである．

さらに頭位変換眼振検査にて懸垂頭位で斜行性眼振が認められたことは，垂直性眼振を認めたのと同じと考えてよいので，末梢（内耳）性のめまいよりむしろ中枢性（頭蓋内疾患）のめまいと判断される．

頸部MRAの所見で左椎骨動脈の描出がなかったことから椎骨脳底動脈循環不全と診断した．

この症例は，平成1年と平成7年の時に直接診察した訳ではないが，平成1年に回転性めまいで他院入院，その後6年して脳梗塞を発症したことになる．

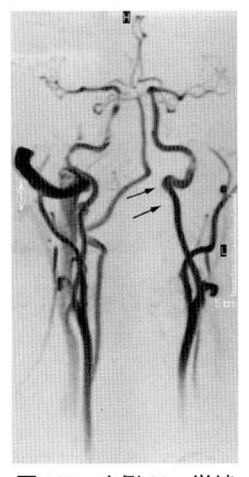

図103　症例68，単純頸部MRA
左椎骨動脈描出不良あり（→）．

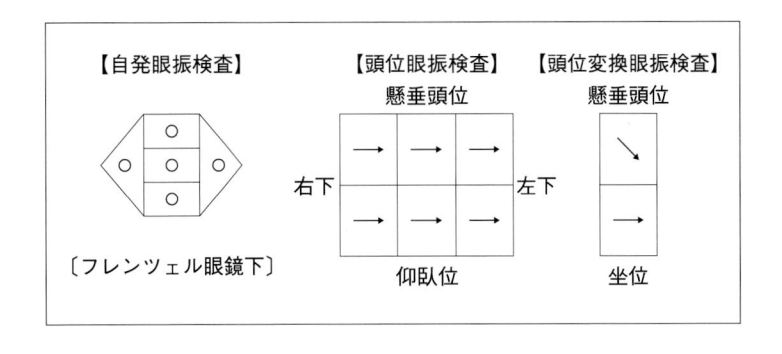

症例69 発作性頭位眩暈後7年6ヵ月して脳出血で急死した症例

めまいと脳卒中，虚血性心疾患（めまい後に死亡した症例）

76歳，女性

平成2年1月18日から気管支喘息にて治療中であった．

平成3年4月17日，立ちくらみとふわっとしためまいで受診．

耳鳴，難聴，嘔気，嘔吐，肩凝りなし．複視，頭痛，霧視なし．

四肢の先のしびれと舌の先のしびれあり．

血圧は140/80（イラスト49）．

両脚直立検査，足踏み検査：正常

眼振所見：自発眼振はなし．

誘発眼振検査で頭位眼振検査にて右下頭位と左下頭位で眼振の方向がともに中心に向かうような方向交代性上向性回旋性眼振が認められた．

頭位変換眼振検査にて懸垂頭位で右向き回旋性，坐位で反対の左向き回旋性眼振が認められた．

潜伏時間，減衰現象は明確ではなかったが，眼振所見から発作性頭位眩暈と考えられた．方向交代性上向性眼振は，水平性であろうと回旋性であろうと一般的には頭蓋内病変を頭に置いておく方が無難である．

頸椎X-rayは正常であった．

メリスロン6錠，セロクラール（1錠，20 mg）3錠/日を処方，軽快した．

平成3年12月1日，電車のなかで立っている状態で2〜3分意識消失となり，床に倒れて頭を打った．

平成5年4月22日，総コレステロールは227，TGは201と高いことが判明．

平成6年12月20日，障子のさんが縦に揺れたと来院．

頭部MRIにて虚血性変化が認められた．

平成8年7月9日，受診時，2〜3日前に意識消失があったと訴えた．

心電図は正常，てんかんを除外するため脳波検査を行ったが問題なし．

平成8年8月12日，頭部MRIにて大脳に虚血性変化が認められた（図104）．

頸部MRAにて右の椎骨動脈が左に比べて細かった．

平成9年7月29日，眼前暗黒感あり．めまいはなかった．血圧124/82．

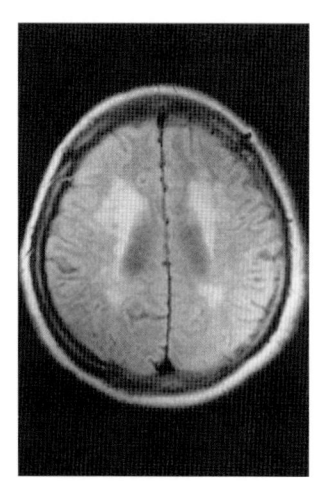

図104 症例69，単純頭部MRI
大脳に虚血性変化を認める．

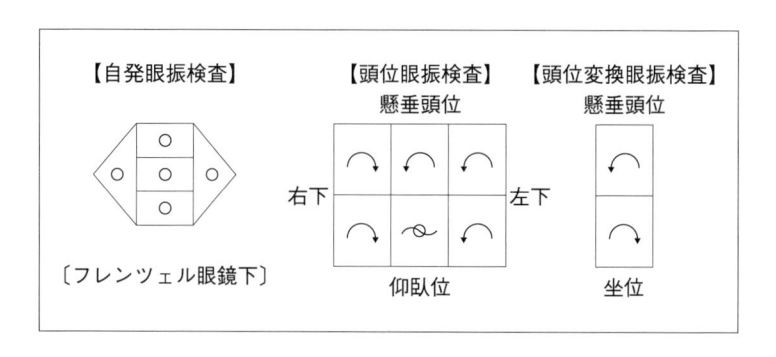

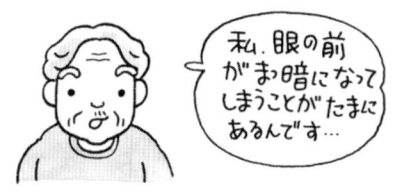

イラスト49

ホルター心電図も異常なし．
　平成10年10月21日，朝自宅で死亡しているのを発見されたと警察から連絡あり．

後頭下穿刺にて脳内出血と判明．結局，眩暈を発症後7年して死亡した．

✏️ プライマリーケアー医へのサイドメモ48

　従来の診療では良性発作性頭位眩暈と診断されて，問題なしとされてきたが，障子のさんが縦に揺れたとのことから，垂直性の眼振が出ていることも考えあわせ，頭蓋内病変を疑う必要がある．

　そしてその後，このケースは**眼前暗黒**（後頭葉の虚血を示唆）や**意識障害**（椎骨脳底動脈循環不全に伴う短時間の意識障害で脳幹網様体の虚血を意味し，faintness ともいう）を2回経験している．

　さらに頸部 MRA で右椎骨動脈が左に比べて細い所見が認められた．

　椎骨動脈の左右差のある人は椎骨脳底動脈系の血行障害による（前庭神経核と内耳の血行障害に起因する）めまいを起こしやすい．

　しかも，眼前暗黒，意識障害を起こしていた．

　このようなケース（つまりめまいに**眼前暗黒や意識障害を伴うような人**）は将来的に脳卒中を起こすことが予想されるので要注意である．

　ちなみにこの症例は，将来，脳卒中の危険性があることを，死亡する前年に娘さんに話をしておいたのが正解だった．

症例70 発作性頭位眩暈後6年してクモ膜下出血にて急死した症例

62歳，女性
平成6年8月3日，回転性めまいを主訴に外来を受診．
幼稚園時に左中耳炎，以来，左難聴あり．小学校の頃，右中耳炎．
7月20日朝10時頃，10分間程回転性めまいあり．
嘔気，嘔吐あり．耳鳴なし．難聴の増悪なし．頭痛，四肢の先のしびれ，複視なし．めまいはいったん治まった．
8月3日朝7時頃，再び回転性めまいあり．急患として来院．
血圧は122/82．
冷感を伴ったが，頭痛，四肢の先のしびれ，複視なし．
眼振所見：自発眼振検査，異常なし．
頭位眼振検査にて，右下頭位と左下頭位で眼振の方向が天井に向かうような方向交代性上向性水平回旋混合性眼振が認められ，頭位変換眼振検査で坐位と懸垂頭位にて方向の逆転する水平回旋混合性眼振がみられた．
方向交代性上向性眼振はたとえ水平回旋混合性眼振であっても，末梢性もあるが，一般的には頭蓋内病変を念頭に置いておく方が無難である．
頭部MRIにて大脳に虚血性変化（図105），頸部MRAで両椎骨動脈の著しい屈曲が認められた（図106）．
このことから，椎骨脳底動脈循環不全を背景とした，発作性頭位眩暈と診断した．
孫を3人世話していて過労気味だったという．
メイロン125ml＋ビタミンB₁1Aを点滴したが治まらず，入院．
入院後は上記点滴とメリスロン6錠/日，アプラクタン6錠/日（現在製造中止）にてめまいは軽快．

9月8日，上を向いた時にめまいがあり，肩凝りもあるというのでメリスロン6錠/日，アプラクタン6錠/日，セファドール3錠/日，テルネリン（1錠，1mg）3錠/日を処方．
9月22日，まだめまいが治まらず．アプラクタン（現在製造中止）6錠/日を中止して苓桂朮甘湯7.5g/日を処方．
10月1日の頭部MRIは虚血性変化が数個大脳に認められた．
10月20日，まだめまいがあり．アプラクタン6錠/日からセロクラール（1錠，20mg）3錠/日に変更．
肩凝りに対し，テルネリン（1錠，1mg）6錠/日に増量．
平成7年1月5日，まだめまいが時々起こるとのことで，セロクラール（1錠，20mg）3錠/日からサアミオン3錠/日に変更．
その後めまいは消失．3月6日終診．
平成9年8月6日，再び回転性めまいにて受診．
後頭部痛あり．寝返りを打つと回転性めまいありとのことだった．
10月8日，頭部MRIにて大脳に数個の虚血性変化あり，頸部MRAにて両椎骨動脈の屈曲が認められた．
12月26日，両足先のしびれありとのことであった．
平成10年2月25日，めまいなし．当時の総コレステロールは213，TG 156，HDLコレステロールは87とほぼ正常であった．
以後はめまいなし．
平成12年10月30日，クモ膜下出血にて自宅で死亡．
平成9年の頭部MRAを見直してみたが，脳動脈瘤は見つからなかった．

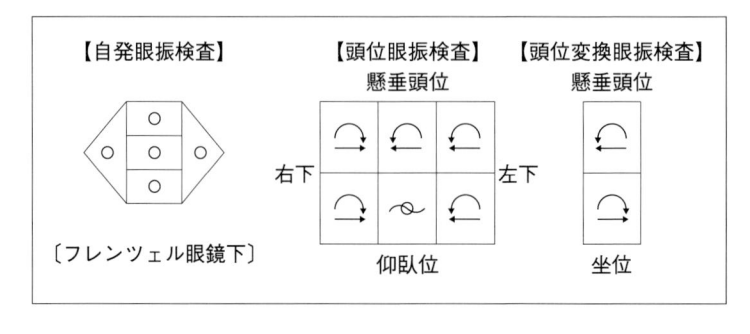

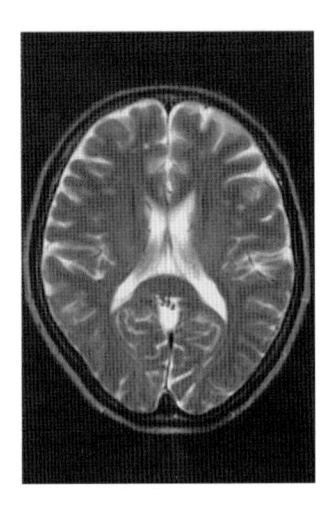

図105　症例70，単純頭部MRI
大脳に虚血性変化を認める．

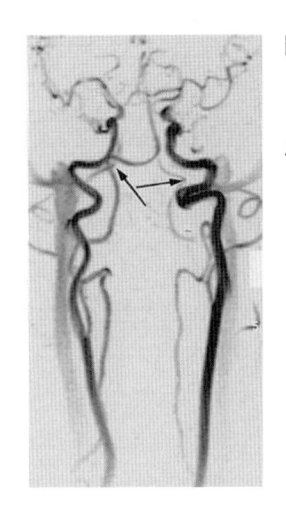

図106　症例70，単純頸部MRA
両椎骨動脈の著しい屈曲あり（→）．

📝 **一言メモ9**

方向交代性上向性眼振は末梢性もあるが，橋部に高信号域，梗塞が認められる場合に出やすいようである．

そして小脳に病変がある場合でもみられるが，頭部MRIを多数撮ってきた結果，橋部つまり前庭神経核近辺に虚血病変を認める確率の方が多いと考えている．

✒️ **プライマリーケアー医へのサイドメモ49**

昭和62年に内科にめまい外来を開設以来，<u>発作性頭位眩暈後に脳出血で死亡したのは3例目である</u>．脳動脈硬化を背景にしているのだろうから，とにかく中高年者は油断ならないのである．

📎 **参考14**

めまいを起こした後，死亡までに時間を要していることから，めまいとの関連性を疑問視される方もおられることと推察する．

しかし中高年者は，動脈硬化を背景にしているめまいが多い．

それゆえ，本人にとっては，結果から判断すれば脳卒中危険率は100％なのである．

もうすぐ団塊の世代が老齢化してくる．

そのうちめまいと，めまい後の脳卒中，心筋梗塞の危険性の有無が問題になる時代がやってくるかも知れない．

これからの医療は予防医学が重要視されるであろう．

今までめまい診療は，診断と治療のみ重視されてきた．つまりめまいが治まればそれでよしと考えられてきた．

しかしこれから高齢化社会を迎えるなかで，ことに第一線の臨床に携わっている医師は，めまい後に起こり得る疾患を予測できるかどうかも重要ではなかろうか（なかなか難しいことかも知れないが）．

症例71　メニエール症候群といわれていたが，頭部MRIで比較的大きな小脳梗塞が発見された症例

74歳，男性

平成13年9月4日，近医に紹介されて当科を受診．

同年1月まで他院でメニエール症候群として治療されていたという．

症状は，平成11年から時々まず目がチカチカしてきて，回転性めまいと後ろへ倒れる感じ，さらに足ががくがくし，一瞬意識がなくなることがあるとのことだった．そして今回は8月に起きた回転性めまい後のぐらぐらする感じがよくならないということで紹介された．

嘔気，嘔吐あり．耳鳴，難聴，四肢の先のしびれ，複視，肩凝り，頭痛なし．

子どもの頃，左中耳炎．

血圧は164/88，起立性低血圧あり．

両脚直立検査：正常

足踏み検査：閉眼50歩で右へ45°偏倚

眼振所見：自発眼振検査は正常．

頭位眼振検査，頭位変換眼振検査で左向き方向固定性水平性眼振が認められた．

後ろへ倒れる感じ，さらに足ががくがくし，一瞬意識がなくなることから少なくともメニエール症候群は否定的である．まず後へ倒れる感じという症状は椎骨脳底動脈循環不全を疑う．

足ががくがくして，一瞬意識がなくなるという症状はむしろ脱力と，faintnessであり，この症状を聞いたら，椎骨脳底動脈循環不全を考える．

9月7日の頭部MRIでは右小脳半球と歯状核付近に梗塞が見い出された（図107）．

頸部MRAでは右椎骨動脈が左に比べて細く，脳底動脈の蛇行も認められた（図108）．

考　察

まずめまい，後方へ倒れる感じ，脱力，faintnessの自覚症状からは椎骨脳底動脈循環不全が考えられる．

一般的に水平性眼振は末梢性，または中枢性つまり，頭蓋内疾患でも起こり得る．

ただ，この症例の眼振所見だけでは，小脳梗塞があると予測をつけるのは困難である．

また，たとえ小脳梗塞を起こしても，2〜3日でよくなってしまうめまいも実際の臨床では存在するので要注意である．

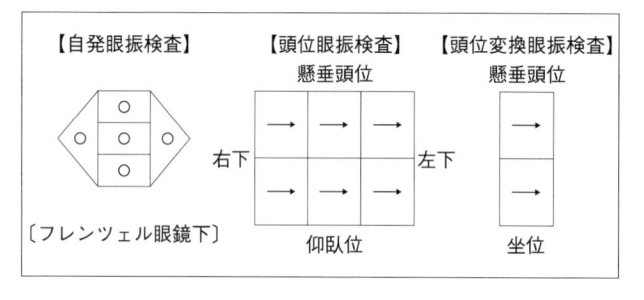

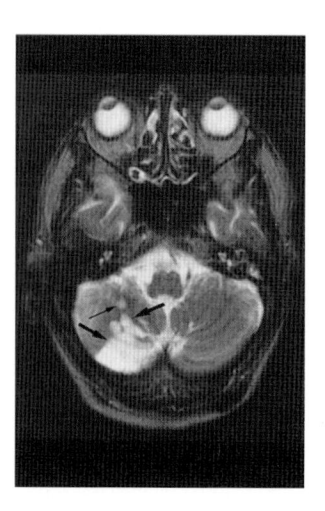

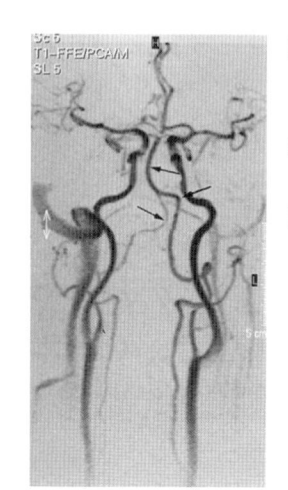

図107　症例71，単純頭部MRI
　右小脳に広範囲に梗塞を認める（→）．

図108　症例71，単純頸部MRA
　両椎骨動脈の屈曲と脳底動脈の蛇行が認められる（→）．右椎骨動脈が左に比べて細い．

プライマリーケアー医へのサイドメモ 50

回転性めまいは内耳性で，メニエール病かメニエール症候群という考え方は止めること．
今や患者のニーズは「頭は大丈夫か」という点にある．
末梢性めまいの代表であるメニエール症候群という診断の下に頭部を調べないでいると，小脳梗塞が見逃されることになる．
一見，末梢性のようなめまい症状で受診する小脳梗塞症例は少なくない．たとえ軽度のめまいでも中高年者は油断しないこと！

参 考 15

次の症例も初診時のめまいが非回転性で軽かったがゆえに，小脳出血と気付かれなかった症例である．

【症　例】67歳，男性
平成14年6月17日，両側耳鳴と，ふらふらするめまいを主訴に受診．
血圧は200/110と高く，血糖値265，HbA1cは9.5%と高値を示した．
前日に救急医療センターを受診し，アダラート（1錠，10 mg）1錠を処方されていた．
その後，糖尿病外来を紹介され，血糖値は落ち着いたが，ずっとふらふらするめまいがとれないとのことでわれわれの外来に紹介されて来た．
両側耳鳴は4～5年前からあるとのことで，音は"ツーン"．
最近は右難聴が軽度にありとのこと．
母，兄，姉が脳卒中で死亡．
両脚直立検査，足踏み検査：異常なし
眼振所見：**自発眼振検査**で左右を注視させる際，眼球運動がスムーズでなく，階段状でぎこちなかった（これは小脳，脳幹の病変を示唆する）．
頭位眼振検査，頭位変換眼振検査で回旋要素の強い左向き方向固定性水平性眼振が認められた．

自覚的に両側耳鳴があるとのことから，まず椎骨脳底動脈循環不全を疑った．
頭部MRI（単純）にて左小脳に亜急性と思われる小脳出血を認め，これがふらつきの原因と判明した（図109 ⇨，図110 ⇨）．
このように頭部MRIを撮らないと内耳性めまいとして見逃されてしまうような小脳出血のケースも存在するのである．
さらに**頭部MRA**では左椎骨動脈が右に比べ細く，微妙な椎骨脳底動脈領域の血行障害が以前から潜在的にあると考えられた（図111，→）．

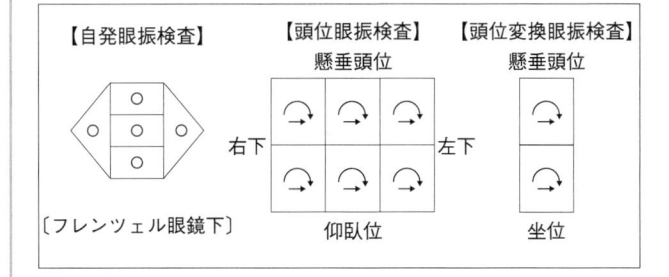

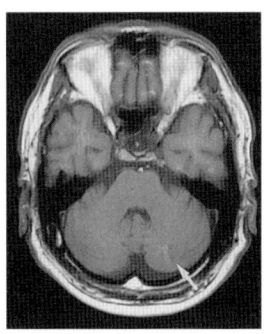

図109　単純頭部MRI
　T1強調画像．

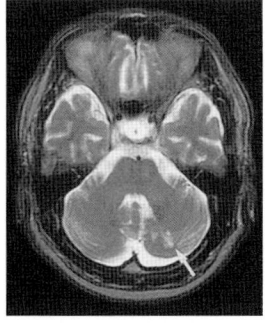

図110　単純頭部MRI
　T2強調画像．

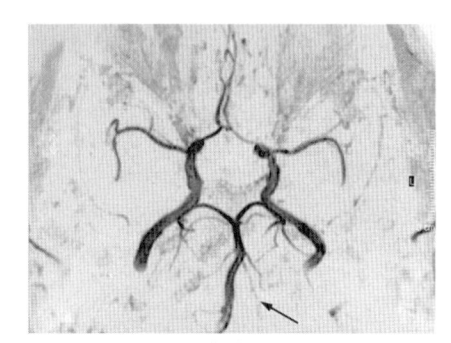

図111　単純頭部MRA

症例72　平衡障害を主訴に入院した橋部梗塞の症例

56歳，男性

平成12年5月15日午後1時頃，突然ふらふらする感じが出現した．

嘔気，嘔吐あり．耳鳴，難聴，頭痛，四肢の先のしびれ，複視，脱力なし．起立はかろうじて可能だが，歩行が不可能だった．

血圧は160/72．

6年前に糖尿病といわれた頃，回転性めまいがあった．

50歳頃から糖尿病の治療を受けていない．

血糖：385，HbA_{1c}：10.4%
他の神経学的検査は問題なし．

両脚直立検査：動揺が激しい

足踏み検査：続行不能

眼振所見：初診医による自発眼振検査にて裸眼で左向き方向固定性水平性眼振あり．

緊急で撮った頭部CTは異常なし．脳硬塞が疑われ，内科に入院した．

入院後はキサンボン4A×2/日を点滴内に混注．

16日，複視出現．天井のさんが二重に見えた．

17日朝，複視は消失．めまい感は残っているが，ふらつきはほとんどなし．

18日，われわれが呼ばれ，診察．

自発眼振検査，フレンツェル眼鏡下で左向き方向固定性水平回旋混合性眼振が認められた．

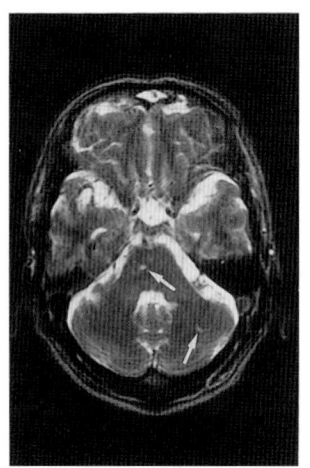

図112　症例72，単純頭部MRI
右脳幹橋部と左小脳に小梗塞が認められる（⇨）．

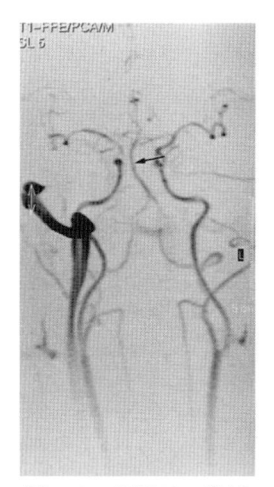

図113　症例72，単純頭部MRA
脳底動脈の蛇行あり（→）．

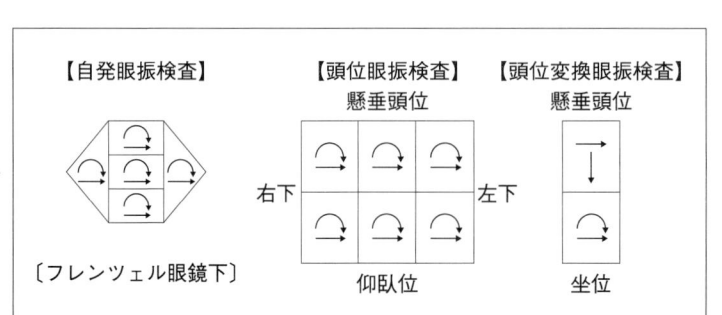

眼振所見
（平成12年5月18日）

頭位眼振検査で左向き方向固定性水平回旋混合性眼振がみられ，頭位変換眼振検査で懸垂頭位で左向き水平性眼振ならびに下眼瞼向き垂直性眼振と坐位で左向き水平回旋混合性眼振が観察された．

　頭部 MRI で左小脳半球に小梗塞，右脳幹橋部にも小梗塞が認められた（図112）．

　小脳半球の小梗塞は陳旧性（6年前のめまいの時のものかも知れない）と考えられ，今回のめまいは複視（上部脳幹の病変で現れる），下眼瞼向き垂直性眼振（小脳，脳幹の病変で出現）がみられたことから，やはり右脳幹橋部の小梗塞によるものと判断された．

　頸部 MRA では脳底動脈の蛇行が認められた（図113）．

　めまい感が少々残存していたが，メリスロン6錠/日，セファドール3錠/日，セロクラール（1錠，20 mg）3錠/日の投与で完全に消失した．

プライマリーケアー医へのサイドメモ 51

糖尿病の患者がめまい，平衡障害を訴えたら，内耳性めまいよりむしろ脳梗塞を疑うこと．

症例73　近くの病院で前庭神経炎の疑いといわれ、頭部MRIで橋部小梗塞が発見された症例

64歳、男性

平成10年6月23日、回転性めまいを主訴に受診。

初診2ヵ月前に火葬場で回転性めまいを生じた。頭が後へ引かれる感じもあった。

嘔気、嘔吐、耳鳴、難聴なし。

近くの病院を受診し、内科に入院し、耳鼻咽喉科でも検査を受けたが、風邪の終わり頃だったので、前庭神経炎ではないかと言われた。

頭痛、四肢の先のしびれ、複視なし。

歩いたり、後をふりむく時、めまい感があり、階段を降りる際、手すりにつかまらないと怖い感じがするという。

血圧は146/86。

両脚直立検査、足踏み検査：異常なし

眼振所見：自発眼振検査は裸眼、フレンツェル眼鏡下でも正常。輻輳麻痺なし。

頭位眼振検査では左向き方向固定性水平性眼振が認められた。

頭位変換眼振検査では懸垂頭位で左向き水平性眼振と斜行性眼振が、坐位では左向き水平性眼振が認められた。

メリスロン6錠、セロクラール（1錠、20 mg）3錠、ユベラニコチネート3錠/日を処方。

7月14日、頭部MRI、MRA、頸部MRAを施行。

頭部MRIにて大脳にラクナ梗塞、左橋部にもラクナ梗塞が認められた。

頸部MRAにて右椎骨動脈の屈曲と脳底動脈の蛇行が認められた（図114）。

めまいの時、頭が後に引かれるということは椎骨脳底動脈循環不全を示唆する。

さらに階段を降りる時、手すりにつかまらな

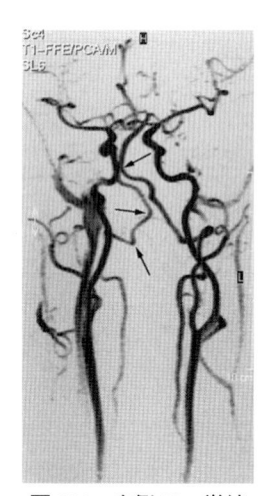

図114　症例73、単純頸部MRA
右椎骨動脈の屈曲と脳底動脈の蛇行が認められる（→）。

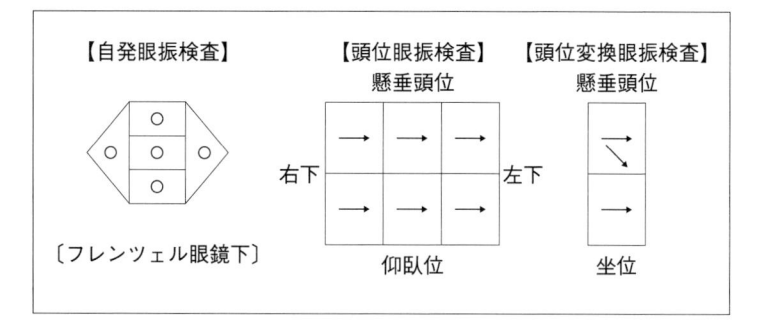

一言メモ10

まだ十分なコンセンサスが得られた訳ではないが、従来、前庭神経炎といわれてきたなかの70〜90％は、脳幹部の梗塞であろうと、最近いわれてきている[2]。

前庭神経の末梢部分は内耳から前庭神経核の入り口までをいうので、脳幹部特に前庭神経核付近の梗塞でも、内耳の障害でも同じ症状になる[2]。

つまりめまいだけでは見分けがつきにくい。

そこで、この症例のようなめまい以外の症状を聞き出すのも重要である。

いと怖いということは脳幹か小脳の病変を示唆する．

方向固定性眼振は内耳でも頭蓋内でもどちらでも出現するが，懸垂頭位で斜行性眼振がみられたことから，内耳というよりは，頭蓋内病変を考えたい．

そして左橋部にラクナ梗塞が認められたことから，やはり橋部小梗塞によるめまいと考える方が妥当であろう．<u>指標追跡検査や視運動性眼振検査は異常なかったが，この検査が異常ないからといって脳幹の病変が否定される訳ではない．画像の方を優先すべきである．</u>

結局，前庭神経炎よりむしろ脳幹梗塞，特に橋部の小梗塞を考えた．

プライマリーケアー医へのサイドメモ 52

ここで重要な問診は次の2点である．これだけ聞けば末梢性のめまいは考えにくい．

頭が後へ引かれると聞いたら，すぐ椎骨脳底動脈循環不全を考えること．

階段を降りる時手すりにつかまらないと怖いと聞けばまず小脳，脳幹の病変を思い浮かべること（稀に両側内耳障害でも起こり得るが）．

めまいが長期にわたり消えにくい時は，前庭神経炎よりむしろ脳幹部の梗塞を疑い，頭部MRIを検査した方がよい（特に中高年の患者の場合）[2]．

次の症例は，われわれが患者を診察したのは，患者が狭心症で入院して以後のことであったので，最初のめまいの時の眼振所見は不明である．

しかし，最初回転性めまいがあり，この時たとえ受診していたとしても，おそらく一時的な血行障害を起こしたのではと診断され，その日のうちに帰宅させられていたであろう．

ここで注意することは，高血圧を治療中の高齢の患者が回転性めまいを訴え，しかも手先のしびれを伴っていたら，少なくとも椎骨脳底動脈循環不全を考えるということである．さらにもう一歩踏み込んで脳卒中か心臓病の前兆になり得るということを念頭に入れておくことである（脳卒中の方がはるかに確率が高いが）．

めまいと脳卒中，虚血性心疾患

症例74　めまい発作後2日して異型狭心症を起こした90歳の椎骨脳底動脈循環不全症例

90歳，女性
東京の某病院内科に狭心症と高血圧で通院していたが，平成9年4月に近くのシルバーマンションに越してきた．

4月4日に当院で診察を受けた．たまたま撮った頭部CTは問題なし．

平成10年8月13日，夕方5時半頃，急に回転性めまいが起こり，数分続いた．

めまい時の耳鳴，難聴（年齢相応の老人性難聴はあるが）の増強なし．

嘔気，嘔吐，頭痛，複視なし．右手先のしびれを伴った．

8月15日，夜9時頃，テレビで野球を観戦中，突然前胸部痛が起こり，当院に急患として来院．

9時にシルバーマンションの看護師が血圧を測ったところ，240だったという．

来院時の血圧は184/90．

心電図にて著明なST低下が認められ，異型狭心症と診断され入院．

翌8月16日，われわれが依頼を受けて診察．

眼振所見：フレンツェル眼鏡下での自発眼振検査は回旋要素の強い左向き方向固定性水平性眼振が認められた．

頭位眼振検査で同様の眼振が認められた．

しかし，心臓発作の翌日であったので，懸垂頭位，頭位変換眼振検査は行わなかった．

考　察

両手先のしびれを伴うめまいなので，末梢（内耳）性めまいは否定される．

頭部MRI，MRAを撮っていないが，この症例は心疾患を背景とした椎骨脳底動脈循環不全と考えられた．

つまりめまいを起こしてから2日後に狭心症発作を起こした．

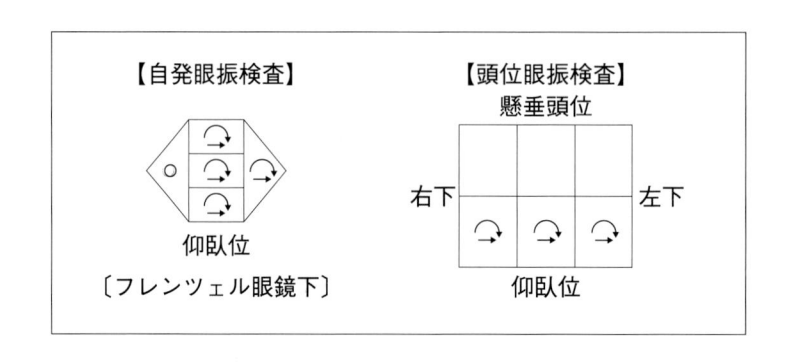

プライマリーケアー医へのサイドメモ 53

　稀にめまいを起こした後，数日以内に脳梗塞や虚血性心疾患を起こして来院することがあるので注意．

　もう一度繰り返す！

　高血圧を治療中の高齢者が，回転性めまいを訴え，しかもしびれを伴っていたら（めまいだけでもよいが），**内耳性めまいでなく，少なくとも椎骨脳底動脈循環不全を考えるということである**．

　さらにもう一歩踏み込んで，脳卒中か心臓病の前兆になり得るということを念頭に入れておくことである（イラスト50）．

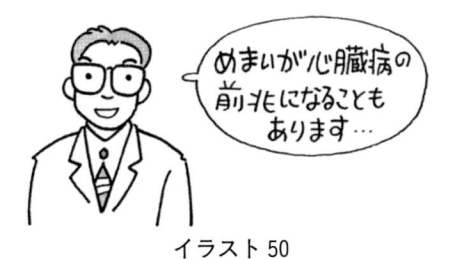

イラスト 50

めまいと脳卒中, 虚血性心疾患（めまい後, 脳卒中, TIA を起こした症例）

症例 75　発作性頭位眩暈後 1 ヵ月して構音障害, 四肢の不全麻痺をきたした症例

76歳, 女性

平成11年2月10日, 頭を動かした時のみ回転性めまいが起こるとのことで初診.

嘔気, 嘔吐あり. 耳鳴, 難聴, 複視, 四肢の先のしびれ, 頭痛なし. 眼前暗黒あり.

血圧は 158/90.

平成4年5月から精神科で高血圧, 脳血管性パーキンソニズムで経過観察中（図115, 図116）.

平成10年12月下旬頃, 朝9時に起き上がろうとして回転性めまいがあったという.

この時は耳鳴, 難聴なし. 前頭部痛あり. 嘔気, 嘔吐あり.

眼振所見：自発眼振検査は裸眼, フレンツェル眼鏡下でも眼振なし.

頭位眼振検査で仰臥位正面で右向き回旋性の眼振, 仰臥位右下頭位で右向きの下向性回旋性眼振, 左下頭位で下向性の回旋性眼振あり.

懸垂頭位正面で右向き回旋性眼振, 右下頭位で下向性回旋性眼振, 左下頭位で下向性回旋性眼振, つまり, 方向交代性下向性回旋性眼振が認められた. 頭位変換眼振検査にて懸垂頭位で右向き回旋性眼振, 坐位で反対向きの左向き回旋性眼振が認められた. 減衰現象, 潜伏時間あり.

眼振所見からは発作性頭位眩暈が考えられた.

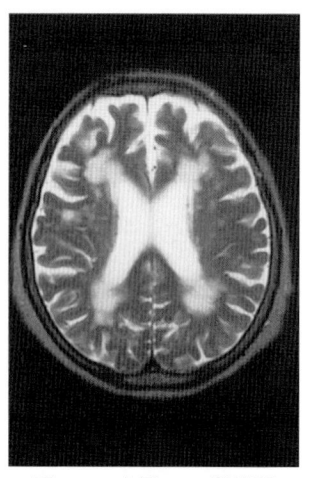

図 115　症例 75, 単純頭部 MRI
大脳に虚血性変化と小梗塞が多発.

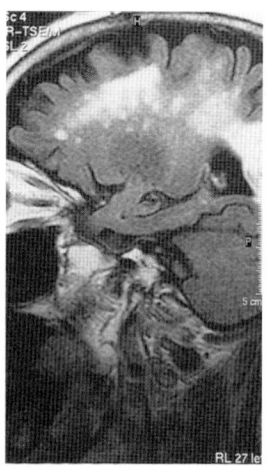

図 116　症例 75, 単純頭部 MRI（側面）
大脳に虚血性変化と小梗塞が多発.

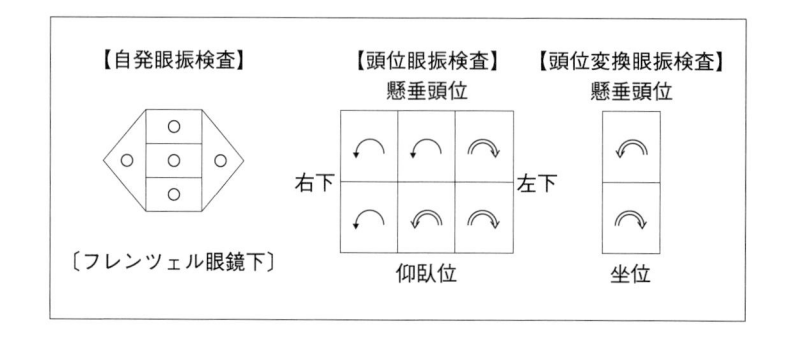

メリスロン6錠/日，セロクラール（1錠，20 mg）3錠/日を処方．

この後めまいはいったん改善した．

平成11年3月16日，前の晩からの四肢の不全麻痺と構音障害にて救急車で早朝来院．

血圧は149/82．

眼振なし．そのまま入院．

キサンボンを投与し，数日後には構音障害は消失，不全麻痺は改善した．頭部MRIで脳幹には明らかな所見は認められなかったが，椎骨脳底動脈領域，特に脳幹部の微小梗塞だった可能性あり．

結局めまい後1ヵ月して脳梗塞を起こしたことになる．

考察

眼振所見からは「良性発作性頭位眩暈」と診断される方々も多いと思う．

しかし眼前暗黒は貧血，低血糖でも起こり得るが，特に中高年者では大脳の後頭葉の一時的な虚血を意味する．

さらにこの症例は精神科にかかっていた頃から，時々構音障害を起こしていたらしく，背景に椎骨脳底動脈循環不全があると考えられる（図117）．

この意味で中高年者の一見，「良性発作性頭位眩暈」の症例は問診をよくとる必要がある．

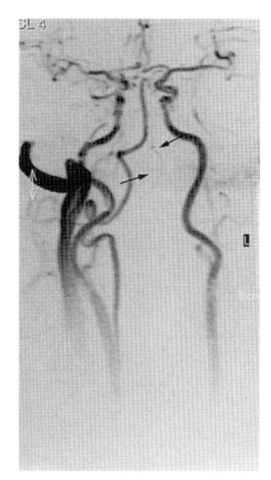

図117 症例75，単純頸部MRA
左椎骨動脈の描出不良（→）と右椎骨動脈の屈曲あり．

プライマリーケア医へのサイドメモ54

降圧剤を内服中の高齢者が一見「良性発作性頭位眩暈」に酷似した回転性めまい（本書ではとりあえず良性を取って発作性頭位眩暈としている）と眼前暗黒を訴えたら，将来の脳卒中に注意！！

症例76 良性発作性頭位眩暈と診断し，後日頭部MRIで陳旧性脳出血が発見された症例

63歳，女性

昭和62年5月19日，左下頭位での回転性めまいを主訴にわれわれの外来を受診．

以前より高脂血症と肥満あり．嘔気，嘔吐を伴い，耳鳴，難聴はなし．

頭痛，複視，しびれなし．血圧134/88．

両脚直立検査，足踏み検査：異常なし

眼振所見1：自発眼振はなし．

頭位眼振検査および頭位変換眼振検査では仰臥位左下頭位で著明な下向性の回旋性眼振，懸垂頭位でも同じ向きの回旋性眼振あり．

仰臥位右下頭位で下向性眼振あり．仰臥位正面と懸垂頭位正面で右向き回旋性眼振，頭位変換眼振検査では懸垂頭位で左向き回旋性，坐位で右向きの回旋性眼振あり．

左下頭位にて頭の位置と同じ左向きの下向性回旋性眼振が，さらに右下頭位にても頭の位置と同じ右向きの下向性回旋性眼振が認められ（方向交代性下向性回旋性眼振），めまいを起こしやすい頭位で眼振が発現するまでに数秒間の時間を要すること（潜伏時間）や，めまいを起こしやすい頭位にしてそのままの状態にしておくと，眼振が消失し，もう一度同じ頭位をとらせると，眼振もめまいも軽減してくること（減衰現象）．そして頭位変換眼振検査にて懸垂頭位と坐位で方向の逆転する眼振が認められたことから，この時は良性発作性頭位眩暈と診断した（当時MRAは撮れなかった）．

軽い頭位性めまいは1年程度続いたが，肩凝りを取るようにしたら，完全に消失．

その後は再発はなかった．

平成11年10月13日，再び頭位性回転性めまいにて受診（2回目のめまい発作）．

娘のお産で忙しかったとのことで起き上がろうとすると，めまいが強いとのことでベッド上で診察．

強い肩凝りと頭痛あり．眼振所見は次のようであった．

眼振所見2：自発眼振検査は異常なし．

頭位眼振検査で仰臥位右下頭位で下向性回旋性眼振，仰臥位正面で右向きの回旋性眼振，仰臥位左下頭位で著明な下向性回旋性眼振あり．2回目のめまい発作期でも頭位眼振検査にて方向交代性下向性回旋性眼振があり，頭位変換眼

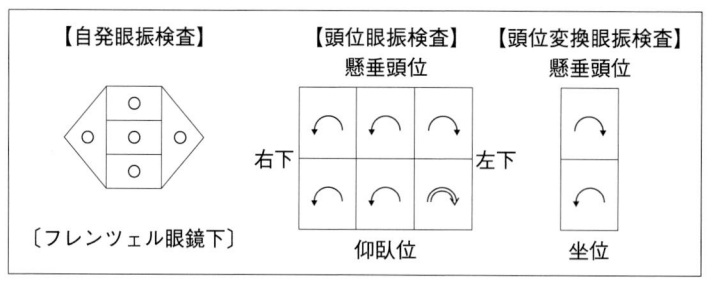

眼振所見1
（昭和62年5月19日）

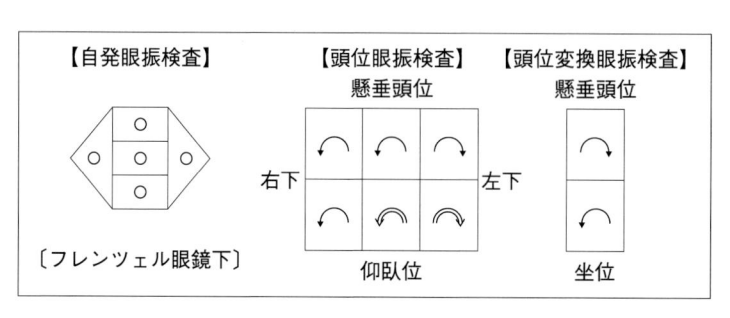

眼振所見2
（平成11年10月13日）

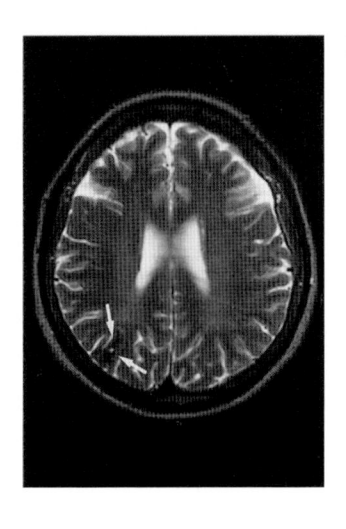

図118　症例76，単純頭部MRI
右後頭葉に陳旧性出血あり（⇨）．

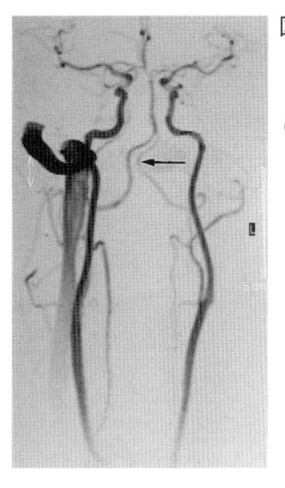

図119　症例76，単純頸部MRA
左椎骨動脈の屈曲あり（→）．

振検査にて方向の逆転する眼振が認められ，潜伏時間，減衰現象を伴った．眼振所見からは良性発作性頭位眩暈と診断したくなるところだが，頭部MRI，頸部MRAの所見をみてから診断することにした．

血圧は128/84と問題なし．

メイロン250 ml＋プリンペラン1A＋メタボリン（ビタミンB_1）1Aの点滴とセルシン5 mgの筋注を行ったが，めまいはまだ残っていた．

そこで最後にメリスロン2錠とセロクラール（1錠，20 mg）1錠を内服させて帰宅．

この患者は肩凝りが強いのでメリスロン6錠，セロクラール（1錠，20 mg）3錠，テルネリン（1錠，1 mg）3錠/日を処方した．

10月25日，上を向いた後まだ左下頭位で軽いめまいあり．

11月9日，めまいは完全に消失．

平成12年1月11日，頭部MRIにて右後頭葉に陳旧性の出血（図118）と脳幹の橋部に虚血性変化を認めた．さらに頸部MRAで左椎骨動脈の屈曲が認められた（図119）ので，最終的に椎骨脳底動脈循環不全を背景とした発作性頭位眩暈と診断した．

出血巣については数ヵ月以上経っていると思われ，めまいとは直接の関連性はないと考えられた．

プライマリーケアー医へのサイドメモ55

最初は良性発作性頭位眩暈と診断したが，高脂血症と肥満があり，いずれは脳卒中や心筋梗塞を起こすのではなかろうかと考えていた．

そして2回目のめまい発作で，頭部MRIにて脳幹橋部に虚血性変化が発見されたが，これは発作性頭位眩暈の症例で時にみつかることがある．一歩踏みこんで責任病巣は，内耳よりむしろ脳幹橋部，つまり前庭神経核近辺にあるのではと提案したい．

さらに頭部MRIで右後頭葉に陳旧性出血巣（比較的新しい）が発見されたが，果たしてこれを偶然の合併症といえるだろうか．動脈硬化があれば，当然脳出血しやすいのは万人の認めるところである．幸いにも大きな出血ではなく，何も自覚症状がなかったのは幸いであった．

これからは高齢化社会がますます進行していくなかで，しつこいようだが，高脂血症，糖尿病，高血圧の人に「良性発作性頭位眩暈です．内耳が原因ですから心配はいりません」と言うのは，控えておいた方がよいと思う．

症例77　一見，末梢（内耳）性のめまいを呈し，後日中脳の小梗塞が発見された心房細動の症例

60歳，男性

平成9年12月2日，高血圧と心房細動にて循環器内科を受診．以後は外来通院をしていた．

平成11年4月13日，回転性めまいと嘔気，嘔吐を訴えて再診．メイロン250 m*l* の点滴とセルシン5 mg筋注にて軽快し，帰宅．

4月14日，われわれの外来を受診．

2年前に川で潜った後，1分間程度回転性めまいがあったとのこと．

4月10日〜12日，旅行から帰宅後，夕方に1分間くらい回転性めまいが続いた．

4月13日，筋力トレーニングを5分間行い，その後ビールを大瓶1本飲んだ後，回転性めまいが続いたので救急で受診したという．

メイロンとセルシンの処置以後は，ぐらぐらするめまいがまだ続いているとのことであった．

耳鳴なく，難聴が軽度，肩凝りあり．嘔気，嘔吐はこの時は消失していた．

四肢の先のしびれ，頭痛，複視なし．血圧146/80．歩くとよけいぐらぐらするとのことであった．

両脚直立検査：正常
足踏み検査：右への偏倚あり
眼振所見1：自発眼振検査では回旋要素の強い左向き方向固定性水平性眼振，頭位眼振検査および頭位変換眼振検査でも同様の眼振あり．

4月14日入院．メイロン250 m*l* ＋メタボリン（ビタミンB$_1$）1Aを施行したが，ぐらぐらするめまい感は不変．

4月13日の頭部CTにては右被殻に小さなlow density areaらしき所見を認めたのみ．

4月19日，右上肢のふるえが出現．

4月20日，神経内科を受診．右下肢の軽い失調があるといわれ，脳梗塞が考えられるとのことだった．

同日17時30分頃，右橈骨動脈の塞栓を突然起こし，右手が真っ白になり，脈に触れなくなった．至急ヘパリン1500UとAT-III製剤を併用してその日のうちに塞栓症は改善し，血流は

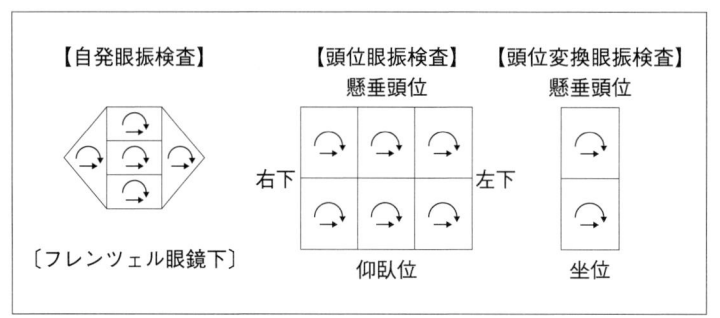

眼振所見1
（平成11年4月14日）

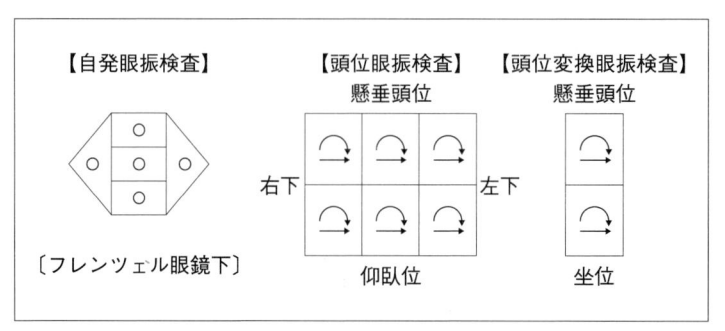

眼振所見2
（平成11年5月18日）

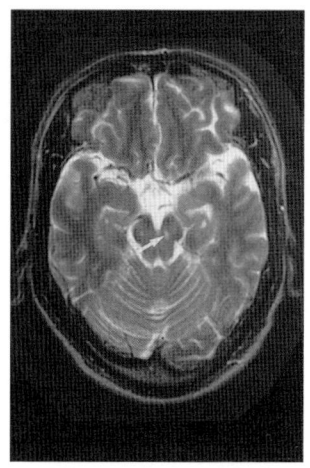

図120 症例77，単純頭部MRI
左中脳に小梗塞あり（⇨）．

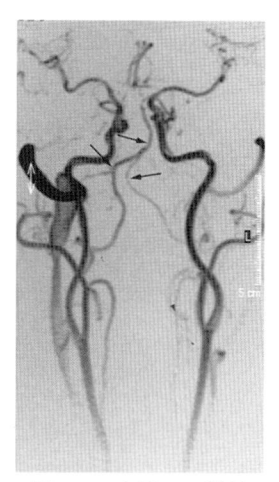

図121 症例77，単純頸部MRA
両椎骨動脈の屈曲と脳底動脈の蛇行あり（→）．

戻った．

4月28日，心房細動に対し，電気ショックを行い，改善．

ここで注目すべきは，めまいはメイロン投与ではまったく効果がなかったのに，抗凝固療法を開始して翌日にはすっきり消失してしまったことである．

つまりこのめまいは脳梗塞からきたものであると推定できる．

4月30日，頭部MRIにて左中脳に小梗塞が発見され，このことが裏付けられた（図120）．

頸部MRAにては両椎骨動脈の蛇行と左椎骨動脈が右に比べて細く，脳底動脈も蛇行していた．

椎骨脳底動脈にこのような所見のある人は脳幹の梗塞を起こしやすい（図121）．

結局，この症例はよく見かける心房細動によ る脳塞栓に至る前に，左中脳に小梗塞を起こした．

そして6日後には右手のradial arteryの塞栓を起こしたが，大事には至らずに済んだ．塞栓が脳ではなく，幸いだったのである．

この症例のポイントは中脳梗塞による回転性めまい，合併症として心房細動があり，入院中に右上肢の塞栓症を起こしたということである．

眼振所見2：5月18日の眼振所見は頭位眼振検査および頭位変換眼振検査で左向き方向固定性水平回旋混合性眼振が認められた．一見，内耳性の眼振所見だが，中脳梗塞のこともあるので，要注意である．

プライマリーケアー医へのサイドメモ 56

心房細動の患者が回転性のめまいを訴えて来たら，内耳性めまいでなく，最初から頭蓋内疾患によるめまいと考えた方がよい．

めまいと脳卒中，虚血性心疾患（めまい後，脳卒中，TIA を起こした症例）

症例 78　めまい後 3 年 6 ヵ月して脳梗塞を起こした高血圧合併椎骨脳底動脈循環不全の症例

72 歳，男性

平成 9 年 2 月 3 日，めまいと高血圧にて初診．

降圧剤はアダラート L（1 錠，10 mg）2 錠/日内服中．

6 ヵ月に一度回転性めまいがあるとのこと．

最近では 1 月 31 日に回転性めまいあり．近くの救急病院を受診し，頭部 CT で，異常なしと言われた．

嘔気，嘔吐あり．耳鳴，難聴，頭痛，四肢の先のしびれ，複視はないが，肩凝りあり．

血圧は 144/80．

両脚直立検査：正常，**足踏み検査**：閉眼 50 歩で左へ偏倚．輻輳麻痺あり．

眼振所見：自発眼振検査，頭位眼振検査，頭位変換眼振検査にて右向き方向固定性水平性眼振が認められた．

平成 9 年 2 月 18 日，近くの病院で撮った頭部 MRI では大脳にラクナ梗塞，頭部 MRA で右椎骨動脈の強い屈曲が認められた．

眼振所見と頭部 MRA の所見から，椎骨脳底動脈循環不全と診断．

めまいはメリスロン 6 錠/日とセロクラール（1 錠，20 mg）3 錠/日の投与で改善した．

平成 12 年 5 月 4 日深夜，血圧が 190/90 に上がってしまい，いっこうに下がらず，回転性め

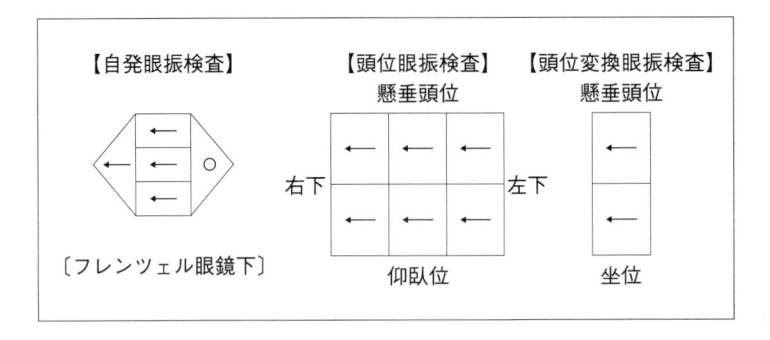

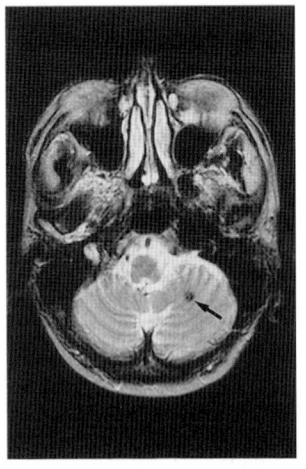

図 122　症例 78，単純頭部 MRI
左小脳に Cavernous angioma が認められる（→）．

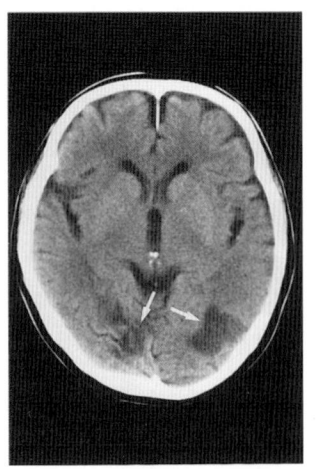

図 123　症例 78，単純頭部 CT
両後頭葉に大きな梗塞あり（⇒）．

まいと嘔吐が激しくて追加のアダラートを飲むことができないと当直医に電話があった．

救急車で来院し，そのまま入院．

めまいはいったん治まって退院した．

しかし，退院後に撮った頭部 MRI で，左小脳に cavernous angioma（図 122）が判明した．

ところが，8 月 5 日に夜新聞を読んでいた時，急に視野の左上部が特に近い所を見る時に見にくくなったと言って 7 日に受診した．

眼科的には問題なく，9 日に神経内科に紹介した．

この時の頭部 CT で両側の後頭葉に大きな梗塞がみつかった（図 123）．

つまり今まで繰り返していためまいは脳底動脈の循環不全を意味し，脳底動脈の末梢である後大脳動脈領域の梗塞を起こしてしまった．

言い換えればめまいは脳梗塞の前兆になった訳である．

考　察

小脳虫部と脳幹の前庭神経核とを結ぶ経路の近くに cavernous angioma があれば，いわば抑制がとれた過敏状態にあるため，血圧の変動で椎骨脳底動脈系の血流障害が起これば，めまいを生じやすい状態になるであろう．

さらにこの患者は平成 12 年 5 月に自分のめまいはメニエール病ではないかと考え，近くの耳鼻科にかかったが，そこでの聴力検査で右の軽度の低音障害を指摘され，内耳のリンパ水腫

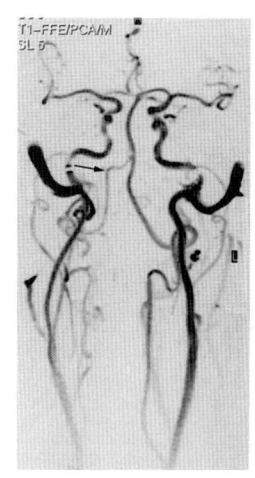

図 124　症例 78，単純頸部 MRA
右椎骨動脈が左に比して細く屈曲を認める（→）．

と言われた．しかしこの症例は耳鳴はなく，聴力の異常や聴力の変動は自覚的に何もないというので，内耳のリンパ水腫は考えにくいと思われた．

頸部 MRA で椎骨動脈の屈曲が見つかったので，右軽度の低音障害はむしろ内耳血流障害のためと考えられた（図 124）．

一般的に，起立性低血圧の症例でも椎骨脳底動脈循環不全➡内耳血流障害で聴力検査上，低音障害が起こることがあるので，これと同じ機序と考えた．

症例79　近くの耳鼻咽喉科で良性発作性頭位眩暈と診断され，頭部 MRI で陳旧性脳出血が認められた症例

64歳，女性

昭和62年6月，近くの耳鼻咽喉科にて良性発作性頭位眩暈と言われた．

以来，時々左下頭位にて回転性めまいあり．

平成10年6月10日，頭部精査を目的として紹介された．立っていても寝ていても上を向いた時にふらっとすることがあるとのことであった．

右片頭痛あり．嘔気，嘔吐，耳鳴，難聴はなし．四肢の先のしびれ，複視なし．

起立性低血圧あり．

両脚直立検査，足踏み検査：異常なし

眼振所見：自発眼振検査は異常なし．

頭位眼振検査にて右下頭位，左下頭位でそれぞれ同方向に向かう回旋性眼振，つまり方向交代性下向性回旋性眼振が認められ，さらに頭位変換眼振検査で懸垂頭位と坐位で方向の逆転する眼振も観察され，減衰現象，潜伏時間も伴った．

このような眼振所見から発作性頭位眩暈が考えられた．

起立性低血圧は脳幹の循環障害による血管運動中枢の機能不全であるから，結局，椎骨脳底動脈系の循環不全を背景とした発作性頭位眩暈と診断した．

頭部 MRI を撮ったところ，右前頭葉に1.2 cm の陳旧性出血巣が認められた（図125）．

頭部 MRA にては右椎骨動脈が左に比べて細くなっているのが判明したので，椎骨脳底動脈循環不全を背景としているのが裏付けられた．

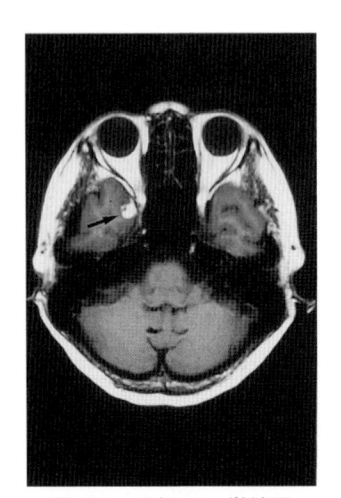

図125　症例79，単純頭部 MRI
右前頭葉に陳旧性出血巣あり（→）．

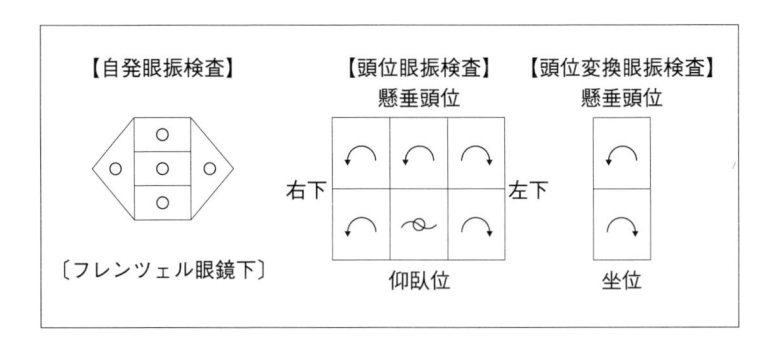

プライマリーケアー医へのサイドメモ57

発作性頭位眩暈と右前頭葉の陳旧性出血巣は，直接の関連性はないということになるが，脳血管障害を将来的に起こす可能性，つまりリスクが高いことは間違いないと思われる．

この意味でも本書に記載した他症例と同じく，この種のめまいは「内耳が原因の良性発作性頭位眩暈ですから心配ないですよ」と軽々しく言えないとわれわれは考えている．

めまいと脳卒中，虚血性心疾患（めまい後，脳卒中，TIAを起こした症例）

症例80　椎骨脳底動脈循環不全後2年して一過性脳虚血発作を起こした症例

76歳，女性

平成10年4月27日，7〜8年前からの回転性めまいを主訴にわれわれの外来を受診．

左耳鳴"ジー"，左軽度難聴あり．嘔気，嘔吐なし．

頭痛，複視，四肢の先のしびれ，眼前暗黒なし．左首筋の痛みが時々あり．

安静時の血圧は140/80で起立性低血圧を認めた．

両脚直立検査，足踏み検査：異常なし

眼振所見：自発眼振検査では異常なし．

輻輳麻痺あり．

頭位眼振検査および頭位変換眼振検査では左向き方向固定性水平性眼振が認められた．

さらに頸椎X-rayにてC_5，C_6の変形が認められた．

考　察

輻輳麻痺は中脳の機能異常を意味し，起立性低血圧は脳幹にある血管運動中枢の機能異常を示唆している．方向固定性眼振は同じ脳幹にある前庭神経核の機能異常と考え，結局，椎骨脳底動脈循環不全と診断した．

この患者は2年前に頭部MRIを他施設ですでに撮られていて，硬膜下水腫と大脳の小梗塞を指摘されていた．

めまいはメリスロン2錠/日とカルナクリン（1錠，25 mg）2錠/日にて改善した．

首筋の痛みもミオナール3錠/日にて改善した．

平成12年1月28日の受診時，2日前に右足が麻痺して5分間ほど立てなくなったと訴えたのでTIAを起こしたと判断された．

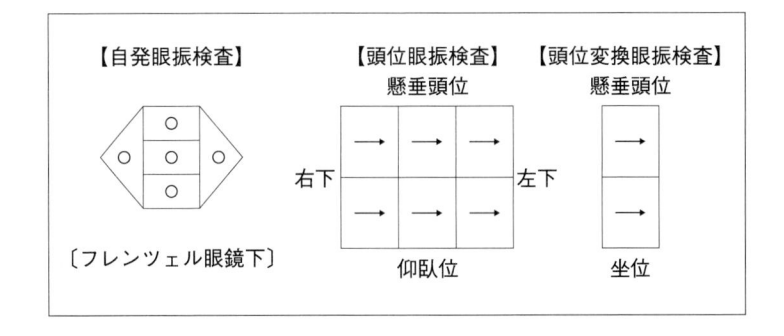

【自発眼振検査】　【頭位眼振検査】　【頭位変換眼振検査】
　　　　　　　　　懸垂頭位　　　　　懸垂頭位
〔フレンツェル眼鏡下〕　仰臥位　　　　坐位

プライマリーケアー医へのサイドメモ58

この症例はめまいを起こしてから2年後にTIAを起こしたことになる．

症例81　頭部MRIで橋部に小梗塞があり，方向交代性上向性頭位眼振が認められた発作性頭位眩暈の症例

88歳，男性

平成11年3月24日，回転性めまいと後頭部痛を主訴に初診．

耳鳴，難聴，嘔気，嘔吐，複視，四肢の先のしびれ，肩凝りなし．

起立性低血圧あり．

平成9年5月7日，回転性めまいあり．それ以来立ちくらみがよくあるとのこと．

両脚直立検査，足踏み検査：年齢相応

眼振所見：自発眼振検査では裸眼，フレンツェル眼鏡下ともに眼振なし．

頭振り眼振検査で第Ⅰ相は左向き水平性眼振，第Ⅱ相は明確な眼振なし．

頭位眼振検査では仰臥位正面で明らかな眼振なし．

仰臥位右下頭位で左向き上向性水平性眼振，左下頭位で右向き上向性水平性眼振あり．

懸垂頭位右下で同じく上向性水平性眼振，正面で左向き水平性，左下で同じく上向性水平性眼振あり．

つまり，右下頭位，左下頭位で天井に向かうような方向交代性上向性水平性眼振が認められた．

頭位変換眼振検査では懸垂頭位で左向き水平性眼振，坐位で右向き水平性眼振あり．

頭位眼振検査で方向交代性上向性眼振があり，頭位変換眼振検査で方向の逆転する眼振が観察されたので，発作性頭位眩暈と診断した．

頸椎X-rayでは全体的に変形が強く，正面像で両側方への変形が著明に認められた．

頭部MRIで両側頭葉に低灌流域が認められ，橋部に複数の小梗塞も認められた（図126）．

頭部MRAで右椎骨動脈が左に比べ，かなり細く，脳底動脈の蛇行もみられた（図127）．

この所見から椎骨脳底動脈循環不全があることが考えられ，結局椎骨脳底動脈循環不全を背景とした発作性頭位眩暈と診断した．

考　察

橋部に梗塞のある患者で，自覚的に良性発作性頭位眩暈に似た症状がある場合，頭位眼振検査を行うと，方向交代性の上向性眼振を呈することがよくある．

つまり方向交代性の上向性眼振の責任病巣について言及すれば，この症例のごとく，まず中枢性，頭蓋内疾患を考えるが，末梢（内耳）性のこともある．

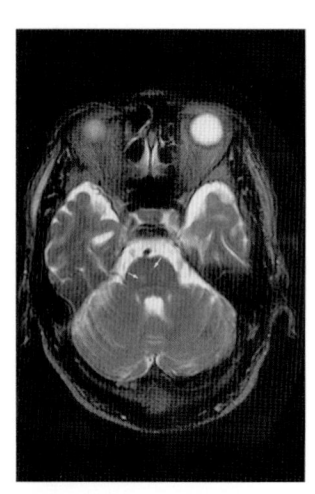

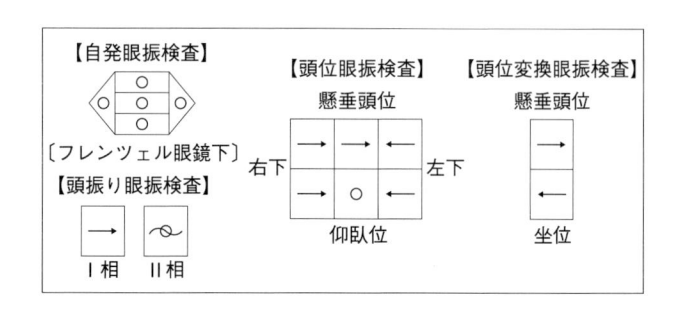

図126　症例81，単純頭部MRI
橋部に複数の梗塞あり（⇒）．

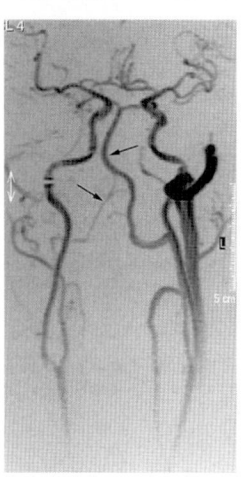

図127　症例81，単純頸部MRA
右椎骨動脈が左に比べかなり細く，脳底動脈の蛇行あり（→）．

症例82　ぐらっとするめまいで発見された脳内出血（右被殻出血）の症例

74歳，男性

平成10年3月16日，約1年前から急に頭を動かすと時々ぐらっとすることを主訴に初診．

嘔気，嘔吐，耳鳴，難聴，四肢の先のしびれ，複視，肩凝りなし．とにかく後頭部が重いとのことであった．

血圧200/110，深呼吸後は166/100．

コニール（1錠，2mg）1錠/日を処方．

アルコール：ビール大瓶1本/日，喫煙：20年前まで20本/日，その後，禁煙．

両脚直立検査，足踏み検査：正常

眼振所見：自発眼振検査，裸眼では眼振なし．フレンツェル眼鏡下では左向き方向固定性水平性眼振が認められた．

頭位眼振検査，頭位変換眼振検査でも左向き方向固定性水平性眼振が認められた．

5月25日，めまいなし．

血圧は148/88に落ち着いた．

ここまでの段階では高血圧と後頭部の頭重感があるので，椎骨脳底動脈循環不全ではないかと考えた．

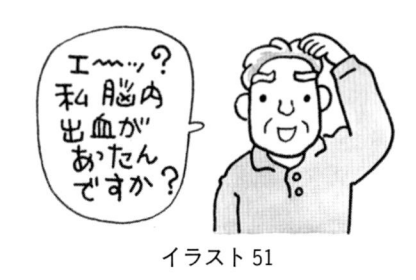

ところが，6月1日，頭部MRIで右被殻出血が認められた（図128）．

よく聞くと，初診1ヵ月前に他院で頭部MRIを撮ったが何も異常なかったという．

少なくともこの1ヵ月間に出血したといえる．

しかし自覚症状はめまいと，後頭部の頭重感のみであった（イラスト51）．

それもぐらっとするという不定愁訴として扱われそうなめまい感である．

ここで注目したいのは，ぐらっとする不定愁訴のようなめまいであっても，フレンツェル眼鏡を用いれば眼振が見つかるということである．

したがってすぐに不定愁訴というなかれ！！

イラスト51

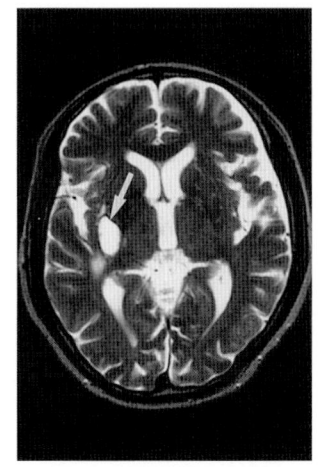

図128　症例82，単純頭部MRI
右被殻出血（陳旧性）が認められる（⇨）．

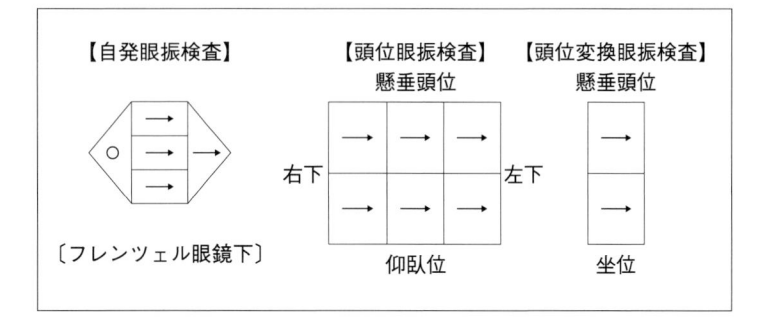

プライマリーケアー医へのサイドメモ59

めまいは椎骨脳底動脈循環不全と考えられたが，脳出血してもはっきりとした症状が出ない人もいる．

この症例からも，眼振所見だけで頭蓋内は大丈夫と言っていると，後日大変なことになるということを学んだ．

参考 16

もう一例，偶然に脳幹橋部の陳旧性出血が発見されたケースを経験している．

【症　例】 69歳，男性

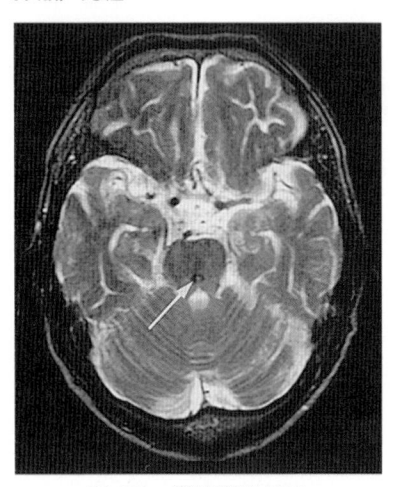

図 129　単純頭部 MRI

平成 14 年 7 月 30 日，近医で高血圧の治療中であったが，くらくらするという非回転性軽いめまいで受診．

8 月 7 日の頭部 MRI で，脳幹橋部の陳旧性出血の所見が認められた（図 129, ⇨）．

本人の記憶によると，約 10 年前に眼前暗黒を経験した程度で，強い頭痛の経験はないとのことだったが，当時，脳幹一後頭葉の虚血が一時的に起きた可能性もある．

この症例は陳旧性であったが，とにかく中高年のめまいは，特に高血圧で降圧剤を内服中の患者は，たとえ軽いめまいでも油断ならない．

画像診断が発達した現在，問診や眼振所見だけで，「あなたのめまいは心配ないです」と言い切らず，画像，特に MRI まで行わないと最終的に大丈夫と言えないのである．

前下小脳動脈虚血，後下小脳動脈閉塞症

症例 83　前下小脳動脈虚血発作の症例

65歳，女性
平成11年3月19日，めまいを主訴に一般内科外来を受診．
20年前から高血圧の治療中．
昭和56年脳梗塞で右不全麻痺．
平成8年，胃，胆嚢ポリープ切除．
平成9年，慢性C型肝炎でインターフェロン療法を受けた．
喫煙，アルコールはなし．
3月18日夕からテレビの画面や景色が縦に揺れて右耳鳴"ザー"，嘔気，嘔吐あり．この時難聴は自覚していない．
頭痛，複視なし．四肢の先のしびれあり．
近医を受診し，血圧210/100でチバセンを5 mg 1錠を内服し，160/100になったが，その後も嘔気，嘔吐，めまいも続くため，当科を紹介された．
そのまま入院．入院後，翌19日にわれわれが呼ばれて診察．
眼振所見：自発眼振検査は異常なし．
頭位眼振検査にて左向き方向固定性水平性眼振，頭位変換眼振検査で懸垂頭位と坐位で左向き方向固定性水平性眼振を認めた．
自覚的に景色が縦に揺れるということは，少なくとも内耳性ではないことを意味し，まず頭蓋内疾患を考える．
脳梗塞の既往はあるし，脳の全体的な循環障害があると考え，この時点では椎骨脳底動脈循環不全と診断した．
しかしメリスロン6錠，セロクラール（1錠, 20 mg）3錠/日を内服後はめまいと嘔気，嘔吐は消失した．
3月24日，今回のめまいを起こして以来，聴力が良くなったり悪くなったり，変動しているという．
3月26日の聴力検査では右が左に比べやや低下しており，特に低音域で目立っていた．
耳鼻咽喉科でプロスタグランジンを投与され，4月19日に右聴力は8000サイクルで70 dBに低下している他はほぼ正常に復した．

考　察

この症例は耳鼻咽喉科では臨床的に突発性難聴と診断された．
しかし，吉本[13]は，「回転性めまいを伴う突発性難聴例のなかに，前下小脳動脈症候群（脳幹梗塞）の存在を忘るべからず」と述べ，耳症状が全面に出ると，末梢性疾患と誤られることがある．risk factorを複数有する場合は，本症を考慮すべきと記載している．本症例は脳梗塞で不全麻痺の既往があり，高血圧もある．

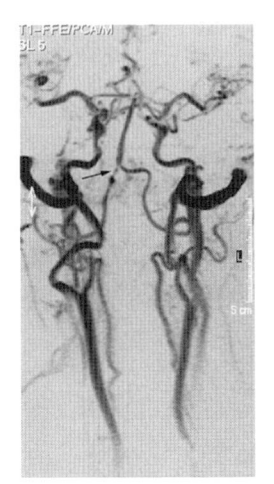

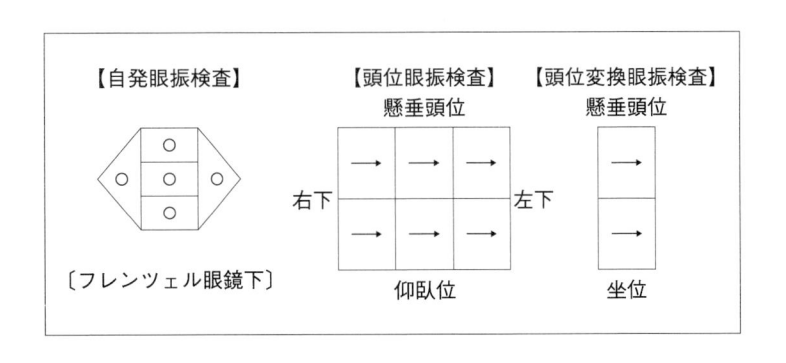

図130　症例83，単純頸部MRA
右椎骨動脈が合流部直前で細くなっている（→）．

物が縦に揺れたということと，四肢の先のしびれを無視することはできない．

この症状は少なくとも内耳性のめまいを否定できる．

右聴力が変動しているので，前下小脳動脈，または内耳動脈に一時的なけいれんを起こしたか，または血栓が完全閉塞に至らないような血行不全状態だったのではないかと考える．

吉本はさらに，MRIで梗塞の明らかでない可逆性の虚血発作のこともあると報告しているので，頭部MRIでは問題なかったが，頸部MRAで右椎骨動脈が脳底動脈合流部直前で細くなっており(図130)，右椎骨動脈の血行不全は，脳底動脈合流後も右前下小脳動脈の血行不全を起こしやすいと考えられ，最終的に右前下小脳動脈領域の可逆性の虚血発作と推測された．

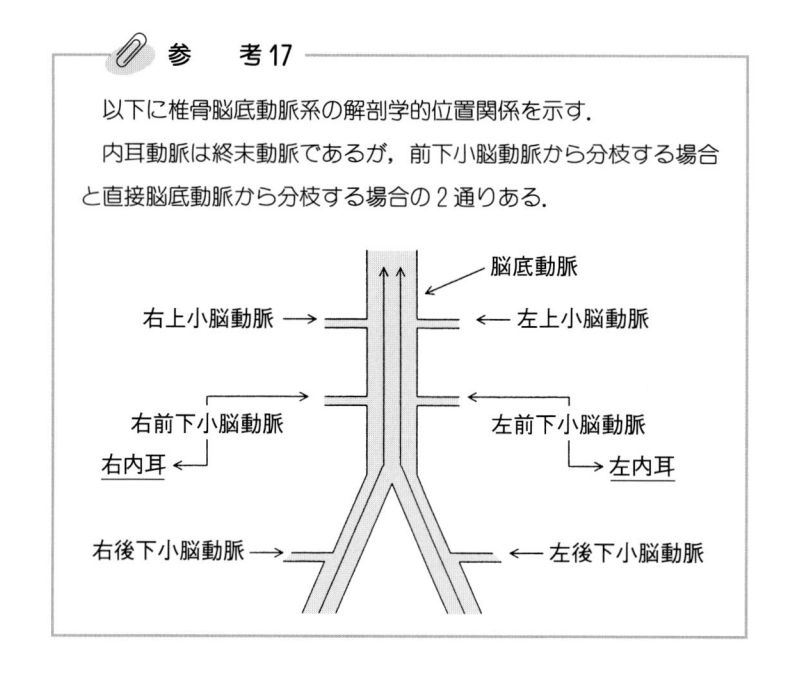

参　考 17

以下に椎骨脳底動脈系の解剖学的位置関係を示す．

内耳動脈は終末動脈であるが，前下小脳動脈から分枝する場合と直接脳底動脈から分枝する場合の2通りある．

```
                           → 脳底動脈
右上小脳動脈 →          ← 左上小脳動脈

右前下小脳動脈 →        ← 左前下小脳動脈
右内耳 ←                        → 左内耳

右後下小脳動脈 →        ← 左後下小脳動脈
```

症例84　後下小脳動脈閉塞症（ワレンベルグ症候群）の症例

48歳，男性

平成7年7月16日，午前3時頃から唾液が飲み込めず，回転性めまい，頭痛，嚥下障害を主訴に初診．

7月14日，2週間の海外出張から帰国した．帰国4日前に左後頭部痛があり，セデスを半包飲んだら良くなったとのこと．

7月15日，夕食に焼き肉を摂取．

翌16日午前3時頃，急に回転性めまいと後頭部痛が出現．同時に唾液が飲み込めず，構音障害も伴ったがそのまま様子をみていた．

しかし症状は改善せず，このため内科受診．そのまま入院．

23歳から高血圧あり．降圧剤を内服中．

血圧は132/80．

左顔面のしびれ感，頸部以下の右半身のしびれ感，顔面を含む右半身の温痛覚消失，

左口蓋垂の挙上不良，複視と嗄声あり．四肢の筋力低下なし．

右上肢で軽度の ataxia あり．失調のため歩行困難．

嘔気，嘔吐あり．耳鳴，難聴なし．

耳鼻咽喉科診察にて左反回神経麻痺が確認された．

同日の頭部CTでは異常なし．

7月17日，神経内科へ転科．症状から延髄外側症候群（ワレンベルグ症候群）が考えられた．

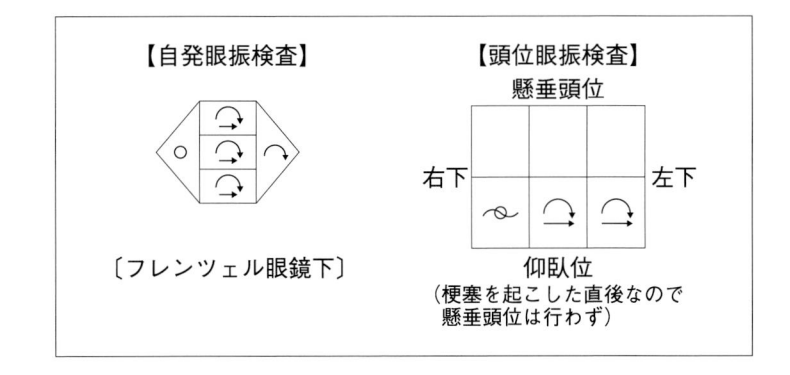

頭部MRIにて左延髄外側に小梗塞あり（図131, 図132）．

これにより診断は確定した．

脳血管造影で左後下小脳動脈の高度狭窄（90%）と右後下小脳動脈の50%狭窄が認められた．

眼振所見：自発眼振検査は裸眼では眼振は明らかではなかった．フレンツェル眼鏡下で回旋要素の強い左向き方向固定性水平性眼振を認めた．

輻輳麻痺あり．

頭位眼振検査では仰臥位正面と左下頭位で左向き水平回旋混合性眼振あり．

治療はキサンボン投与でめまいは20日には消失．

8月5日，退院．

考　察

この症例は左顔面はしびれ感のみで，反対側の右の顔面の温痛覚障害があり，典型的ではなかった．一般的には回転性めまいと一側顔面の温痛覚障害，反対側の半身の温痛覚障害をみたら，後下小脳動脈閉塞症，つまり延髄外側症候群（ワレンベルグ症候群）を考える．

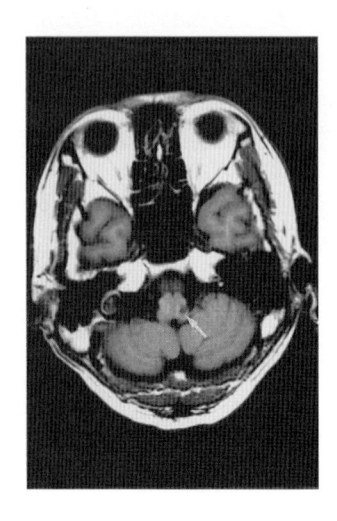

図131 症例84，単純頭部MRI
左延髄外側に小梗塞あり（⇨）．T1強調画像．

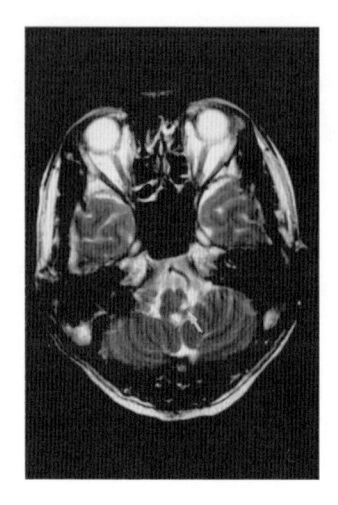

図132 症例84，T2強調画像

✏️ プライマリーケアー医へのサイドメモ 60

降圧薬を内服中の患者が回転性めまいと後頭部痛，嘔吐を訴えて来たら，まず小脳梗塞，小脳出血を考える．

この症例では帰国4日前の後頭部痛は予兆だったと考えられる．

前下小脳動脈虚血，後下小脳動脈閉塞症

症例85　めまいと流動物，固形物がまったく入らないことを主訴に受診したワレンベルグ症候群の症例

33歳，女性

平成13年11月19日，洗面所で顔を洗おうとした時，急に頭と身体が左に偏ったとのこと．頭がふらふらして立っていられなくなった．

それ以来，食べ物や流動物が一切入らなくなったという．

11月20日初診．

診察室に入って来た時は，車椅子に乗り，表情に乏しくうつ病のような顔貌であった．

構音障害あり．口周囲のしびれはなし．

耳鳴，難聴なし．嘔気あり．頭痛，嘔吐なし．

体温は37℃．

血圧は124/80．

両脚直立検査，足踏み検査，左へ倒れてしまい続行不能．

眼振所見：自発眼振検査では右方注視で回旋性の強い右向き眼振あり．

頭位眼振検査で右向き方向固定性回旋性眼振が認められた．

左顔面と右半身に温痛覚障害あり，ワレンベルグ症候群が疑われた．

至急，頭部MRIを撮ったが，左延髄外側に梗塞が認められた（図133，図134）．

頸部MRAで左椎骨動脈の強い屈曲を認めた（図135）．

【自発眼振検査】
〔フレンツェル眼鏡下〕

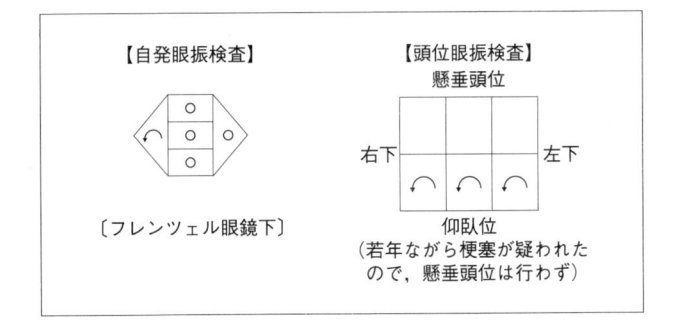

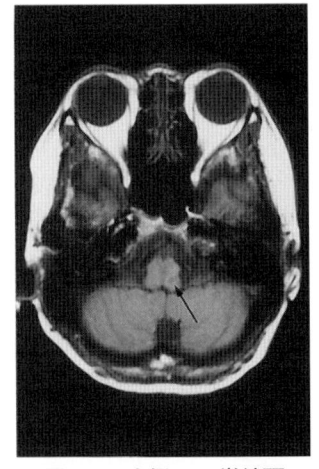

【頭位眼振検査】
懸垂頭位
右下　　左下
仰臥位
（若年ながら梗塞が疑われたので，懸垂頭位は行わず）

図133　症例85，単純頭部MRI
左延髄外側に小梗塞を認める（→）．T1強調画像．

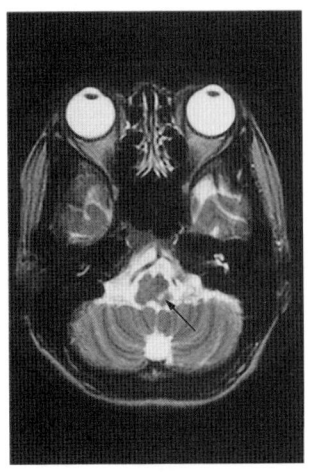

図134　症例85，T2強調画像

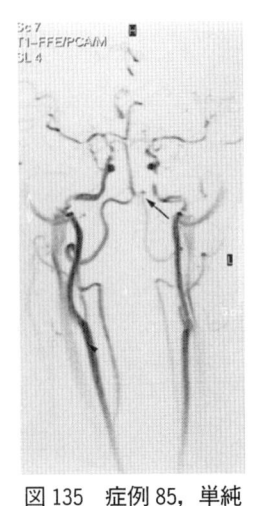

図135　症例85，単純頸部MRA
両椎骨動脈の屈曲あり．特に左椎骨動脈の屈曲が著明（→）．

解剖学的に，後下小脳動脈は椎骨動脈から分枝していくので，今回のエピソードは，この左椎骨動脈の強い屈曲と関連があるものと考えられた（つまり，左椎骨動脈の強い屈曲があれば，同じ左側の後下小脳動脈の循環不全を生じやすく，梗塞にもなりやすい）．

ちなみに本症例は，退院時には完全に普通の表情に戻っていた．

📝 プライマリーケアー医へのサイドメモ 61

めまいにプラスして食べ物や流動物が入らないと言って受診したらワレンベルグ症候群（延髄外側症候群）を頭に浮かべた方がよい（イラスト 52）．

強いめまいがないと，心因的なものと判断しがちであるが，要注意である．

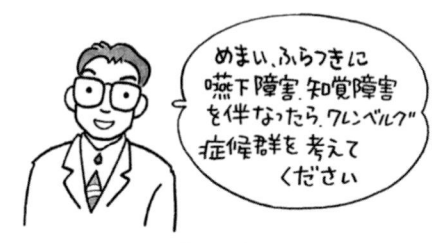

> めまい，ふらつきに嚥下障害，知覚障害を伴ったら"ワレンベルグ"症候群を考えてください

イラスト 52

＊参考：ワレンベルグが延髄外側症候群を後下小脳動脈（PICA）の閉塞によると推定したため，本症候群は後下小脳動脈の閉塞によるという考え方が浸透していた．

しかし Fisher らは，延髄外側症候群 16 例を検討し，血管閉塞を認めた 14 例のうち 12 例が椎骨動脈，2 例が PICA の閉塞であったとし，PICA 閉塞が本症候群の原因となることは少ないことを明らかにしている．

（高木康行，厚東篤生，海老原進一郎：脳卒中ビジュアルテキスト（第 2 版）．医学書院，p106，1994）

症例86　頭部MRIで小脳橋角部嚢胞が発見された発作性頭位眩暈症例

79歳，女性
平成8年7月22日，気管支喘息にて初診．
平成9年3月18日，左側臥位になるとふらふらするというめまいを訴えて受診．
嘔気，嘔吐なく，耳鳴，難聴なし．頭痛，四肢の先のしびれ，複視なし．
眼前暗黒感，肩凝りなし．
両脚直立検査，足踏み検査：正常
眼振所見：自発眼振検査では異常なし．
頭位眼振検査で仰臥位正面では眼振なく，左下頭位にて下向性の回旋性眼振が著明に認められ，懸垂頭位左下で下向性回旋性眼振，懸垂頭位正面では右向き回旋性眼振あり．
頭位変換眼振検査で坐位と懸垂頭位で方向の逆転する回旋性眼振を認め，頭位眼振検査左下頭位での著しい回旋性眼振（この患者にとってのめまい頭位となる），さらに減衰現象，潜伏時間を伴っていたため，発作性頭位眩暈と診断した．

メリスロン6錠/日，セファドール3錠/日を内服し，めまいは消失．
4月5日の頭部MRIにて大脳にラクナ梗塞多数あり．
さらに右小脳橋角部に嚢胞あり（図136）．
（Arachnoid cystと考えられ，小脳橋角部に発生する頻度は11％）．
頭部MRAにて脳底動脈の蛇行が認められた．
このことから，椎骨脳底動脈循環不全を背景とした発作性頭位眩暈が裏付けられた．
脳外科を受診したが，このままで経過をみていくということであった．
この症例はともすれば，良性発作性頭位眩暈と診断され，「内耳半器官に浮遊する変性した耳石によるものですから心配ありません．したがって頭部CT，MRIなどまったく必要ありません」と言われていたであろう．
ところが，このケースでは嚢胞が小脳橋角部に発見されたのである．

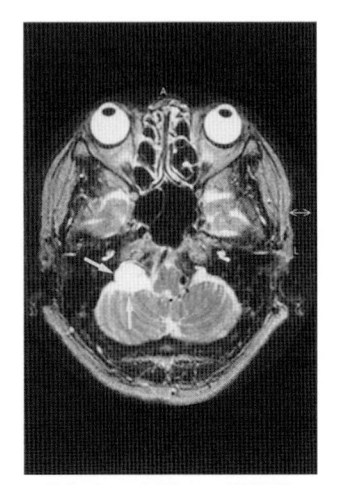

図136　症例86，単純頭部MRI
右小脳橋角部に嚢胞が認められる（⇒）．

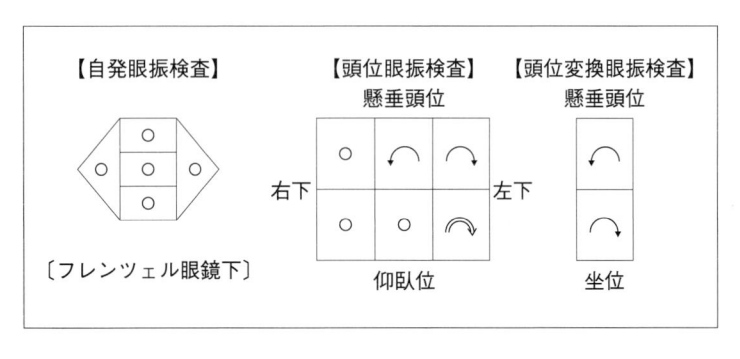

プライマリーケアー医へのサイドメモ62

一見ありふれためまいであっても，頭部MRIを撮ることによって思いもかけない病変が見つかることがある．
「頭位変換性めまいですね．内耳性ですから心配ないです」と簡単に言わないようにした方がよい．

症例87　非定型めまいにて受診，頭部MRIで小脳橋角部腫瘍が発見された症例

52歳，女性，主婦

平成10年7月6日，1ヵ月前から歩行時にくらくらするということを訴えて初診．

1ヵ月前に某耳鼻咽喉科で診察を受けたが，異常なしと言われた．全身倦怠があり，左の難聴と耳閉感があり，話の内容がわかりにくい．

しかし耳鼻咽喉科での聴力検査は異常なしと言われている．

嘔気，嘔吐，耳鳴なし．

頭痛，複視，四肢の先のしびれなし．眼前暗黒，肩凝りなし．

左半分の舌のしびれ感があるが，その時によって良くなったり悪くなったりするという．

階段の昇降は特に降りる時がつらいとのこと．

数年前から高血圧，糖尿病で近医に通院中．

身長155 cm，体重94 kgと肥満体．

オイグルコン（1錠，1.25 mg）2錠/日，ノスカール1錠（1錠，200 mg）/日，カルデナリン1錠（1錠，1 mg）/日を処方されていた．

両脚直立検査：開眼でも左右に動揺あり．閉眼で左へ倒れる．

足踏み検査：開眼でも左へ倒れる．閉眼では続行不能．

眼振所見：自発眼振検査では眼振なし．

輻輳麻痺なし．

頭位眼振検査で左向き方向固定性水平性眼振と，下眼瞼向き垂直性眼振が認められた．

頭位変換眼振検査でも懸垂頭位，坐位で左向き方向固定性水平性眼振と下眼瞼向き垂直性眼振が観察された．

下眼瞼向き垂直性眼振は頭蓋内疾患，特に小

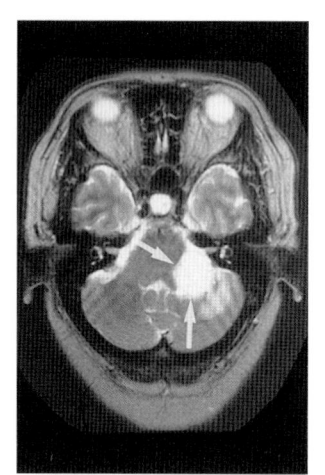

図137　症例87，単純頭部MRI
左小脳橋角部に腫瘍あり（⇨）．

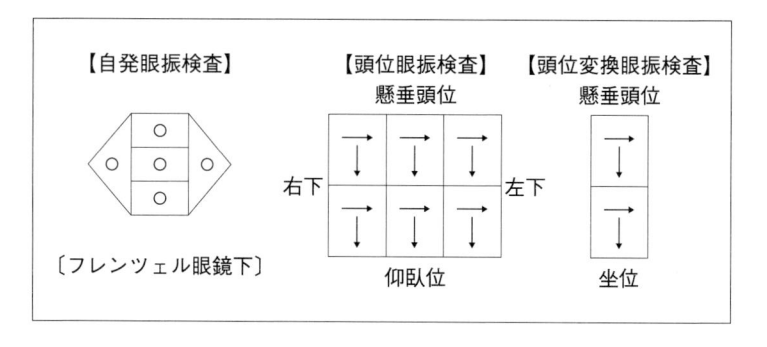

一言メモ11

非定型めまいで受診した硬膜下血腫の2例

❶ 非定型めまいで受診し，一定方向への偏倚が強い患者で，「近くの耳鼻咽喉科で通気をして来たのでこのためでしょうか」と患者は聞いてきたが，それはおかしいと思い，頭部CTを至急で撮ったら，硬膜下血腫で危うくセーフだった中年女性の症例を経験したことがある．

❷ もう1例，他疾患で診ていて，「最近ふらつきが出てきて足がもつれる」と訴えた70歳代の男性に頭部CTを撮ったら，硬膜下血腫がみつかり，すぐに脳神経外科へ紹介したことがある．

脳，下部脳幹の病変を疑う．

舌の左半分にしびれがあるとのことから三叉神経の異常を疑う．

階段の昇降の際，降りる時がつらいということから小脳，脳幹の異常も疑う．

7月28日，頭部MRIにて左小脳橋角部腫瘍（3 cm）と判明（図137）．

脳神経外科に紹介．

8月20日，開頭腫瘍摘出術が施行された．

病理所見は頸静脈孔の神経鞘腫と診断された．三叉神経障害は腫瘍の上方進展によったためと解された．

考　察

この症例は糖尿病，高血圧があり，肥満体だったので，最初，椎骨脳底動脈循環不全や小脳，脳幹の梗塞などを疑った．

極端に平衡障害が強い場合，脳外科的疾患も考慮したほうがよい．

プライマリーケアー医へのサイドメモ63

非回転性めまいで受診して来ても，問診だけで異常なしとするのは危険である．

階段の昇降の際，降りる時がつらいと訴えられる時は，まず小脳，脳幹の異常を疑う．

症例 88　回転性めまいで受診し，頭部 MRI で松果体嚢胞が発見された症例

29歳，女性

平成11年7月31日，強い頭痛，回転性めまいと嘔気，嘔吐を主訴に救急外来を受診．

ネフローゼ症候群で幼時から小学校2年まで治療．

小学校1～2年生頃は起立性調節障害あり．子どもの頃，乗り物酔いしやすかったという．

19歳時にも回転性めまいあり．

母親もめまいを起こしたことがあるとのこと．

最近，婦人科で卵巣嚢腫を指摘されたが手術はしていない．

平成11年7月30日，午後3時頃回転性めまいあり．

閉眼するとめまいは治まっていた．嘔気，嘔吐，複視，頭痛，難聴，耳鳴なし．

7月31日，朝6時頃に再び回転性めまいあり．

肩凝りはあるが，嘔気，嘔吐あり．耳鳴，難聴なし．

救急外来で頭部CTを撮ったが，何もなしとのことであった（図138）．

メリスロン3錠，ミオナール3錠，プリンペラン3錠/日を処方された．

8月4日，著者の外来へ紹介された．

時計回りの回転性めまいがあり，四肢の先の

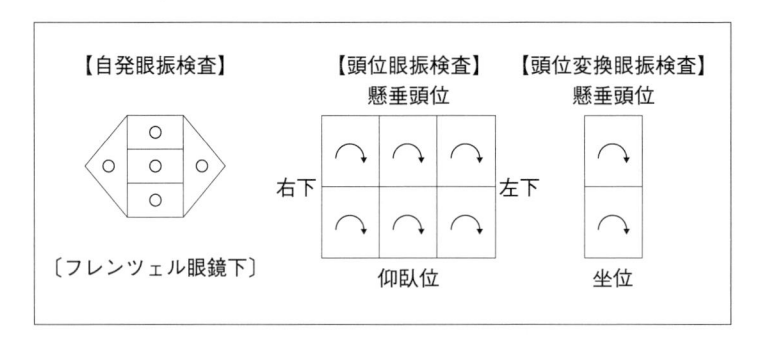

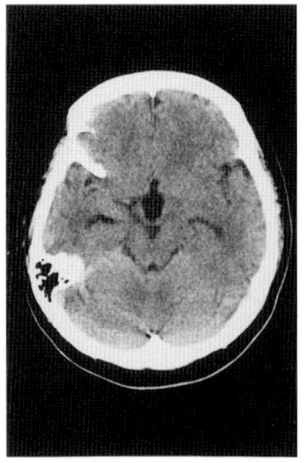

図138　症例88，単純頭部 CT
脳室の拡大あり．

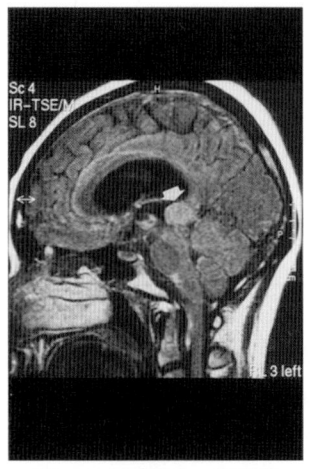

図139　症例88，単純頭部 MRI
松果体嚢胞が認められる（⇒）．

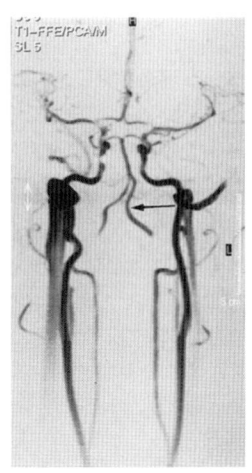

図140　症例88，単純頸部 MRA
左椎骨動脈の蛇行あり（→）．

しびれ，頭痛，複視なし．
　甲状腺機能は異常なし．
　両脚直立検査：異常なし
　足踏み検査：右へ60°偏倚あり
　眼振所見：自発眼振検査は裸眼，フレンツェル眼鏡下でも正常．輻輳麻痺なし．
　頭位眼振検査，頭位変換眼振検査では左向き方向固定性回旋性眼振が認められた．
　メリスロン6錠，テルネリン3錠，セファドール3錠/日を処方．
　8月21日，頭部MRI，MRA，頸部MRAを施行．
　頭部MRIで第3脳室，側脳室の拡大と松果体嚢胞が（図139），頸部MRAで左椎骨動脈の蛇行が認められた（図140）．
　もう一度初診時の頭部CTを見直すと，第3脳室，側脳室の拡大の所見はすでに存在していた（図138）．
　子どもの頃起こしていた起立性調節障害の原因は，椎骨脳底動脈系の循環障害と判断された．
　頭痛は緊張型頭痛と考え，めまいは一見，内耳性のようにみえるが，頸部MRAで左椎骨動脈の蛇行がみられ，肩凝りも強いということなので，一時的な椎骨脳底動脈系の循環不全によるものと考えられた．ただし，しばしば片頭痛を合併する良性再発性眩暈症も否定できないが．

プライマリーケアー医へのサイドメモ64

頭は大丈夫か？[2)]　これが最近の患者のニーズ

　ここで重要なことは「内耳性のめまいでしょう．とりあえずめまいが治まれば問題ないです」と簡単に患者に話をするのは慎みたい．
　今までなら「眼振所見からは末梢（内耳）性のめまいが考えられるので，脳は調べる必要なし」との考えが主流だったので，問題はなかったかも知れないが，これからは頭部MRIを調べておかないと，患者のニーズが高まってきているので，要望に答えておく方がよい．

症例89　一見，末梢性ないし内耳性のめまいにみえたが，頭部MRIで小脳橋角部腫瘍が見つかった症例

51歳，女性

平成11年10月1日，回転性めまいと嘔気，嘔吐にて初診．

一般内科に入院．退院後，われわれの外来を受診．

9月27日，深夜トイレに起きた時，回転性めまい，嘔気，嘔吐あり．耳鳴，難聴なし．

後頭部が重いが複視，四肢の先のしびれなし．

この日は仕事に行って夕方も体が左に寄って行く感じがし，回転性めまいがあったので，帰りに近くの内科を受診し，メニエール症候群といわれた．

階段を昇降する際に，特に降りる時，手すりにつかまらないと怖いという．

子どもの頃から中耳炎あり．現在も某耳鼻咽喉科で中耳炎の治療中．

20年前むち打ち症．

流産の経験あり．

頸椎X-rayでC_5，C_6に変形あり．輻輳麻痺なし．

血圧144/86，起立性低血圧あり．

両脚直立検査：異常なし

足踏み検査：閉眼，50歩の検査で，右へ45°偏倚．

眼振所見：自発眼振検査は裸眼，フレンツェル眼鏡下でも異常なし．

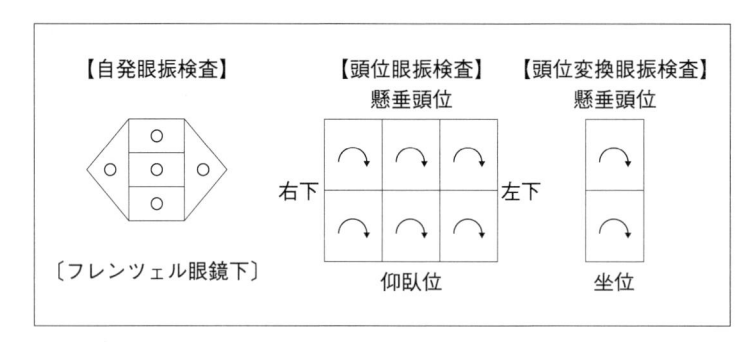

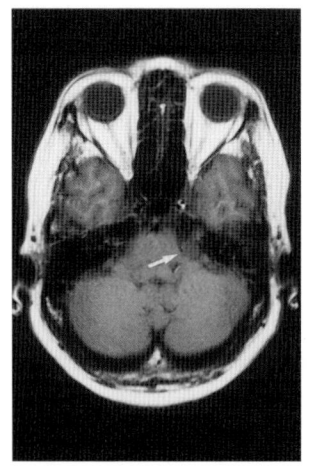

図141　症例89，単純頭部MRI
左小脳橋角部に腫瘍あり（⇨）．T1強調画像．

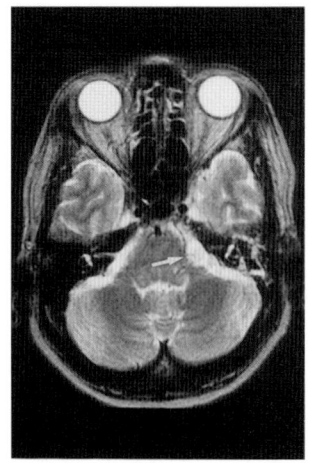

図142　症例89，T2強調画像

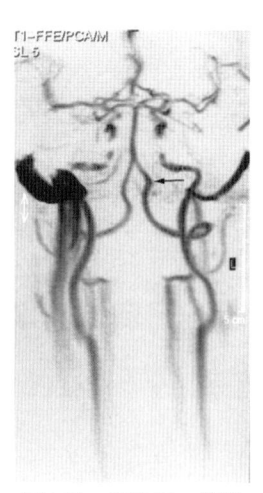

図143　症例89，単純頸部MRA
左椎骨動脈の軽度屈曲を認める（→）．

頭位眼振検査および頭位変換眼振検査で左向き方向固定性回旋性眼振が認められた．
　頭部MRI，MRA，頸部MRAを施行．
　左小脳橋角部に10×8 mm大の腫瘍が見つかった（図141，図142，図143）．
　ちなみに指標追跡検査，視運動性眼振は異常なかった．
　指標追跡検査，視運動性眼振検査の異常は小脳，脳幹に病変があることを示唆するが，しかしこれらの検査に異常がないからといって頭蓋内病変を否定できるというのは間違いである．
　それゆえ，眼振所見や神経学的所見が頭蓋内病変を示さないからといって，頭を調べなくてもよいという考えでは，これからは患者を納得させることはできない．
　この患者はただちに脳外科に紹介され，手術は成功した．
　病理組織検査の結果，神経鞘腫と判明した．

プライマリーケアー医へのサイドメモ65

　この症例は最初，方向固定性眼振で，むち打ち症，起立性低血圧があるので，椎骨脳底動脈循環不全かなと思っていた．初めから脳腫瘍を疑っていた訳ではない．
　頭部MRIをルーチンに行っているだけである．
　では頭部CTを撮っておけばよいのか，これも否である．
　頭部CT（特に単純CT）では小さな脳腫瘍を発見しにくい．

症例90　回転性めまいで受診し，後日髄膜腫がみつかった症例

59歳，女性

平成8年11月30日，頸部のはった感じと回転性めまいにて受診．

肩凝りが強く，嘔気，嘔吐，耳鳴，難聴，頭痛，四肢の先のしびれ，複視なし．

血圧は132/78．

両脚直立検査，足踏み検査：異常なし

眼振所見：自発眼振検査，裸眼では異常なし，フレンツェル眼鏡下で左向き方向固定性水平性眼振あり．

頭振り眼振検査，第Ⅰ相で左向き水平性眼振あり．

第Ⅱ相では明確な眼振所見なし．

頭位眼振検査および頭位変換眼振検査では，左向き方向固定性水平性眼振が認められた．

頸椎X-rayでC_4, C_5, C_6の変形が認められたので，

変形性頸椎症➡椎骨脳底動脈循環不全

を考えた．

頸部MRAで右椎骨動脈の屈曲，左椎骨動脈の蛇行が認められたので，椎骨脳底動脈循環不全の裏付けは取れた．

頭部CTは紹介医が撮ってあったので，この時，頭部MRIは撮らなかった．

めまいの方はメリスロン6錠/日，テルネリン3錠/日の投与で消えたので，治療は終了とした．その後，循環器外来で引き続き治療を受けていた．

平成10年12月，めまいはなくなったが，舌のしびれが出てきたとのことだったので，頭部MRIが撮られた．

その結果，左頭頂部前側の傍大脳鎌に1cmの石灰化を伴う髄膜腫が認められた（図144）．

めまいとは直接無関係で，平成8年にあったかどうかも不明だが，最初頭部CTだけで済ませず，頭部MRIまで撮っておくべきだった．

頭部CTのみで異常なしとするのは危険と考えさせられた．

頭蓋内疾患を思わせる眼振や神経学的所見がないからといって，脳を調べる必要はないということを耳にするが，患者にとっては頭の中の病気は何があっても困るのである．

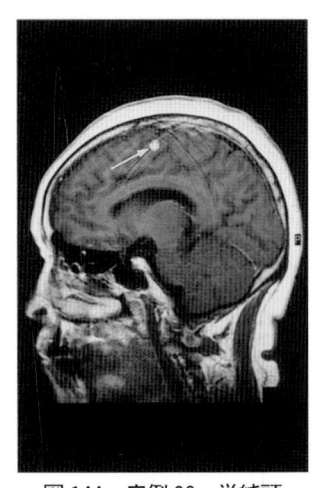

図144　症例90，単純頭部MRI
左頭頂部前側の大脳鎌に髄膜腫あり（⇨）．

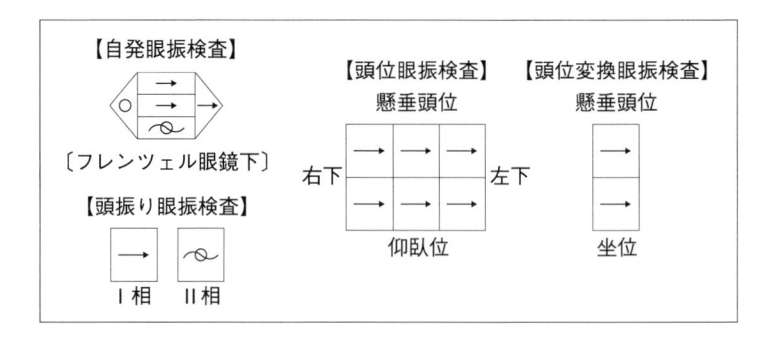

プライマリーケアー医へのサイドメモ66

脳腫瘍は頭部CTだけで判断できない．頭部MRIまで撮らないと診断できない．

症例91　非定型めまいと眼の奥が痛いとのことで受診し，頭部MRIで大脳に髄膜腫が発見された症例

74歳，女性

平成13年10月10日，身体を回したら立ちくらみ様のめまいが出現したとのことで受診．

両眼の奥が重く，後頭部も重い感じあり．

嘔気あり．耳鳴，難聴，四肢の先のしびれ，複視，肩凝りなし．

以前から立ちくらみはよくあったという．

血圧は148/84．

両脚直立検査，足踏み検査：正常

眼振所見：自発眼振検査，正常．

頭位眼振検査，頭位変換眼振検査でも眼振認められず．

10月25日の頭部MRIでは，頭頂部大脳鎌に接して約2.3 cmの髄膜腫を疑う腫瘍あり（図145）．

頸部MRAでは椎骨動脈は蛇行や屈曲なし．脳底動脈はやや斜めに走行（図146）．

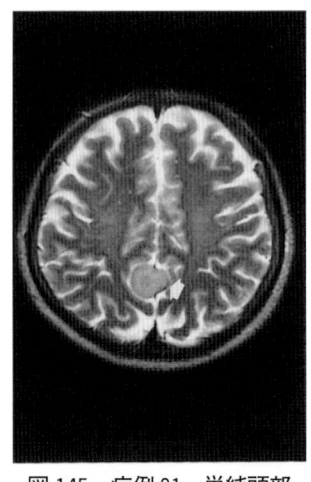

図145　症例91，単純頭部MRI
頭頂葉に髄膜腫あり（⇨）．

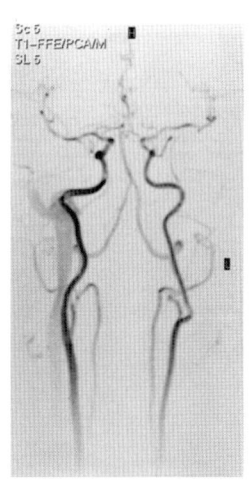

図146　症例91，単純頸部MRA
脳底動脈が軽度斜めに走行．

✏️ **プライマリーケアー医へのサイドメモ67**

非定型めまいでも時に頭部MRIを撮ると，脳腫瘍が発見されることがあるので，要注意である．

症例92 非定型めまいで受診し，頭部MRIにて右小脳橋角部嚢胞が発見された症例

53歳，女性

平成10年1月8日，歩くと頭が揺れる感じを主訴に初診．

耳鳴，難聴，嘔気，嘔吐，頭痛，複視なし．

顔面を含めて左上下肢の浮いたような感じを伴うとのことだった．

肩凝りがあり，他のペインクリニックで肩と頸部に注射を受けているとのこと．

数日前に他病院の耳鼻咽喉科を受診し，内耳性めまいと診断され，上下肢の浮いたような感じは心因性と言われたとのこと．

過去にもめまいを起こしており，平成9年7月21日早朝6時頃，回転性めまいあり．耳鳴，難聴，嘔気，嘔吐，頭痛，複視，四肢の先のしびれなし．

左顔面の知覚は正常．左上下肢の触覚と痛覚が右に比べて弱いと本人は言うが，他覚的には問題なし．

血圧は126/76，起立性低血圧あり．

両脚直立検査，足踏み検査：異常なし

眼振所見：自発眼振検査では回旋要素の強い左向き方向固定性水平性眼振が認められ，頭位眼振検査，頭位変換眼振検査では左向き方向固定性回旋性眼振あり．

考 察

めまいに伴って左上下肢の浮いたような感じがあるということは，少なくとも内耳性のめまいは否定的である．

顔面の右側の温痛覚異常を調べたが，問題なし．

左上下肢の温痛覚障害もなし．延髄外側症候群（ワレンベルグ症候群）は否定された．

しかし軽い場合は自覚的な異常感のみ訴えるケースもあるので油断はならない．

頭部MRIにて右小脳橋角部に嚢胞が発見された（図147）．

さらに頸部MRAで，両椎骨動脈の屈曲が証明された（図148）．

めまいは椎骨脳底動脈循環不全によるものと考えられたが，めまいと上下肢の浮いた感じはとりあえず下記の処方により改善した．

めまいと左上下肢の浮いたような感じと，小脳橋角部嚢胞との関係については，推測であるが，微妙な循環障害があったのではないかと考える．

治療はメリスロン6錠/日，メチコバール（1錠，250μg）3錠/日，苓桂朮甘湯7.5g/日を使用．

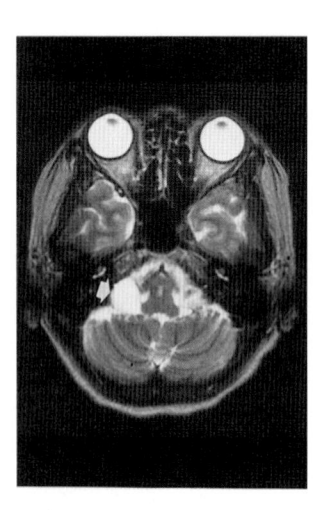

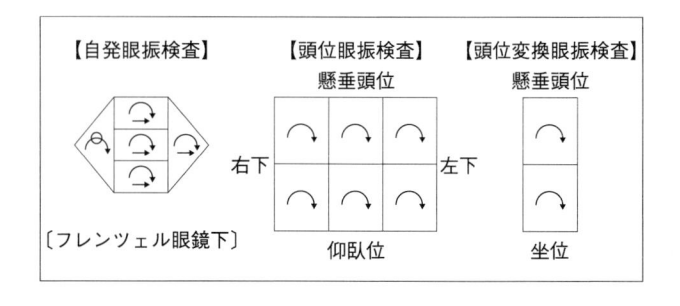

図147 症例92，単純頭部MRI
右小脳橋角部に嚢胞あり（⇨）．

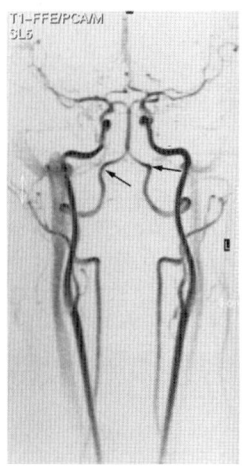

図148 症例92，単純頸部MRA
両椎骨動脈の屈曲を認める（→）．

症例93　回転性めまいで受診し，頭部 MRI で松果体嚢胞が発見された症例

57歳，女性

平成13年3月27日，前日の回転性めまいにて受診．

3月26日朝6時頃，目が醒めて寝返りを打った瞬間，左方向への回転性めまいがしたという．

持続時間は1～2秒で，嘔気，嘔吐なし．

耳鳴，難聴なし．頭痛，肩凝り，四肢の先のしびれ，複視なし．

後頭部が重いことがよくあるとのこと．

数年前に両突発性難聴でステロイド療法を受けたという．

血圧は100/76．

両脚直立検査：正常
足踏み検査：正常
眼振所見：自発眼振検査，正常．

頭位眼振検査，頭位変換眼振検査で左向き方向固定性水平性眼振が認められた．

頸椎 X-ray で後縦靱帯硬化症が軽度認められ，椎骨脳底動脈循環不全が疑われた．

4月6日，頸部 MRA では脳底動脈の蛇行も認められたため椎骨脳底動脈循環不全と診断した．

ところが，頭部 MRI で松果体嚢胞が思いがけなく発見されたので，脳外科へ紹介となった（図149）．

考　察

めまいと松果体嚢胞とは直接的な関連性はないが，結果的には頭部 MRI を撮っておいてよかったと安堵した次第である．

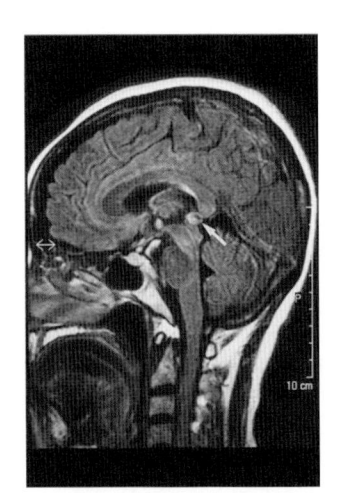

図149　症例93，単純頭部 MRI
松果体嚢胞が認められる（⇒）．

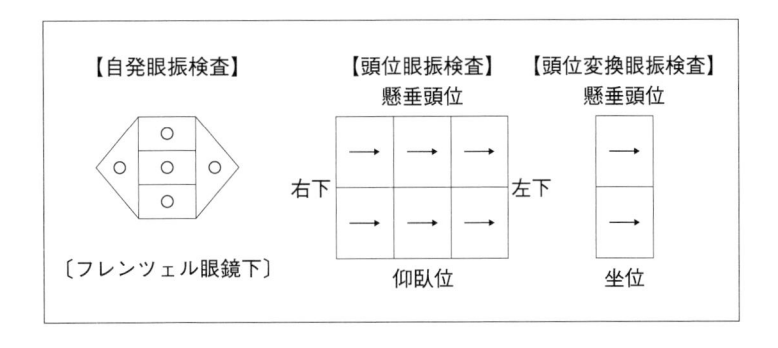

囊胞，脳腫瘍が認められた症例

症例94　回転性めまいを主訴に受診し，大脳に髄膜腫が発見された症例

70歳，女性

平成13年8月8日，7月初旬から朝起き上がる時と右下頭位で回転性めまいがあるとのことで初診．

嘔気，嘔吐，四肢の先のしびれ，頭痛，複視なし．

後頸部痛と肩凝り，左難聴，耳鳴"キーン"あり．

左難聴については5年前からだんだん進行してきたとのことであった．

構音障害，口周囲のしびれはなし．

血圧は158/80．

両脚直立検査：正常

足踏み検査：閉眼50歩で右へ45°偏倚

眼振所見：自発眼振検査，正常．

頭位眼振検査，頭位変換眼振検査で左向き方向固定性水平性眼振が認められた．

特に頭位眼振検査にて左下懸垂頭位で斜行性眼振がみられた．

頸椎X-rayではC_5，C_6の前方と側方への強い変形も認められた．

眼振検査で斜行性眼振がみられたが，これは垂直性眼振と同じと解釈されるので変形性頸椎症→椎骨脳底動脈循環不全と考えられた．

メリスロン6錠/日，セロクラール（1錠，20mg）3錠/日を投与し，めまいは軽快した．

8月22日，頭部MRIで右頭頂葉に35mm大の脳腫瘍が認められた（図150，図151）．

脳外科に紹介し，手術が行われた結果，髄膜腫と判明した．

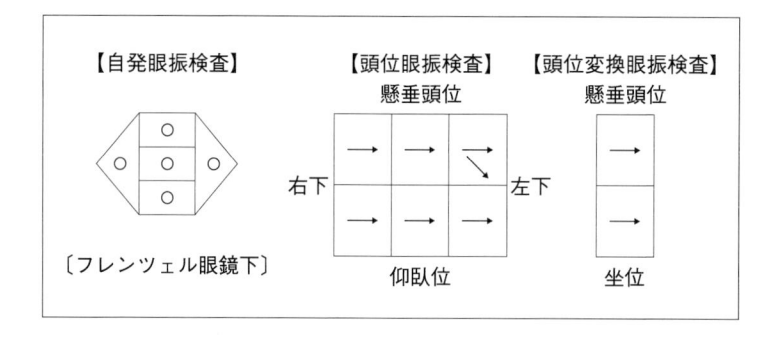

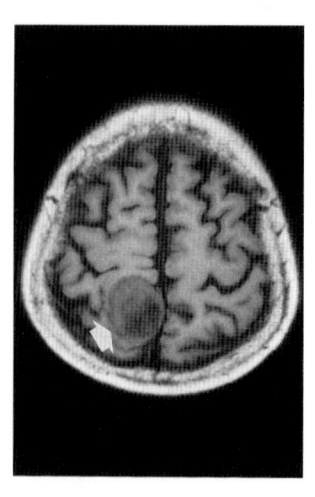

図150　症例94，単純頭部MRI
右頭頂葉に髄膜腫を認める（⇒）．

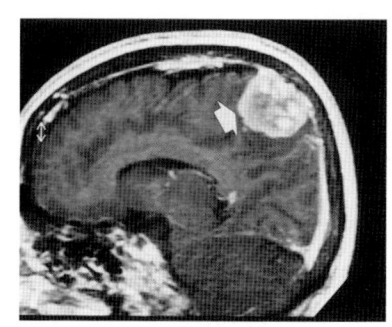

図151　症例94，単純頭部MRI
右頭頂葉に髄膜腫を認める（⇒）．

🖉 プライマリーケアー医へのサイドメモ 68

　中高年の眩暈は，椎骨脳底動脈循環不全が多い．

　この症例も一見，何でもないよくみかけるめまいと思えたが，頭部 MRI で脳腫瘍が発見された．

　この場合は大脳に発生した腫瘍なので，眼振は一般的には出にくい．

　この症例の眼振所見と脳腫瘍とは多分無関係であろう．

　つまり偶然発見された訳である．

　しかしながら，**眼振所見や神経学的所見のみで頭蓋内疾患を否定することは危険である**．

　脳を調べる必要はないのか？　が今や患者のニーズなのである．

　最近でも，患者が頭の検査を希望しているにもかかわらず，「めまいで脳を調べる必要はない」と答える医師が存在する．

　そして撮ったとしても，頭部 CT だけで「あなたのめまいは異常ありません」と言われたという患者の話をよく耳にする．

　めまいで脳腫瘍が発見される確率は 0.8％であるが，せめて頭部 MRI まで撮らないと画像診断としては不十分である．

症例95　回転性めまいで頭部MRIにて左頭頂葉に血管腫が発見された橋部小梗塞の症例

62歳，女性

平成7年7月31日，回転性めまいが2〜3分持続することを主訴に初診．

嘔気，嘔吐あり．

耳鳴，難聴，頭痛，四肢の先のしびれ，複視なし．

平成7年7月1日，某病院耳鼻咽喉科では問題なしと言われた．

血圧：130/70，起立性低血圧あり．

関節リウマチがあり，変形性頚椎症も強い．

両脚直立検査，足踏み検査：異常なし

眼振所見：自発眼振検査は異常なし．

頭振り眼振検査で第Ⅰ相にて右向き水平性眼振，第Ⅱ相では明確な眼振なし．

頭位眼振検査にて右向き方向固定性水平性眼振と頭位変換眼振検査にて懸垂頭位で右向き方向固定性水平性眼振と下眼瞼向き垂直性眼振あり．

考　察

下眼瞼向き垂直性眼振は一般的には下部脳幹や小脳の障害を考える．

変形性頚椎症が強いことから，椎骨脳底動脈系の循環不全が慢性的，潜在的にあることが予想される．

さらに膠原病があることから微妙な血管炎も合併している可能性もある．

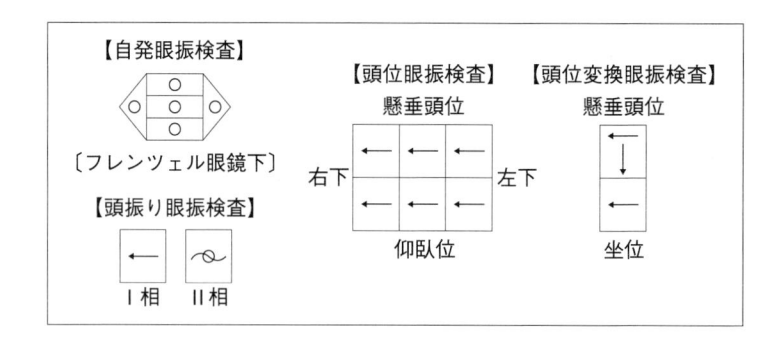

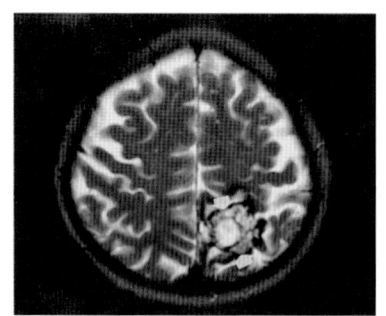

図152　症例95，単純頭部MRI
　左頭頂葉に血管腫を疑う所見あり（⇒）．

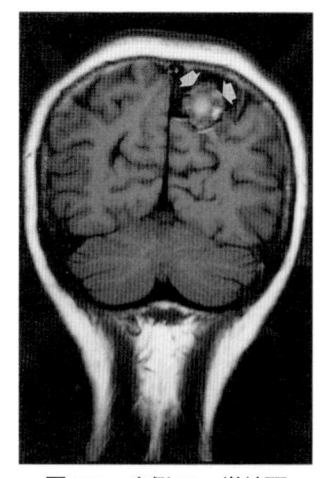

図153　症例95，単純頭部MRI
　左頭頂葉に血管腫を疑う所見あり（⇒）．

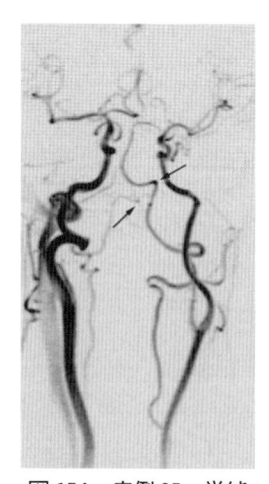

図154　症例95，単純頸部MRA
　両椎骨動脈の強い屈曲を認める（→）．

起立性低血圧もあることから，脳幹の血管運動中枢の機能が低下していると考えられる．

これらを総合すると，臨床的には椎骨底動脈循環不全があるものと判断された．

ところが，頭部 MRI で左頭頂葉に血管腫を疑う所見が(図 152，図 153)，そして橋部に小梗塞の所見も認められた．

頸部 MRA で両椎骨動脈の強い屈曲も認められた（図 154）．

結局，めまいは橋部小梗塞によるものと考えられた．

血管腫については，脳外科に紹介し血管撮影が行われ，cavernous angioma が確認された．しかし手術は拒否された．

✎ プライマリーケアー医へのサイドメモ 69

この症例は最初，椎骨脳底動脈循環不全を考えたが，頭部 MRI で橋部に小梗塞がみつかり，これがめまいの原因と思われた．

しかし，頭部 MRI を撮ることにより，cavernous angioma が思いがけなく発見された．眼振所見だけではこのような疾患は予測もつかないはずである．

症例 96 回転性めまいで受診し，頭部 MRI で左前頭葉血管腫がみつかった症例

61歳，女性

平成9年7月29日，回転性めまいが続くとのことで初診.

めまいは28日朝7時頃，朝起きてからまもなく出現し，1日中続いていたので，その夜，市の救急施設で診察を受け，ナウゼリン坐薬と点滴をしてもらったという．

この時の血圧は 140/80.

耳鳴，難聴，肩凝り，複視，眼前暗黒，頭痛なし．嘔気，嘔吐，両手先のしびれを伴い，冷汗あり．

7月24日，岩手県に行って2000ｍの山に登り，7月27日は夏祭りの手伝いをしたとのことでかなり疲れていたという．

起立性低血圧あり．

両脚直立検査：異常なし

足踏み検査：開眼では異常なし．閉眼で右へ45°偏倚．

眼振所見：自発眼振検査では裸眼，フレンツェル眼鏡下でも異常なし．

頭位眼振検査で左向き方向固定性水平性眼振が観察された．

頭位変換眼振検査でも左向き方向固定性水平性眼振が認められた．

考　察

この症例は，回転性めまい以外に，自覚的に両手先のしびれを伴い，冷汗もあったことから椎骨脳底動脈循環不全と診断した．

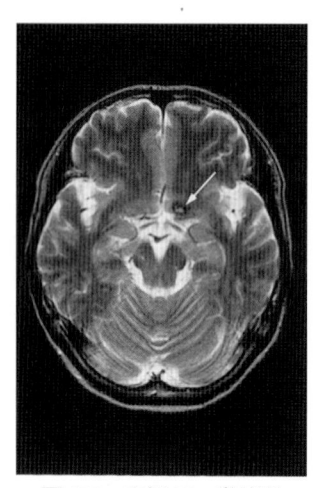

図 155　症例96，単純頭部 MRI
左前頭葉に血管腫が認められる（⇒）．

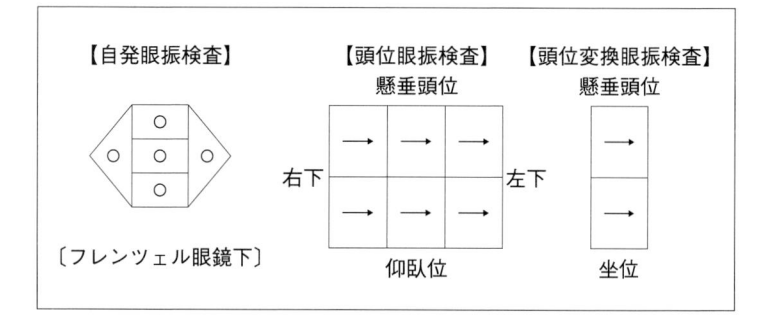

参　考 18

前頭葉血管腫は偶然発見されただけで，めまいと無関係なことはいうまでもない．

しかし，**めまいを起こした場合，今や頭は大丈夫かというのが患者にとってのニーズである．**

そんな必要はないと一蹴すべきではないとわれわれは考えるのである．しかし，頭部 MRI を撮って異常がないからといって，問診も詳しくとらず，「あなたのめまいは問題ありません」と結論づけてしまうのは，誤りである．

この症例には後日談がある．平成10年4月，めまいがないのに嘔気が少々あるというので，胃を調べたところ，胃癌が見つかったのである．

8月8日の頭部 MRI で大脳の虚血性変化と左前頭葉に血管腫が見つかった（図155）．

頸部 MRA では右椎骨動脈の屈曲が判明．椎骨脳底動脈循環不全が裏付けられた．

めまいはメリスロン6錠，セロクラール（1錠，20 mg）3錠，セファドール3錠，セルベックス3錠，テルペラン3錠/日で8月28日消失した．

プライマリーケア医へのサイドメモ 70

めまいが治まっている状態でも，嘔気が少しでもあれば，胃を調べた方がよい．

これで思いがけなく**胃癌が見つかる**ことがある．

めまいと無関係というなかれ．最近は胃癌の治療後に大腸癌が発生してくることもあり，大腸癌に合併して胃癌が見つかることもあるので要注意．

以下にめまいで初診または経過観察中に胃癌が見つかった症例（昭和62年11月から平成14年12月までの全めまい症例2938例中10例，0.3％）をあげておく．

❶ 74歳，女性
❷ 67歳，男性
❸ 66歳，男性，この後，原発性肺癌（二重癌）も発見され手術．
❹ 69歳，男性
❺ 68歳，女性
❻ 76歳，男性
❼ 77歳，女性
❽ 71歳，男性，めまいで初診の時 Hb 11.4 g/dl と貧血あり．さらにすでに肝転移もあり．自覚症状はまったくなし．
❾ 63歳，男性，他に大腸ポリープも発見された．
❿ 59歳，女性

一言メモ 12

最近経験したケースであるが，癌が増えているので，めまいで受診しても油断ならない．

平成12年11月に82歳，女性がめまいで初診．発作性頭位眩暈と診断．この時の胸部 X-ray は異常なし．この後経過を見ていたが，平成13年2月呼吸が苦しいと来院．

胸部 X-ray で両肺の多発結節影（転移性肺癌）が発見され，原発不明のまま生地の病院で3月に死亡．

症例97　めまい後3年して，脳動脈瘤が発見された椎骨脳底動脈循環不全症例

62歳，男性

平成9年2月5日，高血圧と回転性めまいにて受診，椎骨脳底動脈循環不全と診断した．

めまいはいったん消失．

この時，頭部MRAを撮ったが，脳動脈瘤はなかった．

3年後の平成12年6月21日，立ちくらみと肩凝りを訴えて来院．

血圧は181/116．

両脚直立検査：正常

足踏み検査：正常

眼振所見：自発眼振検査は正常．

頭位眼振検査も正常．

頭位変換眼振検査で懸垂頭位と坐位で左向き方向固定性水平性眼振と斜向性眼振が認められた．

めまいは斜行性眼振（斜行性眼振は垂直性眼振と同じ意味）があったので，椎骨脳底動脈循環不全と診断した．

7月17日，頭部MRI，頭部MRAと頸部MRAを施行．

その結果，左内頸動脈と中大脳動脈との分岐部に3mm大の脳動脈瘤が認められた（図156）．

この症例は平成13年8月に脳外科で無事手術を終えた．

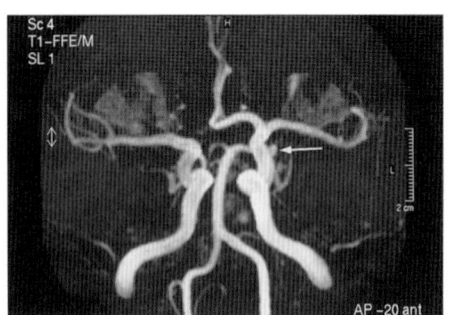

図156　症例97，単純頭部MRA
左内頸動脈と中大脳動脈との分岐部に脳動脈瘤あり（⇒）．

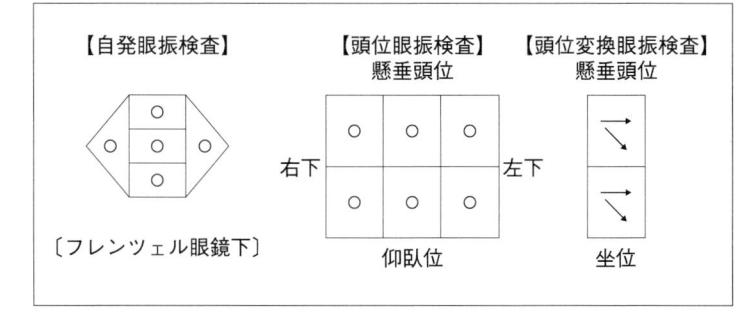

プライマリーケアー医へのサイドメモ71

めまい発作後2〜3年経ってからでも頭部MRI，頭部MRA，頸部MRAは必要であると再認識した次第である．

症例98　両側脳動脈瘤が発見され，2年後に一方が破裂した椎骨脳底動脈循環不全症例

80歳，女性

平成11年8月12日，回転性めまいと嘔気，頭痛を主訴に初診．

めまいは8月10日から出現，寝床に入ってから10分〜15分くらい続くという．

両手先のしびれあり．耳鳴，難聴，複視，嘔吐，頭痛なし．

<u>4〜5年前から眼前暗黒あり</u>．くらくらする感じもあったという．

血圧は140/80．

9月1日，われわれの外来を受診．

両脚直立検査，足踏み検査：問題なし

眼振所見：自発眼振検査は正常．輻輳麻痺あり．

頭位眼振検査および頭位変換眼振検査で，右向き方向固定性回旋性眼振あり．

この後めまいは何もしないうちに消失したという．

頸椎X-rayでは変形が特にC_3, C_4, C_5, C_6で著明．

頭部MRIで大脳内に虚血性変化多数．頸部MRAで椎骨脳底動脈の描出不良で，頸椎変形を背景とした椎骨脳底動脈循環不全と診断した．

頭部MRAで左中大脳動脈に8mm大の動脈瘤が，さらに右中大脳動脈にも3mm大の動脈瘤が発見された（両側の同じ場所に脳動脈瘤がみられることがあるが，これをmirror aneurysmと称する（図157））．

脳外科に紹介したが，本人は手術を拒んだ．

その後外来で経過をみていたが，

平成13年7月7日，頭痛を訴えて脳外科を受診．そのまま入院．

7月16日，入院中に<u>左脳動脈瘤破裂</u>．緊急手術を施行．

その後は元気にリハビリ中である．

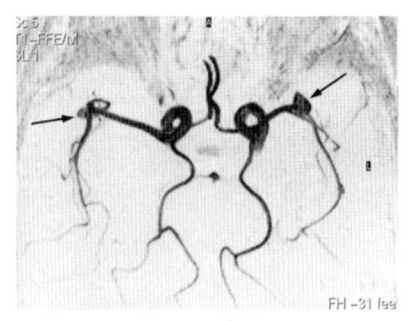

図157　症例98，単純頭部MRA
左中大脳動脈と右中大脳動脈に脳動脈瘤を認める（→）．

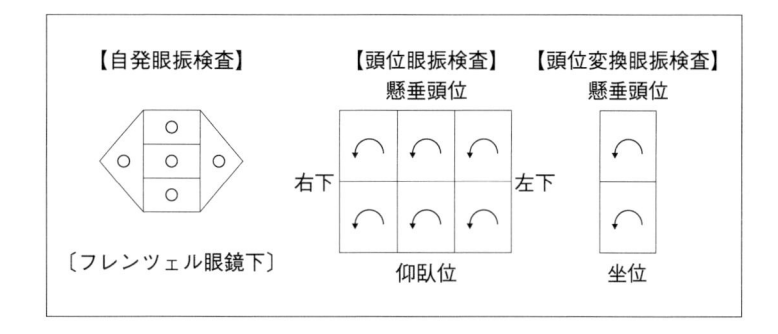

プライマリーケアー医へのサイドメモ72

ここで注意するのは**眼前暗黒**である．この症状は特に中高年者の場合，脳底動脈—後大脳動脈の灌流域である後頭葉の虚血を意味する．したがってこの症状を有する高齢者は特に脳卒中の前兆になることがあるので要注意である．

症例99　発作性頭位眩暈で頭部 MRA にて脳動脈瘤が見つかった症例

73歳，女性

平成11年9月9日，下を向くと回転性めまいありとのことで初診．

9月7日午前2時頃，トイレに行こうとして起き上がったとたん回転性めまいがあり，1分くらい続いた．9日にも同様のめまいあり．

耳鳴，難聴，嘔気，嘔吐，頭痛，複視，四肢の先のしびれなし．肩凝りなし．

平成10年，回転性めまいあり．

父親もめまいがあり，9人兄弟のうち本人を含めて3人がめまいあり．

中耳炎，頭部外傷，むち打ち症の既往なし．

血圧は 130/80．

両脚直立検査，足踏み検査：正常

眼振所見：自発眼振検査は裸眼，フレンツェル眼鏡下でも異常なし．

輻輳麻痺なし．

頭位眼振検査で仰臥位正面で右向き水平性眼振，右下頭位で下向性水平性眼振，左下頭位でも下向性水平性眼振，懸垂頭位で正面では同じく右向き水平性眼振が，右下頭位，左下頭位でも下向性水平性眼振が認められた．

頭位変換眼振検査では懸垂頭位で左向き水平性眼振が，坐位で反対の右向き水平性眼振と下眼瞼向き垂直性眼振が認められた．

頭位眼振検査で方向交代性下向性水平性眼振，頭位変換眼振検査にて方向の逆転する眼振が認められ，しかも坐位で下眼瞼向き垂直性眼振も観察された（下眼瞼向き垂直性眼振は下部脳幹の病変を疑う）．以上の眼振所見から，椎骨脳底動脈循環不全を背景とした発作性頭位眩暈と診断したが，頭部 MRI で大脳にラクナ梗塞が複数存在し，頭部 MRA で両側中大脳動脈分岐部に 3 mm 大の動脈瘤が認められた（図158）．

なお，脳動脈瘤については脳外科にて経過を観察中である．

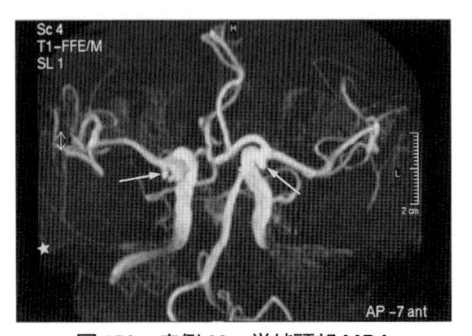

図158　症例99，単純頭部 MRA
両中大脳動脈に脳動脈瘤を認める（⇨）．

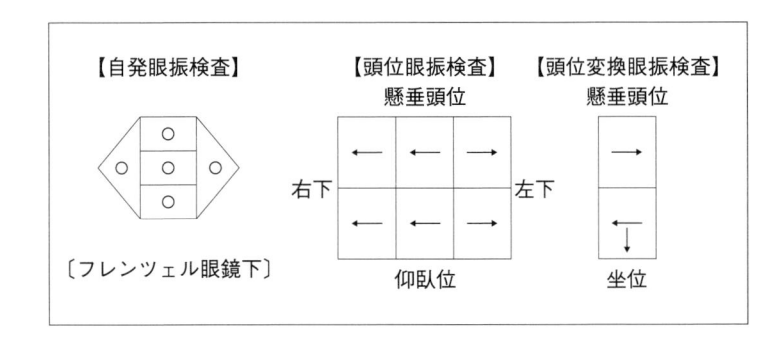

脳動脈瘤が発見された症例

症例100　発作性頭位眩暈で頭部MRAにて脳動脈瘤が見つかった症例

70歳，女性

平成13年4月25日，頭を枕につけた時に，ふわーとするめまいありとのことで初診．

ベッドから起き上がる時に後方へ倒れてしまう．

耳鳴，難聴，嘔気，嘔吐，頭痛，複視，四肢の先のしびれなし．肩凝り強い．

平成12年8月から循環器外来で狭心症と大動脈弁閉鎖不全にて治療を受けていた．

平成12年10月にも同様のめまいあり．近くの脳外科で投薬されていた．

中耳炎，頭部外傷，むち打ち症，音響外傷の既往なし．

血圧は142/82，起立性低血圧あり．

両脚直立検査，足踏み検査：正常

眼振所見：自発眼振検査は裸眼，フレンツェル眼鏡下でも異常なし．

輻輳麻痺なし．

頭位眼振検査で仰臥位正面で右向き回旋性眼振，右下頭位で下向性回旋性眼振，左下頭位でも下向性回旋性眼振，懸垂頭位で正面では同じく右向き回旋性眼振が，右下頭位，左下頭位でも下向性回旋性眼振が認められた．

頭位変換眼振検査では懸垂頭位で著明な右向き回旋性眼振が，坐位で反対の著明な左向き回旋性眼振が認められた．頭位眼振検査で方向交代性下向性眼振，頭位変換眼振検査にて方向の逆転する眼振が観察されたので，この時点では一見，良性発作性頭位眩暈のように見える．

しかし，頭部MRIで大脳に虚血性変化があり，頭部MRAで右中大脳動脈に7.4mm大の動脈瘤が認められ（図159），椎骨動脈がかなり細く，しかも屈曲している所見を認めた．

考察

狭心症と大動脈弁閉鎖不全があり，起立性低血圧があることから，椎骨脳底動脈循環不全が背景にあることが疑われた．頭部MRAで椎骨動脈がかなり細く，しかも屈曲している所見が認められたことからこのことが裏付けられた．

つまり，椎骨脳底動脈循環不全を背景とした発作性頭位眩暈と判断された．

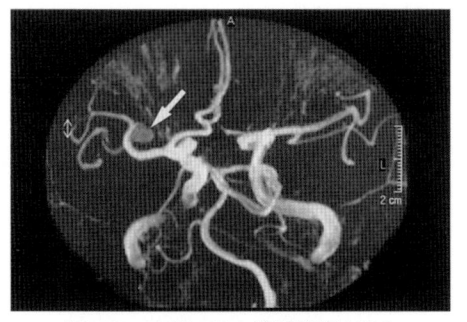

図159　症例100，単純頭部MRA
右中大脳動脈に脳動脈瘤を認める（⇨）．

プライマリーケア医へのサイドメモ73

一見，良性発作性頭位眩暈のようにみえるめまいでも，高齢者は動脈硬化が背景にあるので，脳動脈瘤が偶然見つかることがある．こうしたケースで，めまいと脳動脈瘤が直接無関係なのはいうまでもない．

ただ「良性発作性頭位眩暈は内耳が原因ですのでまったく心配ありません」という言い方は避けた方がよい．

脳動脈瘤を本人が知らない方が幸せなのではという人もいるだろうが，クモ膜下出血で急死する本人はよいかも知れない．しかし，個人主義の欧米ならいざ知らず，少なくともまだまだ日本においては，残された家族のことも考えておかねばならないのではとわれわれは思うがいかがであろうか．

症例101　頸部 MRA で右椎骨動脈の Kinking（ねじれ）が認められた椎骨脳底動脈循環不全症例

69歳，男性

平成12年2月4日，われわれのめまい外来を受診．

10年以上前，立っていて一瞬意識がなくなったことあり．

その後，失神することが何回もあったという．

高血圧にて7年前から他病院を受診し，降圧剤をもらっている．

2年前から頭の位置を変えると，回転性めまいがあったので，医師にこの旨を話したら，頸椎 X-ray を撮り，頸椎の変形を指摘され，頭の位置に気を付けるようにと言われたとのこと．めまいに対する治療はしていないという話であった．

精査を目的として来院．

耳鳴，難聴，嘔気，嘔吐，四肢の先のしびれ，頭痛，複視，眼前暗黒感なし．

起立性低血圧あり．

両脚直立検査，足踏み検査：問題なし

眼振所見：自発眼振検査では左方注視時，左向き水平性眼振あり．頭振り眼振検査にては異常なし．

頭位眼振検査，頭位変換眼振検査で左向き方向固定性水平性眼振あり．

持参の頸椎 X-ray では頸椎の変形が中等度に見られた．

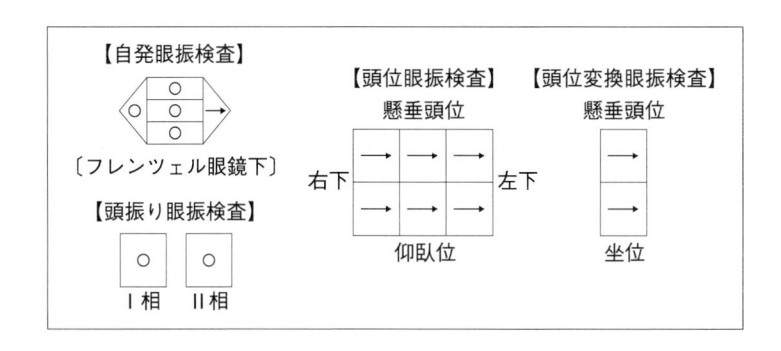

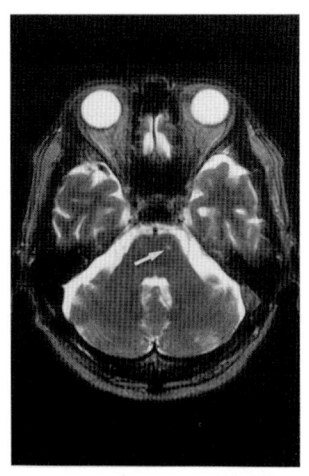

図160　症例101，単純頭部 MRI
左橋部に小梗塞あり（⇨）．

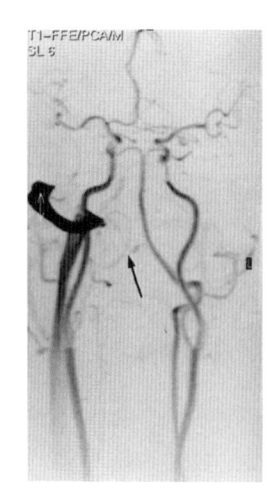

図161　症例101，単純頸部 MRA
右椎骨動脈が左に比べてかなり細く，ねじれも著明（→）．

メリスロン6錠,ユベラニコチネート6錠/日を処方.

3月7日にはめまいはほぼ消失した.

3月2日の頭部MRIにて左橋部の小梗塞が，発見されたが(図160)，時間が経っている所見であったので，今回のめまいとの直接の関連性は明らかではなかった.

頸部MRAで右椎骨動脈が左に比べかなり細く，Kinking（ねじれ）も著明に認められた（図161）.

他院では頸椎変形が原因の一つであろうとの判断だったが，これは正解であった.

橋梗塞はいつ起きたか定かではないが，少なくとも椎骨脳底動脈系の慢性的循環障害を示唆していると考えられる.

結局この症例は,

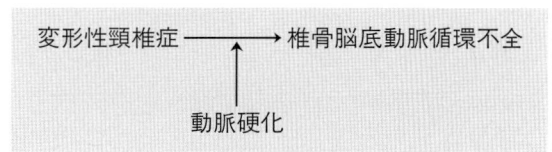

```
変形性頸椎症 ──────→ 椎骨脳底動脈循環不全
                ↑
              動脈硬化
```

と考えられ，起立性低血圧も慢性脳循環不全からくる血管運動中枢の機能異常と考えられた.

✎ プライマリーケアー医へのサイドメモ74

一見，末梢（内耳）性のめまいのようにみえるが，頸椎X-ray,MRI, MRAまで調べると，椎骨脳底動脈循環不全の裏付けがとれるのである．

📄 一言メモ13

15歳の男性で，めまい感で受診し，起立性調節障害と診断し，頭部MRAで右椎骨動脈が左に比べ，著明に細くなっている所見が認められた．起立性調節障害の原因は椎骨脳底動脈系の循環不全といわれているので，その裏付けは取れた訳であるが，右椎骨動脈の異常はおそらく，先天的な低形成であろう．動脈硬化が原因とは限らないと思われたケースである．

椎骨動脈の Kinking（ねじれ），交叉が認められた椎骨脳底動脈循環不全症例

症例102　頸部 MRA で椎骨動脈の2回交叉と脳底動脈の著しい蛇行が発見された椎骨脳底動脈循環不全の症例

81歳，女性
若い時から片頭痛あり．
平成8年2月，回転性めまいで某耳鼻咽喉科を受診．動脈硬化が原因と言われた．
平成11年12月初旬から3回，特に早朝に回転性めまいあり．
嘔気，嘔吐なく，めまい時の耳鳴，難聴の増強もなし．
複視，四肢の先のしびれなし．
血圧 124/78，頸椎 X-ray では C_4，C_5，C_6 の変形を認めた．
両脚直立検査，足踏み検査：異常なし
眼振所見：自発眼振検査は異常なし．
輻輳麻痺あり．
頭位眼振検査，頭位変換眼振検査で左向き方向固定性回旋性眼振あり．
頭部 MRI では，大脳に2〜3個の虚血性変化を認め，頸部 MRA で右椎骨動脈の著しい蛇行のため（図162），左椎骨動脈と2回交叉する所見と脳底動脈の強い蛇行を認めた．

考　察

この症例も一見，末梢（内耳）性めまいのように見受けられるが，

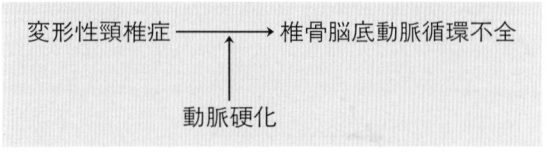

変形性頸椎症 ──→ 椎骨脳底動脈循環不全
　　　　　　　　↑
　　　　　　動脈硬化

と考えられる．
そして頸部 MRA を撮れば，椎骨動脈の2回交叉が椎骨脳底動脈循環不全を引き起こす要因の一つと理解されるのである．
むろん，椎骨動脈の交叉と脳底動脈の著しい蛇行だけではめまいを起こさないが，少なくとも潜在的に慢性の循環不全があることは証明される．
これに動脈硬化，頭の位置，体位変換，一時的な血圧変動，過労などが加われば，めまい発作を引き起こすのである．
頸部 MRA まで調べないと説得力に乏しくなってしまう．

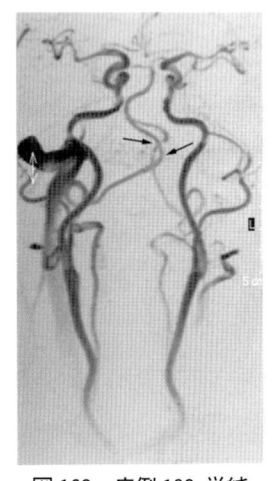

図162　症例102，単純頸部 MRA
椎骨動脈が2回交叉しているのが認められる（→）．

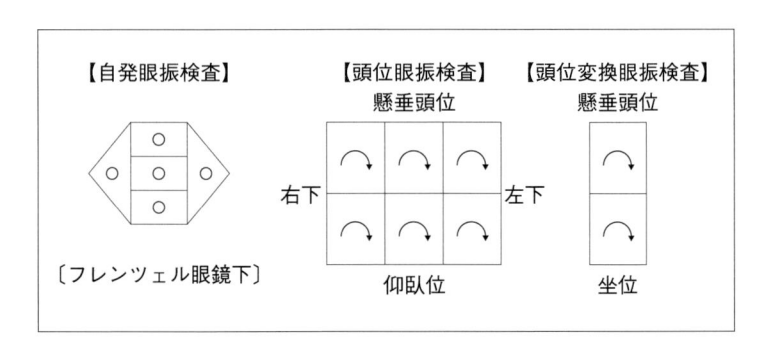

椎骨動脈の Kinking（ねじれ），交叉，屈曲がみられた発作性頭位眩暈

症例 103　頸部 MRA にて椎骨動脈の Kinking（ねじれ）が発見された発作性頭位眩暈の症例

82 歳，女性

平成 10 年 2 月 1 日，寝ていて起き上がる時と頭を枕につける時に，回転性めまいありとのことで初診．

ふだんは近医に高血圧でかかっているという．

アルドメット（1 錠，250 mg）2 錠/日内服中．

耳鳴，難聴，嘔気，嘔吐，四肢の先のしびれ，複視，頭痛なし．肩凝りが強い．

25 歳頃，回転性めまいが 3 日間続いたことがある．

10 年前に眼前暗黒あり．

平成 9 年 5 月，某公立病院の脳外科を受診し，めまいは年齢のためと言われた．

血圧は 144/86．

両脚直立検査，足踏み検査：異常なし

眼振所見：自発眼振検査は裸眼，フレンツェル眼鏡下でも眼振なし．

頭位眼振検査で仰臥位正面で左向き回旋性，右下頭位で上向性回旋性眼振，左下頭位で上向性回旋性眼振あり．

懸垂頭位正面で左向き回旋性，右下頭位で上向性回旋性，左下頭位で上向性回旋性眼振あり．

頭位変換眼振検査で懸垂頭位で左向き回旋性，坐位で反対向きの右向き回旋性眼振あり．

頭位眼振検査で右下頭位，左下頭位で天井に

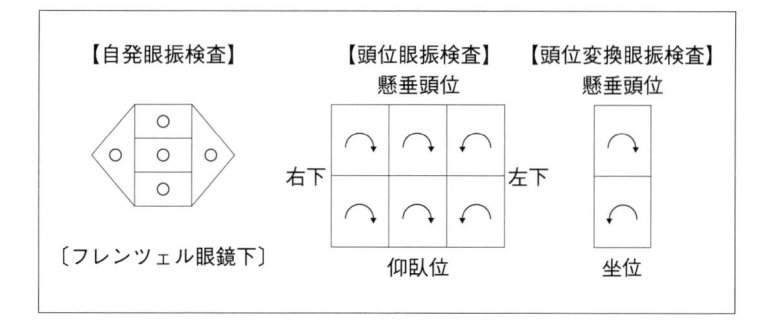

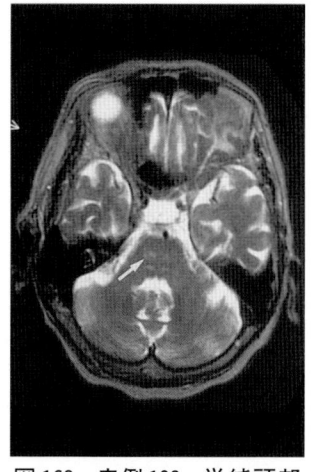

図 163　症例 103，単純頭部 MRI
橋部に虚血性変化あり（⇨）．

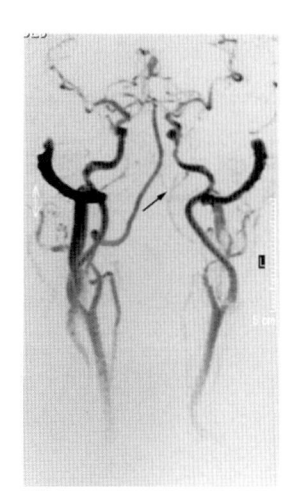

図 164　症例 103，単純頸部 MRA
左椎骨動脈が右に比べてかなり細く，ねじれも著明（→）．

向かうような方向交代性上向性眼振，頭位変換眼振検査で方向の逆転する眼振が観察され，しかも眼振は減衰現象，潜伏時間を伴っていた．

左下頭位で特にめまい感が強かったという．

以上の眼振所見から発作性頭位眩暈が考えられた．

頸椎 X-ray で変形とずれが C_3，C_4 に認められた．

結局，

<u>変形性頸椎症 ➡ 椎骨脳底動脈循環不全</u>

を背景とした発作性頭位眩暈と判断された．

近医にメリスロン 3 錠/日，ケタス 3 錠/日を処方されていたが，効果なし．

そこでメリスロン 6 錠，セロクラール（1 錠，20 mg）3 錠，セファドール 3 錠/日と重ねてみた．

12月2日，めまいはほぼよくなったという．

平成 11 年 1 月 4 日，頭部 MRI で大脳と脳幹橋部に虚血性変化あり（図163）．

頸部 MRA で，左椎骨動脈が描出不良，Kinking（ねじれ）も認められた（図164）．

頸部 MRA で，脳動脈が全体に不整で動脈硬化があることも判明．

つまり椎骨脳底動脈循環不全が背景にあることが，これにより裏付けられた．

考察

一般に頭部 MRI で脳幹橋部に虚血性変化や，小梗塞が認められる症例では，頭位眼振検査で方向交代性上向性眼振が出やすいようである．

一般に方向交代性上向性眼振は，末梢（内耳）性でもみられるが，頭蓋内疾患を考慮しておいた方が無難である．

✏️ プライマリーケアー医へのサイドメモ 75

メリスロンは 3 錠/日では効果が少ない．6 錠/日にして初めて効果が出ることが多い（ただし 3 錠/日で有効な場合もあるし，6 錠/日でかなり稀であるが，かえってめまいを起こす場合もある）．

<u>脳動脈硬化が強い症例には，脳循環改善剤を重ねないと効果がないことが多い．</u>

椎骨動脈の Kinking（ねじれ），交叉，屈曲がみられた発作性頭位眩暈

症例 104　頸部 MRA で，椎骨動脈が 2 回交叉している所見がみられた発作性頭位眩暈の症例

63歳，女性

平成 12 年 9 月 21 日，1 ヵ月以上前からの夜間寝返りを打った時と，頭を左下にした時に，頭がほわーんとなることを訴えて初診．

めまい感は貧血様とのこと．耳鳴，難聴，嘔気，嘔吐なし．

複視，四肢の先のしびれなし．9 月初旬に後頭部にピリピリとする痛みを感じたという．

昭和 51 年にメニエール病と言われた．この頃には左耳鳴あり．

平成 2 年に甲状腺機能低下症といわれたが，今は問題なしとのこと．

妹もめまいがあるという．

両脚直立検査，足踏み検査：問題なし

眼振所見：自発眼振検査は裸眼，フレンツェル眼鏡下でともに眼振なし．

頭位眼振検査で仰臥位正面で明らかな眼振なし．仰臥位右下頭位で右向き下向性水平性眼振，左下頭位で左向き下向性水平性眼振あり．

懸垂頭位正面で左向き水平性眼振，右下頭位で下向性水平性，左下頭位で下向性水平性眼振あり．

頭位変換眼振検査で懸垂頭位で左向き水平性，坐位で右向き水平性眼振あり．

つまり，頭位眼振検査で方向交代性下向性眼振が，そして頭位変換眼振検査にて方向の逆転する眼振が認められた．

この眼振所見から発作性頭位眩暈と考えられた．

頭部 MRI は異常なし．

頸部 MRA で椎骨動脈が 2 回交叉している所見あり（図 165）．

この頸部 MRA の所見から，椎骨脳底動脈系に循環不全を生じやすいと判断された．

おそらくは先天性のものであると思われるので，昭和 51 年の時のメニエール病という診断は椎骨脳底動脈循環不全からくる内耳循環障害も考えられる（当時は頭部 CT でさえ画期的といわれた時代だった）．

この症例は結局，椎骨脳底動脈循環不全を背景とした発作性頭位眩暈と診断した．

メリスロン 6 錠/日，セロクラール（1 錠，20 mg）3 錠/日，セファドール 3 錠/日でもめまいは改善せず．

苓桂朮甘湯 7.5 g/日を追加処方してやっと改善した．

【考　察】

一般的に方向交代性下向性眼振は，末梢性・内耳性を示唆すると考えられている．

頸部 MRA を撮らなければ，椎骨動脈の複雑な交叉は発見できなかったので，この症例は良性発作性頭位眩暈と診断され，内耳が原因ということになっていたであろう．

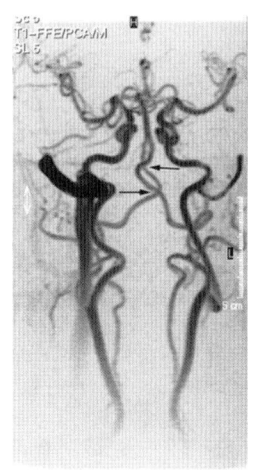

図 165　症例 104，単純頸部 MRA
椎骨動脈が 2 回交叉しているのが認められる（→）．

椎骨動脈のKinking（ねじれ），交叉，屈曲がみられた発作性頭位眩暈

症例105　良性発作性頭位眩暈と診断され，頸部MRAで左椎骨動脈が屈曲していた発作性頭位眩暈の症例

54歳，女性

平成12年10月20日，左下頭位の回転性めまいを主訴に初診．

嘔気，嘔吐，耳鳴，難聴，四肢の先のしびれ，複視なし．両こめかみの痛みあり．

若い頃から低血圧あり．

13年前に某耳鼻咽喉科で良性発作性頭位眩暈と診断され，その後，5～6年に1回めまい発作を繰り返している．

乗り物酔いあり．

母と兄にもめまいありという．

両脚直立検査，足踏み検査：異常なし

眼振所見：自発眼振検査は裸眼，フレンツェル眼鏡下ともに眼振なし．

頭位眼振検査で仰臥位正面で右向き回旋性眼振，右下頭位で下向性回旋性眼振，左下頭位で著明な下向性回旋性眼振あり．

懸垂頭位正面で右向き回旋性眼振，右下頭位で下向性回旋性眼振，左下頭位でも下向性回旋性眼振あり．

頭位変換眼振検査で懸垂頭位で右向き回旋性眼振，坐位で左向き回旋性眼振あり．

頭位眼振検査で方向交代性下向性眼振，頭位変換眼振検査で懸垂頭位と坐位で方向の逆転する眼振が認められたことから，発作性頭位眩暈が考えられた．

頸椎X-rayではC$_5$，C$_6$の変形あり．

頭部MRIは異常なし．

頸部MRAで左椎骨動脈の強い屈曲を認めた（図166）．

方向交代性下向性眼振は，内耳性の良性発作性頭位眩暈を考えさせるところだが，頸部MRAの所見から背景に椎骨脳底動脈系の循環不全が示唆され，さらに低血圧，頸椎の変形も加わって発作性頭位眩暈を起こしたと判断された．

考察

13年前はMRAが撮れなかったし，内耳が原因の良性発作性頭位眩暈と診断してもよいのだが，現在はMRAが撮れるので，単純に内耳だけの問題といえなくなってきているのではなかろうか．

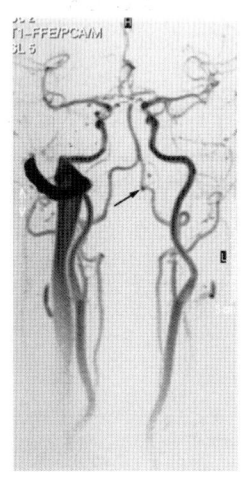

図166　症例105，単純頸部MRA
右椎骨動脈の屈曲も認めるが，左椎骨動脈が強く屈曲している（→）．

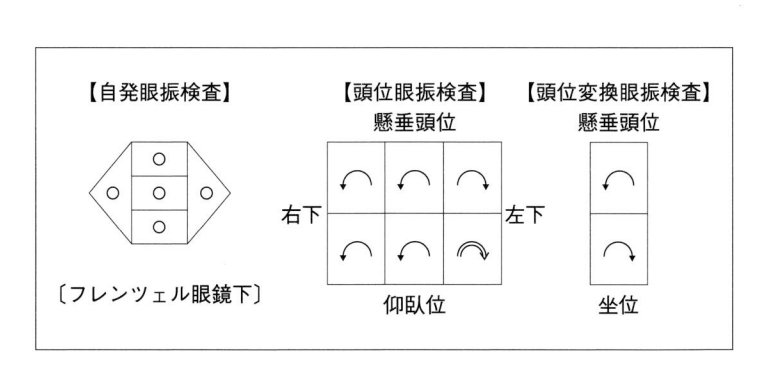

椎骨動脈の Kinking（ねじれ），交叉，屈曲がみられた発作性頭位眩暈

症例106　左椎骨動脈がかなり細く，Kinking（ねじれ）も認められた発作性頭位眩暈症例

63歳，男性

平成11年11月25日から起き上がる時と寝る時に回転性めまいがあるとのことで，29日受診．

右首筋の痛みとつれる感じあり．

車を運転した後に両足先のしびれがある．

耳鳴，難聴，嘔気，嘔吐，複視，頭痛なし．

両脚直立検査，足踏み検査：異常なし

眼振所見：自発眼振検査は異常なし．

頭位眼振検査で，仰臥位右下頭位にて上向性回旋性眼振，左下頭位にて著明な上向性回旋性眼振が認められた．

頭位変換眼振検査にて懸垂頭位で左向き回旋性眼振，坐位で著明な右向き回旋性眼振が観察された．

つまり，頭位眼振検査で方向交代性上向性眼振，頭位変換眼振検査で方向の逆転する眼振が認められた．方向交代性上向性眼振は例外はあるが，頭蓋内病変を念頭に置いた方が無難なので，眼振所見からは内耳が原因の良性発作性頭位眩暈よりむしろ発作性頭位眩暈が考えられた．

頸椎 X-ray で C_3, C_4, C_5, C_6 の強い変形が認められた．

頭部 MRI では小梗塞が1個大脳に認められたのみ．

頸部 MRA で左椎骨動脈が細く，1回転ねじれている（kinking）が，さらに脳底動脈の強い蛇行もみられた（図167）．

この所見からも内耳が原因というよりむしろ椎骨脳底動脈循環不全を背景とした，発作性頭位眩暈と診断した．

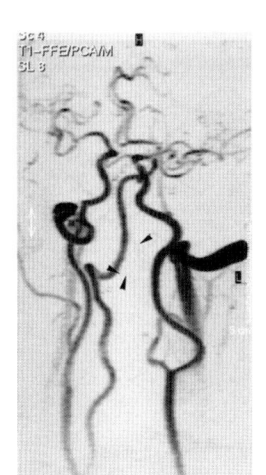

図167　症例106，単純頸部 MRA
左椎骨動脈が右に比べてかなり細く，ねじれている（▶）．

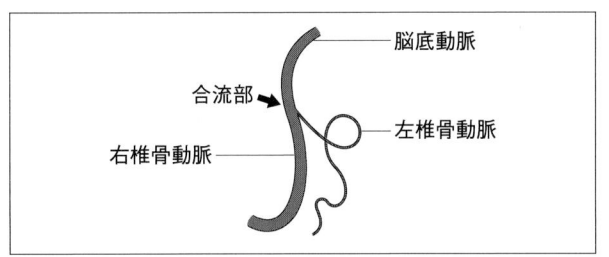

図167の模型図

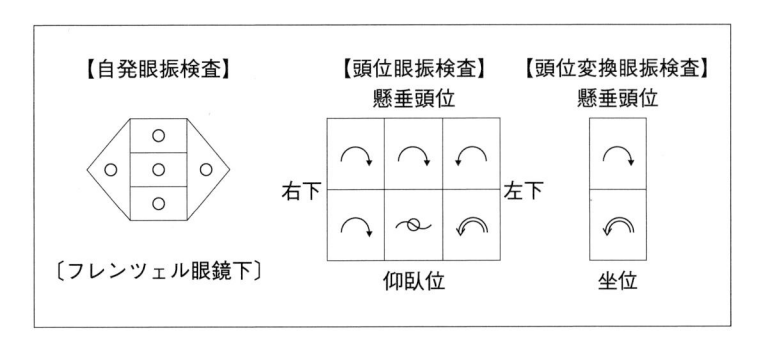

さらにもう1例，椎骨動脈にkinkingが発見された発作性頭位眩暈症例を呈示する．

【症例】 63歳，男性

上を向く時と，寝たり起きたりした時の回転性のめまいを主訴に受診．

頭位眼振検査で方向交代性下向性回旋性眼振が認められ，頭位変換眼振検査にて懸垂頭位と坐位で方向の逆転する回旋性眼振がみられた．潜伏時間，減衰現象を伴い，一見，良性発作性頭位眩暈と酷似した眼振所見だった．

しかし，頸部MRAにて左椎骨動脈のkinkingと右椎骨動脈（図168 ➡）に比べて左がかなり細いことも判明し（図168 →），脳底動脈の描出不良もみられた．この所見から，内耳に原因があるとする良性発作性頭位眩暈でなく，椎骨脳底動脈循環不全を背景とした「発作性頭位眩暈」と診断した．

下記の模型図の黒太い矢印（➡）は椎骨動脈の脳底動脈への合流部を示す．

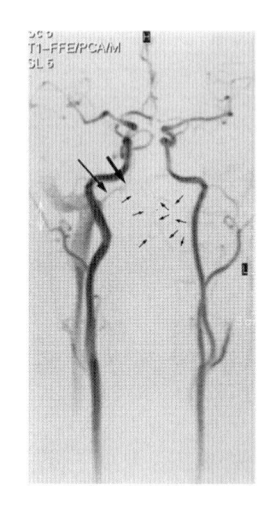

図168 単純頸部MRA

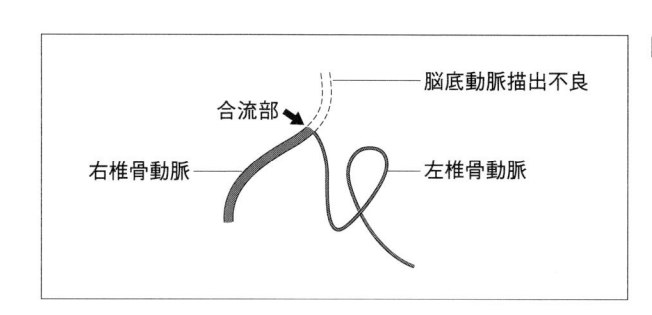

図168の模型図

プライマリーケアー医へのサイドメモ 76

頭部MRIだけでは不十分で，頸部MRAまで撮らないと内耳性の良性発作性頭位眩暈でしょうということになってしまうのである[※]．

※参考：54歳，男性，平成16年11月10日に回転性めまいを主訴に受診．眼振所見で方向交代性下向性回旋性眼振を認め，良性発作性頭位眩暈と酷似，減衰現象，潜伏時間も伴った．頭部MRIは異常なし．頸部MRAにて右椎骨動脈が左に比べて著明に細く，Kinking（ねじれ）が認められた．この所見から椎骨脳底動脈循環不全を背景とした発作性頭位眩暈と診断した．

椎骨動脈のKinking（ねじれ），交叉，屈曲がみられた発作性頭位眩暈

症例107　若年ながら頸部MRAで強い椎骨動脈の屈曲と脳底動脈の蛇行が見つかった発作性頭位眩暈症例

26歳，女性

平成9年4月9日，頭を枕に付ける時と寝ていて頭を左下にする時，回転性めまいありとのことで初診．

平成8年10月に朝ベッドから起き上がろうとして回転性めまいあり．

眼前暗黒もあったという．

近くの耳鼻咽喉科にかかってメリスロンを処方され，よくなったが平成9年3月にも電車に乗っている時に揺れるようなめまい感あり．

両脚直立検査，足踏み検査：異常なし

眼振所見：自発眼振検査は裸眼，フレンツェル眼鏡下いずれも異常なし．

頭位眼振検査にて右下頭位，左下頭位で方向交代性下向性回旋性眼振あり．

頭位変換眼振検査で懸垂頭位で右向き回旋性眼振，坐位で反対の左向き回旋性眼振あり．潜伏時間，減衰現象あり．眼振所見からは，一見，内耳が原因の良性発作性頭位眩暈が考えられた．

しかし肩凝りがひどいというので頸椎X-rayを撮ったところ，正面像で右にくの字形に軽度の側弯が認められた．さらに冷え性で靴下を履いて寝るとのこと．

仕事上，重症心身障害者を扱っているので，自分が無理な姿勢をとらざるをえないと訴えていた．

頭部MRIは異常なし．

頸部MRAで図のごとく両椎骨動脈の強い屈曲と脳底動脈の蛇行が認められた（図169）．

考察

自覚的に眼前暗黒があることから，後頭葉の虚血，つまり椎骨脳底動脈系の循環障害が示唆され，頸椎の変形はなかったが，強い肩凝り，上述の頸部MRAでの椎骨脳底動脈の所見から，内耳が原因の良性発作性頭位眩暈よりむしろ，若年ながら椎骨脳底動脈循環不全が背景にある発作性頭位眩暈と考えられた．

治療はメリスロン6錠/日，アプラクタン(現在は製造中止) 3錠/日，当帰芍薬散7.5g/日の組み合わせでめまいはよくなった．当帰芍薬散は冷え性を考えて処方した．眼前暗黒がある（後頭葉の虚血を意味する）とのことだったので，単なる内耳性ではないと考えた．

頸部MRAを撮らなければ従来通り，内耳が原因の良性発作性頭位眩暈と診断したであろう．

どちらでも症状，治療とも変わりはないが，若い人でも椎骨脳底動脈循環不全を背景にした発作性頭位眩暈はあり得るということを示した．

これからは若くても脳梗塞になる可能性はあり，油断はできない．

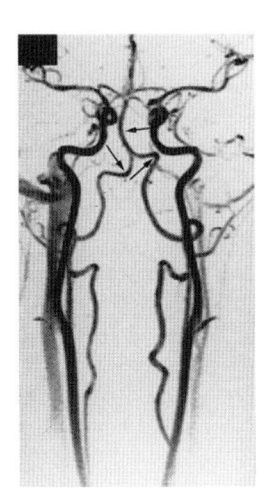

図169　症例107，単純頸部MRA
両椎骨動脈の屈曲と脳底動脈の蛇行が認められる（→）．

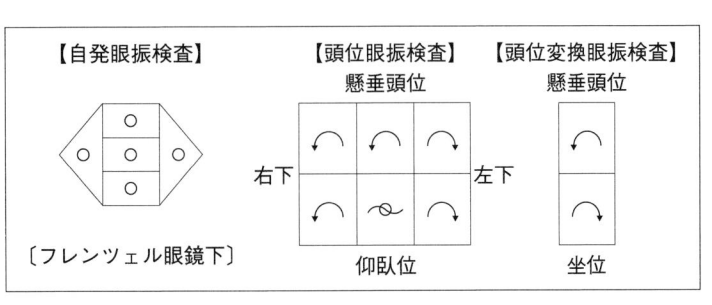

― プライマリーケアー医へのサイドメモ77 ―

年齢の若い患者でも眼前暗黒があれば，油断しない方がよい．

中枢性（頭蓋内病変）と考えられる発作性頭位眩暈

症例108　左半身の異常感覚を伴った発作性頭位眩暈症例

58歳，男性

平成13年10月10日，朝7時頃，上を向いた途端に回転性めまいがしたとのことで受診．9日夜もベッドで寝ている時，左を下にしたら嘔気あり．

持続時間は数秒間だったという．

さらに，今朝から左半身の感覚が何となく変な感じがして，重く感じるという．

嘔気，嘔吐，耳鳴，難聴，四肢の先のしびれ，複視，頭痛なし．

構音障害，口周囲のしびれなし．

肩凝りあり．

血圧：121/70，喫煙：40本/日

両脚直立検査：正常

足踏み検査：閉眼50歩で左へ45°偏倚

眼振所見：自発眼振検査，正常．

頭位眼振検査で右下頭位，左下頭位にて著明な方向交代性下向性回旋性眼振が認められた．

頭位変換眼振検査にて懸垂頭位と坐位で方向の逆転する回旋性眼振が認められ，減衰現象，潜伏時間もあり，一見，良性発作性頭位眩暈のようにみえるが，左半身の感覚異常を考慮し，発作性頭位眩暈と診断した．

メリスロン6錠/日，セロクラール（1錠，20 mg）3錠/日，ユベラニコチネート6錠/日を投与し，めまいも左半身の感覚異常も消失した．

10月20日の頭部MRIでは異常所見は認められず，頸部MRAで脳底動脈の蛇行が認められた．

つまり，椎骨脳底動脈循環不全が背景にある発作性頭位眩暈と考えられた．

考察

まず自他覚所見からは発作性頭位眩暈を考えるが，ここで気を付けなければならないのは，めまい以外に左半身の異常感覚があったということである．

この症状は視床や脳幹の病変を否定できない．

頭部MRIで異常なくとも微小梗塞の可能性がある．

それゆえ，酷似した眼振所見，さらに減衰現象，潜伏時間も伴っているので，一見，内耳を原因とする良性発作性頭位眩暈と診断しがちであるが，椎骨脳底動脈循環不全が背景にあると考えられ，責任病巣は脳幹の可能性があるので，良性をつけず，発作性頭位眩暈と診断した．

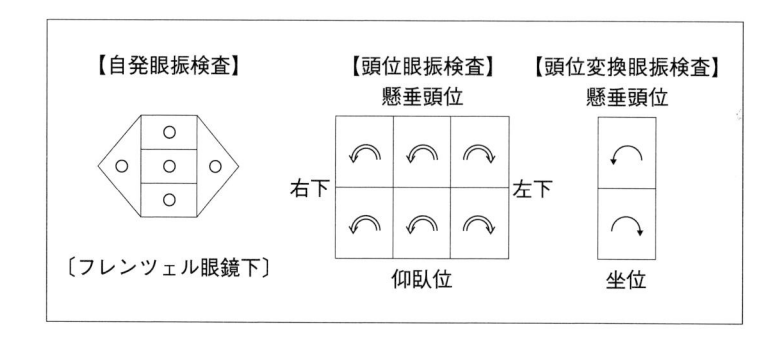

プライマリーケアー医へのサイドメモ78

中高年のめまいは，めまい以外の症状によく耳を傾けることである．

片半身の異常感を「心因性」と考えるのは慎んだ方がよい．

中枢性（頭蓋内病変）と考えられる発作性頭位眩暈

症例109　良性発作性頭位眩暈と酷似した眼振所見を呈し，頭部MRIで橋部に高信号域が認められた症例

75歳，女性

平成13年10月3日，1～2時間続く回転性めまいを主訴に初診．

9月22日に回転性めまい，嘔気，嘔吐あり．

耳鳴，難聴，頭痛，複視なし．肩凝りあり．構音障害，口周囲のしびれはなし．1～2ヵ月前に四肢の先のしびれあり．

乗り物酔いあり．

平成8年に回転性めまいあり．同年9月に狭心症発作を起こした．

その後，心房細動と徐脈頻脈症候群あり．

血圧は148/86，起立性低血圧あり．

両脚直立検査：正常

足踏み検査：正常

眼振所見：自発眼振検査，正常．

頭位眼振検査で仰臥位右下頭位にて著明な下向性回旋性眼振がみられ，左下頭位で下向性回旋性眼振が観察され，方向交代性下向性回旋性眼振が認められた．

頭位変換眼振検査にて懸垂頭位と坐位で方向の逆転する回旋性眼振が認められ，潜伏時間，減衰現象もあり，一見，内耳が原因の良性発作性頭位眩暈と酷似しているが，発作性頭位眩暈と診断した．

メリスロン6錠/日，セロクラール（1錠，20mg）3錠/日，セファドール3錠/日を投与し，めまいは軽快した．

初診時の頸椎X-rayでC_5，C_6の前方と側方への強い変形が認められた．

10月12日の頭部MRIで大脳にラクナ梗塞，橋部に高信号域が認められた（図170）．頸部MRAでは右椎骨動脈が左に比べて細い所見が認められた．

考　察

他覚所見からは発作性頭位眩暈を考えるが，まず，起立性低血圧があるということは脳幹の血管運動中枢の機能障害を意味する．これは脳幹の循環不全，つまり椎骨脳底動脈循環不全が背景にあることを示唆する．

潜伏時間，減衰現象があると良性発作性頭位眩暈と診断しがちであるが，こうした他覚所見（起立性低血圧，頸椎の変形，頸部MRIの所見）からはむしろ椎骨脳底動脈循環不全を背景にした発作性頭位眩暈を考える．

そして頭部MRIで橋部の両側に高信号域が認められたことから，内耳に原因があるのではなく，循環障害は主に脳幹橋部，つまり両側前庭神経核に責任病巣があると判断された．

最近，他にも一見，良性発作性頭位眩暈と酷似した眼振所見で，脳幹橋部に虚血性変化や，高信号域が認められた，つまり椎骨脳底動脈循環不全が背景にあると判断される発作性頭位眩暈症例を6例経験した．

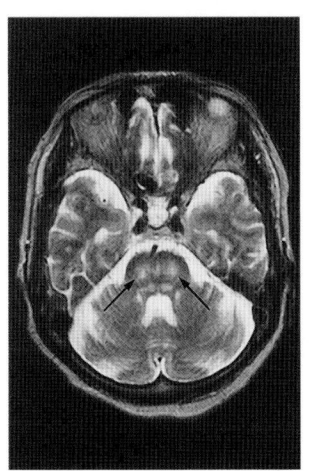

図170　症例109，単純頭部MRI
両橋部に高信号域を認める（→）．

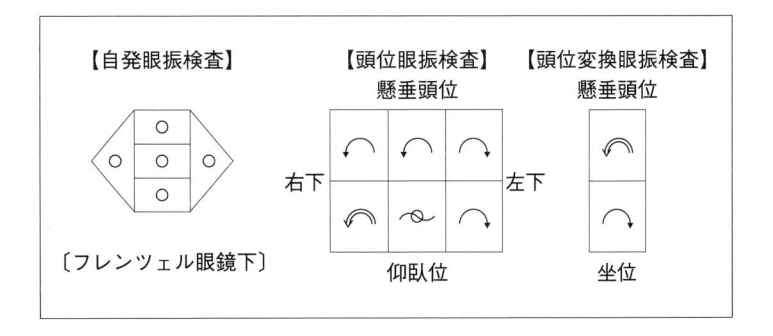

【症例❶】 76歳，男性

昭和58年3月から塵肺，慢性呼吸不全で経過を観ていたが，平成14年1月7日，寝たり起きたりした時に回転性めまいありとのことで受診．

眼振所見：自発眼振検査では裸眼，フレンツェル眼鏡下で眼振なし．頭位眼振検査で方向交代性下向性回旋性眼振が認められ，頭位変換眼振検査にて懸垂頭位と坐位で方向の逆転する著明な回旋性眼振がみられた．潜伏時間，減衰現象を伴い，一見，良性発作性頭位眩暈と酷似した眼振所見だった．

しかし，頭部MRIでは橋部に虚血性変化が認められた（図171，図172，⇨）．

頸部MRAで両椎骨動脈の屈曲と脳底動脈の蛇行が認められた（図173，→）．

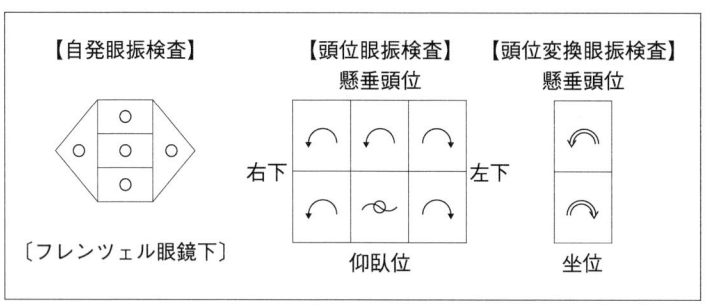

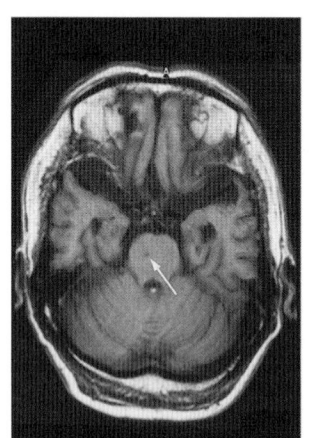

図171 症例❶，単純頭部MRI，T1強調画像

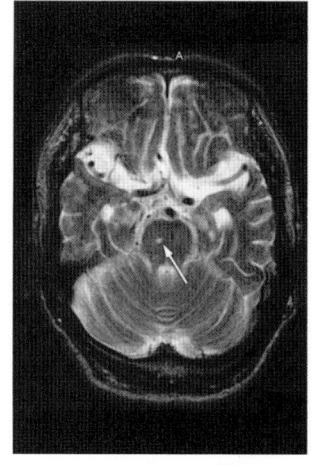

図172 症例❶，単純頭部MRI，T2強調画像

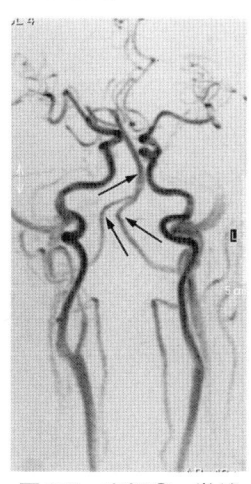

図173 症例❶，単純頸部MRA

【症例❷】 73歳，男性

平成13年12月4日，右下頭位にした時に回転性めまいありとのことで受診．

眼振所見：自発眼振検査では裸眼，フレンツェル眼鏡下で眼振なし．頭位眼振検査で方向交代性下向性回旋性眼振が認められ，頭位変換

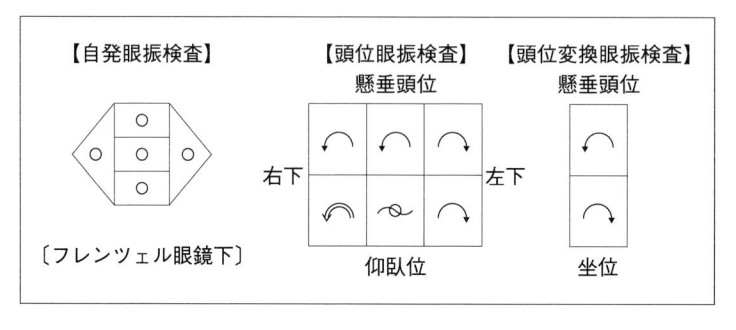

眼振検査にて懸垂頭位と坐位で方向の逆転する回旋性眼振がみられた．

潜伏時間，減衰現象を伴い，良性発作性頭位眩暈と区別しがたい眼振所見だった．

頭部 MRI では橋部に虚血性変化が認められた（図174，図175，⇨）．

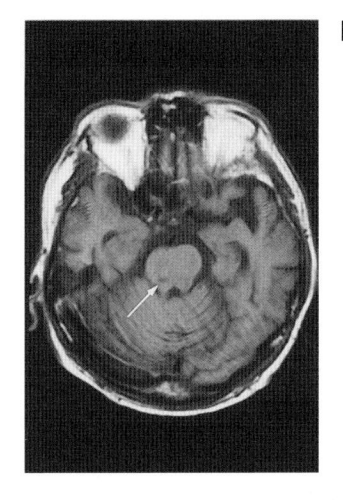

図174 症例❷，単純頭部 MRI，T1強調画像

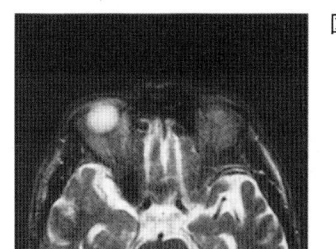

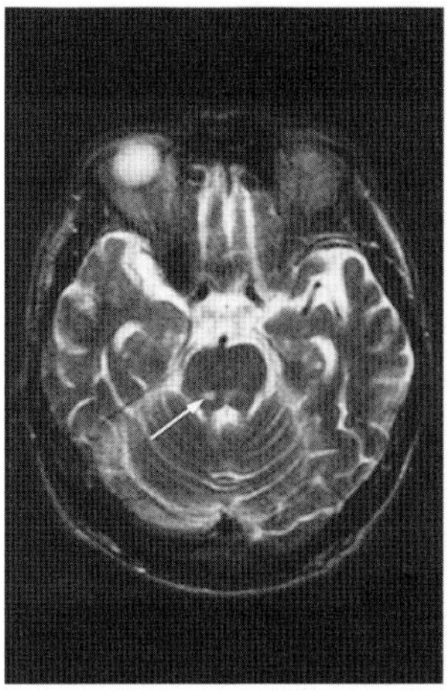

図175 症例❷，単純頭部 MRI，T2強調画像

【症例❸】 83歳，女性

平成14年1月22日，右下頭位での回転性めまいで受診．

眼振所見：自発眼振検査は裸眼，フレンツェル眼鏡下で眼振なし．

頭位眼振検査で方向交代性上向性回旋性眼振を，頭位変換眼振検査で懸垂頭位で左向き回旋性眼振，坐位で右向き回旋性眼振を認めた．

減衰現象，潜伏時間を伴ったので，発作性頭位眩暈と診断した．

平成14年2月7日の頭部 MRI で橋部に虚血性変化が強く認められた（図176，⇨）．

平成15年1月20日，意識障害と左上下肢の麻痺にて救急車で搬送され，脳梗塞と診断され入院．結局この症例は，発作性頭位眩暈後1年で脳梗塞を起こしたことになる．

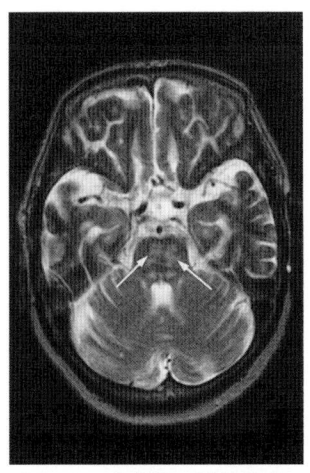

図176 症例❸，単純頭部 MRI

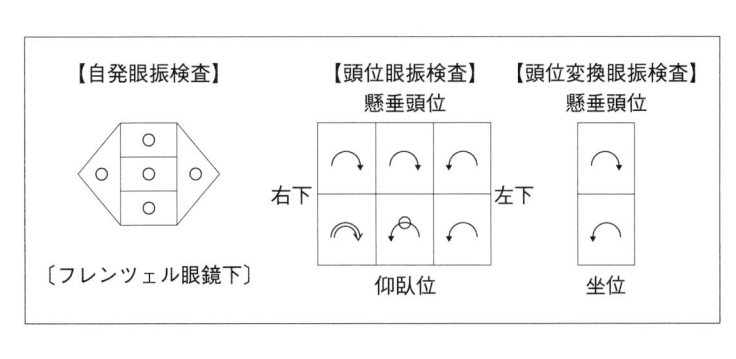

【症例❹】 64歳，女性

平成14年2月26日，寝ながら左右に頭を動かした時と頭を枕に付ける時，起きる時の回転性めまいで受診．

眼振所見：自発眼振検査は裸眼，フレンツェル眼鏡下で眼振なし．

頭位眼振検査で方向交代性下向性回旋性眼振を，頭位変換眼振検査で懸垂頭位で左向き回旋性眼振，坐位で右向き回旋性眼振を認めた．

減衰現象，潜伏時間を伴ったので，発作性頭位眩暈と診断した．

平成14年3月7日の頭部MRIで橋部に虚血性変化があり（図177, ⇨），頸部MRAで両椎骨動脈の屈曲も認められた．

眼振所見からは，「良性発作性頭位眩暈」とされるケースであった．

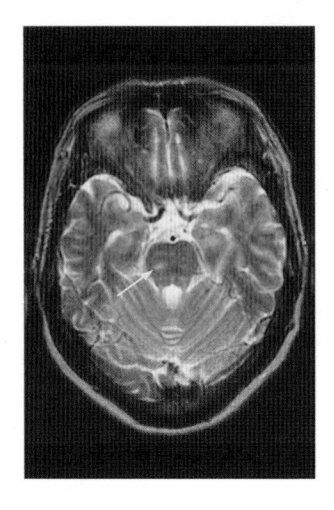

図177 症例❹，単純頭部MRI

【症例❹】

【症例❺】 66歳，女性

平成14年2月27日，2週間前から，朝，寝ながら頭を左下に動かした時と上を向いた時の回転性めまいで初診．嘔気，嘔吐を伴う．

眼振所見：自発眼振検査は裸眼，フレンツェル眼鏡下で眼振なし．

頭位眼振検査で著明な方向交代性下向性回旋性眼振を，頭位変換眼振検査で懸垂頭位で右向き回旋性眼振，坐位で著明な左向き回旋性眼振を認めた．

減衰現象，潜伏時間を伴ったので，発作性頭位眩暈と診断した．

平成14年3月25日の頭部MRIで橋部に虚血性変化があり（図178 a, ⇨），頸部MRAで両椎骨動脈の屈曲と蛇行，脳底動脈の蛇行も認められた（図178 b, →）．

この症例も眼振所見からは，「良性発作性頭位眩暈」とされるケースであった．

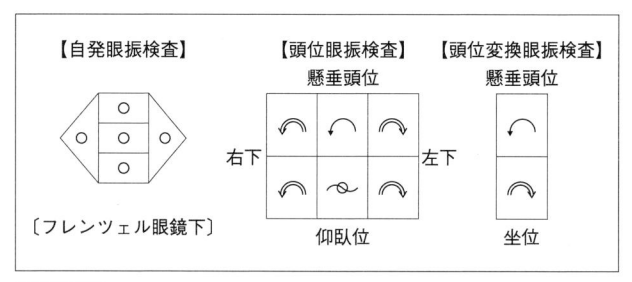

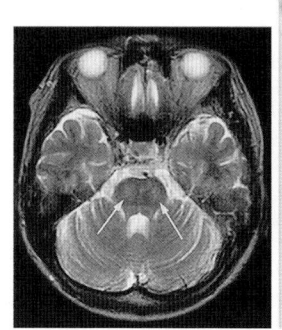

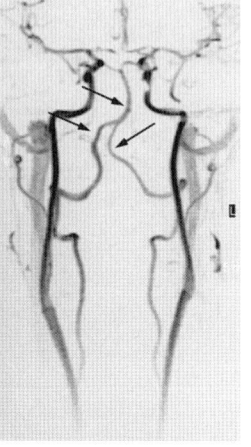

【症例❺】

症例❺, a 単純頭部MRI　症例❺, b 単純頸部MRA
図178

【症例❻】 66歳　女性

平成14年6月23日，朝からぐらぐらする非回転性めまいで初診．

嘔気あるが，嘔吐なし．

眼振所見：自発眼振検査は裸眼，フレンツェル眼鏡下で眼振なし．

頭位眼振検査で方向交代性下向性回旋性眼振を，頭位変換眼振検査で懸垂頭位で右向き回旋性眼振，坐位で左向き回旋性眼振を認めた．

減衰現象，潜伏時間を伴ったので，発作性頭位眩暈と診断した．

7月26日の頭部MRIで橋部に虚血性変化があり（図179 a，⇨），頸部MRAで左椎骨動脈の描出なく，脳底動脈の蛇行も認められた（図179 b，→）．

本症例も眼振所見から，「良性発作性頭位眩暈」と診断されるケースであった．

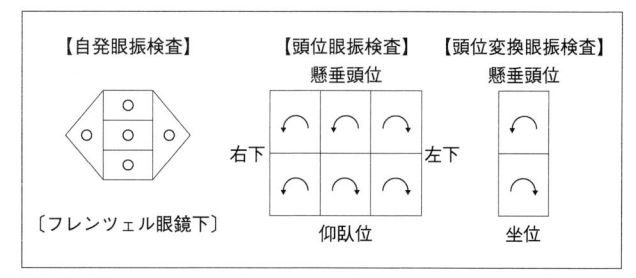

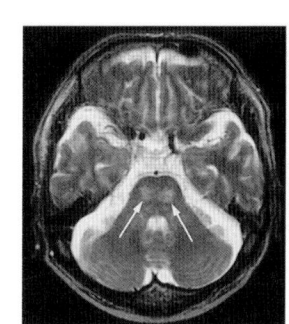

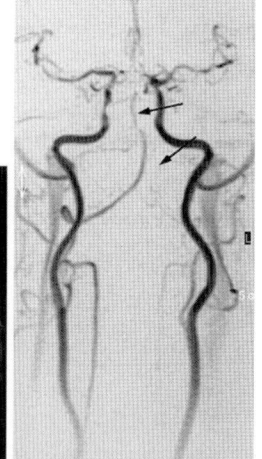

症例❻, a 単純頭部MRI　症例❻, b 単純頸部MRA
図179

📝 プライマリーケアー医へのサイドメモ 79

再三繰り返すが，中高年の発作性頭位眩暈は，圧倒的に椎骨脳底動脈循環不全が背景にあることが多い．

💥 注目！！1

良性発作性頭位眩暈＝原因は内耳にあり（まだ仮説の域を脱していない！）としてMRAも含めて頭部MRIを撮らないと，こうしたケースが見過ごされている可能性がある．

これらの症例から判断するに，少なくとも高齢者の場合，原因を内耳における耳石の変性に求めるよりも，むしろ脳幹橋部（前庭神経核）に求める方が自然なのではなかろうか．

先天性奇形に伴うめまい

症例110　アーノルドキアリー奇形が判明した発作性頭位眩暈症例

58歳，女性

平成11年11月9日，右下頭位での回転性めまいを主訴に初診．

平成11年11月7日午前3時頃，右下頭位で回転性めまいあり．嘔気，嘔吐あり．

耳鳴，難聴，四肢の先のしびれ，複視，頭痛なし．

血圧は106/72．

中耳炎，頭部外傷，音響外傷の既往なし．SM，KMの使用経験なし．

両脚直立検査，足踏み検査：正常

眼振所見：自発眼振検査，頭振り眼振検査では異常なし．

頭位眼振検査，頭位変換眼振検査で，仰臥位正面では眼振なし．仰臥位右下頭位で上向性回旋性眼振，左下頭位で上向性回旋性眼振，懸垂頭位右下頭位で同様の上向性回旋性眼振，左下頭位で上向性回旋性眼振が認められた．つまり天井に向かうような方向交代性上向性回旋性眼振が観察された．

頭位変換眼振検査では懸垂頭位で左向き回旋性眼振が，坐位では反対向きの右向き回旋性眼振が認められた．この特有の眼振所見から発作性頭位眩暈と診断された．

ところが，頭部MRIで小脳扁桃が5mm以上大孔から下垂しているのが判明（図180）．

頸部MRAでは右椎骨動脈の強い屈曲も認められた（図181）．

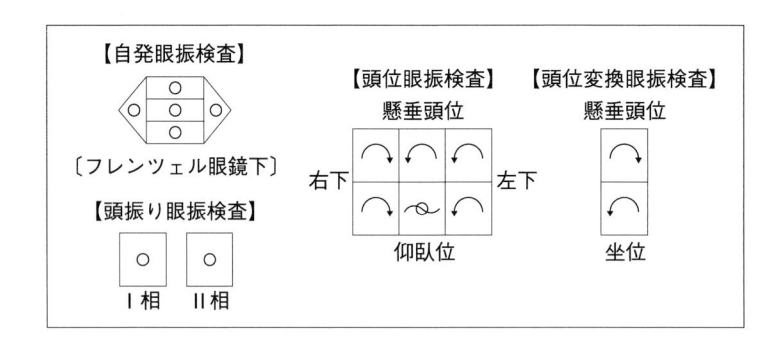

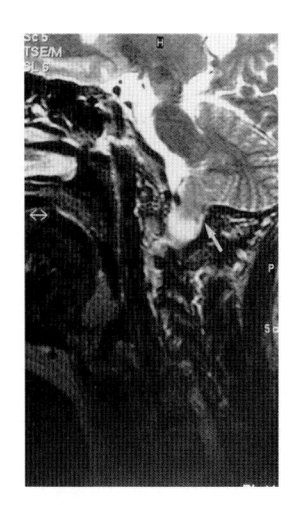

図180　症例110，単純頭部MRI
小脳扁桃が大孔から下垂している（⇨）．

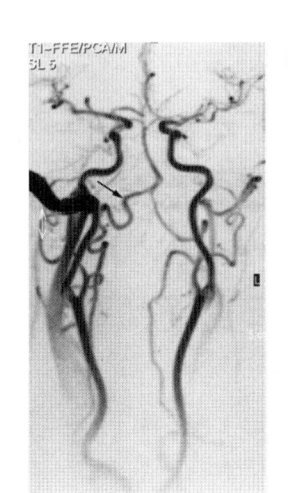

図181　症例110，単純頸部MRA
右椎骨動脈の強い屈曲が認められる（→）．

プライマリーケアー医へのサイドメモ 80

　アーノルド-キアリー奇形は4型に分類され、キアリーI型奇形は、この症例のごとく、小脳扁桃のみが大孔から下がってきて、脊椎管内に陥入する異常で、普通は成人になってから発症する．
　めまいを訴える症例もあるが、その眼振は、**一般的に自発眼振検査で（左右）側方注視方向性斜行性眼振が認められる．**
　しかしこの症例では、頭位眼振検査で方向交代性の上向性眼振が認められた．方向交代性の上向性眼振は小脳性でもみられるのでこのような所見もあり得るのかと考えた．このケースも頭部MRIを撮らないと、眼振所見から内耳が原因の良性発作性頭位眩暈と診断されていたと思われる．

症例111 Dandy-Walker 奇形（小脳虫部の低形成）に発作性頭位眩暈を起こした症例

先天性奇形に伴うめまい

41歳，男性

平成13年6月6日，右下頭位での回転性めまいを訴えて初診．

上記の奇形のため知能障害があり，施設に長期入院，通所を繰り返している．

嘔気，嘔吐，耳鳴，難聴，頭痛，四肢の先のしびれ，複視なし．

回転性めまいは3年前から時々あったが，医療機関を受診しなかった．

ふだんは歩行障害なし．

階段の昇降もまったくふつうに可能．

平成10年から高脂血症で当科にかかっていた．

血圧は144/82．

診察室にふらふらしながら入ってきた．

両脚直立検査，足踏み検査：施行せず

眼振所見：自発眼振検査は裸眼，フレンツェル眼鏡下で眼振なし．

頭位眼振検査で右下頭位で仰臥位，懸垂頭位ともに著明な上向性回旋性眼振あり．

正面では仰臥位，懸垂頭位ともに左向き回旋性眼振あり．

左下頭位では仰臥位，懸垂頭位ともに上向性回旋性眼振あり．

頭位変換眼振検査では懸垂頭位で左向き回旋性眼振と下眼瞼向き垂直性眼振を認めた．

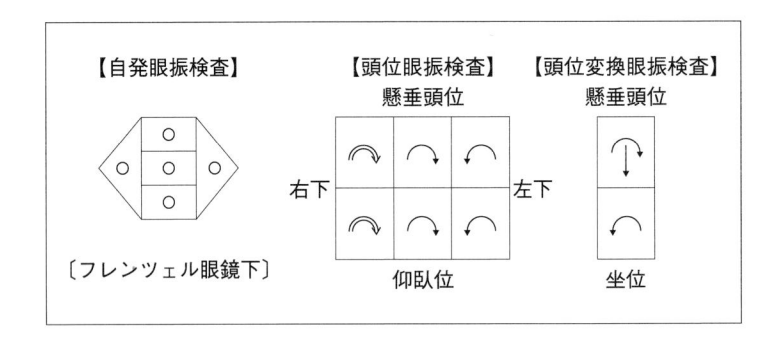

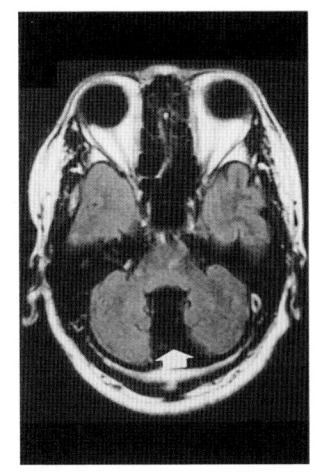

図182 症例111，単純頭部MRI
小脳虫部の低形成あり（⇒）．

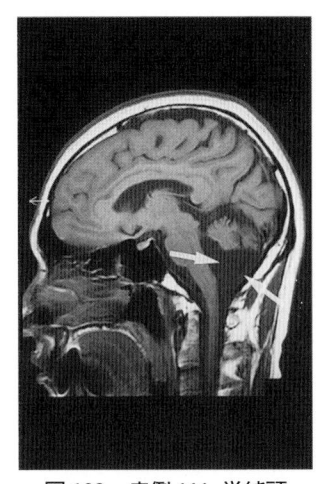

図183 症例111，単純頭部MRI
小脳虫部の低形成を認める（⇒）．

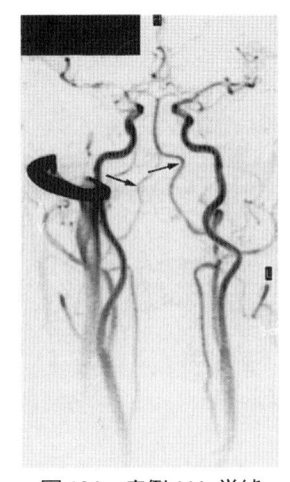

図184 症例111，単純頸部MRA
両椎骨動脈の屈曲あり（→）．

眼振は減衰現象，潜伏時間を伴った．

方向交代性上向性の眼振所見は一般的に脳幹，小脳の病変を，下眼瞼向き垂直性眼振も下部脳幹，小脳の病変を示唆する（いずれも末梢性病変でも出現することはあるが）．

そこで内耳が原因の良性発作性頭位眩暈でなく，発作性頭位眩暈と診断した．

頸椎 X-ray は年齢相応の変形が認められたのみ．

頭部 MRI では Dandy-Walker 奇形で知られるごとく，小脳虫部の低形成，第4脳室の拡大が認められた（図182, 図183）．

めまいが強かったので，メイロン 125 ml を点滴し，内服でメリスロン6錠/日，セファドール3錠/日，セロクラール（1錠，20 mg）3錠/日を処方した．

右下頭位で増強する回転性めまいは徐々に軽快し，その後，完全に消失．

考 察

Dandy-Walker 奇形は先天性の疾患で小脳虫部の発育不全と，第4脳室が嚢胞状に拡大した奇形で，歩行障害を示すことが多い．しかも知能障害を伴う．

つまり先天的にある程度の眼振は存在すると思われるが，若い時は他の部位が代償しているので，あまりめまいを感じないと思われる．

ところが，この症例のように高脂血症が出現し動脈硬化が進んでくると椎骨動脈の屈曲が著しくなり（図184），循環障害による他の部位の代償機転が弱くなるため，小脳虫部の発育不全による潜在的機能障害が顕在化して，発作性頭位眩暈を起こしたと考えられた．

ここで注目したいのは，まず方向交代性上向性眼振と下眼瞼向き垂直性眼振である．

方向交代性上向性眼振は病変が主に中枢（頭蓋内）にあることを示すことで知られてきたが，しかし内耳の病変でも生じることもある．

そして下眼瞼向き垂直性眼振が認められたので，内耳からくるめまいの可能性は少ないということがわかる．

さらに，小脳虫部の低形成であるから，この症例の発作性頭位眩暈は小脳にその責任病巣があると考えられるのである．

つまり発作性頭位眩暈は，内耳だけが原因ではないということをまさに裏づけている．

症例112　8年間ぐらっとするめまいが続いたという症例

75歳，女性
平成12年4月19日，首をねじった時にぐらっとするめまいを訴えて初診．
8年前に某病院のめまい専門外来で診てもらったが，心配なしと言われた．
しかしめまいはこの後ずっと<u>8年間続いていた</u>という．
耳鳴，難聴，頭痛，嘔気，嘔吐，四肢の先のしびれ，複視なし．肩凝りは強いとのこと．
起立性低血圧あり．
<u>近医で撮った頸椎MRIで頸椎の変形と頸椎椎間板の一部が突出している所見が認められた．</u>

両脚直立検査，足踏み検査：異常なし
眼振所見：自発眼振検査は裸眼，フレンツェル眼鏡下でも異常なし．輻輳麻痺なし．
甲状腺機能は異常なし．
頭振り眼振検査では第Ⅰ相で左向き水平性眼振あり．
第Ⅱ相では明確な眼振なし．
頭位眼振検査で仰臥位右下頭位で下向性回旋性眼振，正面では明らかな眼振なし．
左下頭位で下向性回旋性眼振，懸垂頭位右下で下向性回旋性眼振，正面で明らかな眼振なし，懸垂頭位左下で下向性の回旋性眼振が認められた．

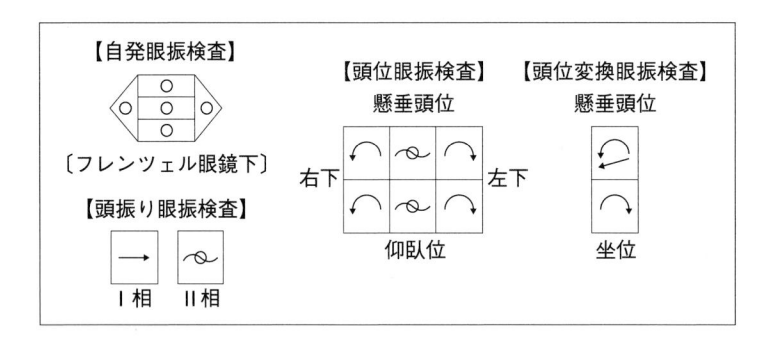

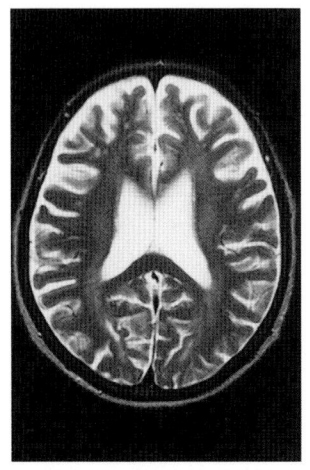

図185　症例112，単純頭部MRI
大脳に虚血性変化が認められる．

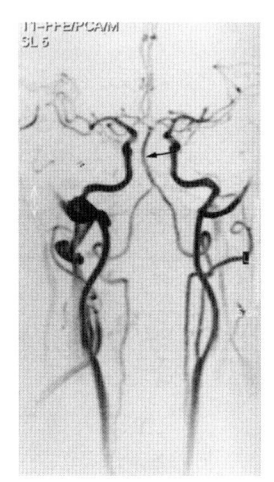

図186　症例112，単純頸部MRA
脳底動脈の蛇行を認める（→）．

頭位変換眼振検査で懸垂頭位で右向き回旋性と斜行性眼振が，坐位では反対の左向き回旋性眼振が認められた．

頭位により眼振の方向が変わり（方向交代性下向性回旋性眼振），頭位変換眼振検査で懸垂頭位と坐位で眼振の方向が逆転することから，発作性頭位眩暈と診断される．

そして頸椎の異常がたとえ軽度であっても，椎骨動脈の周囲を交感神経が走行しているので，これが興奮することにより間接的に，椎骨脳底動脈系の循環不全を起こし得る．

それゆえ，椎骨脳底動脈循環不全を背景とした発作性頭位眩暈と考えられた．

メリスロン6錠/日，セロクラール（1錠，20 mg）3錠/日，テルネリン（1錠，1 mg）4錠/日，2×を処方．

（テルネリンは肩凝りの強そうな人には3錠/日では効果が薄いので，4錠/日，6錠/日と増量している）．

5月16日，頭部MRI, MRA, 頸部MRAを施行．

頭部MRIでは大脳に虚血性変化が認められ（図185），頸部MRAで脳底動脈の蛇行も認められた（図186）．

これにより，椎骨脳底動脈循環不全の裏付けがとれた．

5月30日，めまいはすっかりとれたと喜んでいた．

プライマリーケアー医へのサイドメモ 81

このケースは「首をねじるとめまい感がある」と聞いたとたん，頸椎からくるめまいだなと直感できる．

このようなケースにはめまいの治療だけでは不十分なのである．

肩凝りがとれると，とたんにめまいが良くなったと喜ばれる．

つまり，抗めまい薬とテルネリンが良く効く．

その他のめまい

症例113　妊娠中にめまいが起こる場合もある！

15歳，女性
平成11年11月10日初診．日本語が話せず通訳付きで来院．

10月18日，回転性めまいあり．嘔気，嘔吐，耳鳴，難聴なし．全体的に頭痛ありとのこと．

血圧は104/70．甲状腺機能は異常なし．貧血なし．

両脚直立検査，足踏み検査：異常なし

眼振所見：自発眼振検査は異常なし．

頭位眼振検査では仰臥位，懸垂頭位でいずれも左向き方向固定性水平性眼振が，頭位変換眼振検査においても懸垂頭位と坐位で左向き方向固定性水平性眼振が認められた．

おそらく内耳性のめまいだろうと考えて，とりあえずメリスロン6錠を処方して帰宅させた．

18日再診．めまいはよくなったが，生理が止まっていると家人に白状したという．

早速，尿検査で妊娠反応を調べたら陽性であった．希望により近くの産婦人科を紹介した．

妊娠すると内分泌代謝系，自律神経系，循環器系にふだんとは異なる変化がもたらされるため，めまいが起こりやすい準備状態になっているのであろうか．

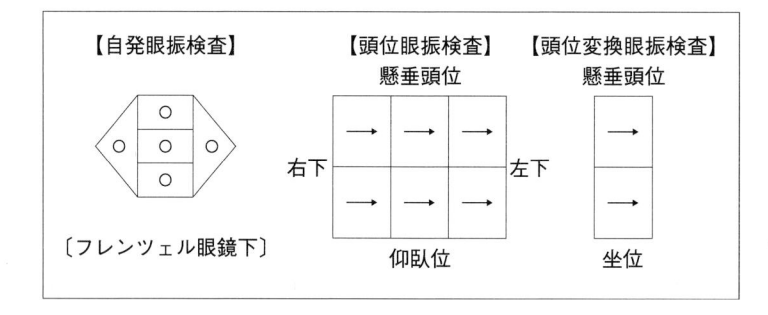

プライマリーケアー医へのサイドメモ 82

まさしく妊娠中に起きためまいだったが，教科書的には妊娠中の高血圧の患者が，二次性に低血圧を起こす場合や，空腹時の低血糖でめまいを起こすこともあると記載されている[14]．これは脳が血糖値の低下に非常に敏感に反応するためとある．

この後もう2例，妊娠中のめまいを経験した．このうちの1人は妊娠4ヵ月目の経産婦で良性発作性頭位眩暈であった．ただ，嘔気，嘔吐がひどく，つわりの嘔気とめまいに伴う嘔気が重なって起きていた症例であった．めまいにはメリスロン6錠/日を処方し，この嘔気，嘔吐にはプリンペランを点滴内に入れることによって対処できた．つわりの際はめまいを起こしやすい状況にあると思われた．

話がそれて恐縮だが，ティーンエイジャーの妊娠については，実はもう1人16歳の妊娠を経験した．この子はめまいはなかったが，最近の15～6歳の女の子は妊娠まで考慮しなくてはならないのかと驚いたが，産婦人科ではそれしきのことは常識とのことだった．

症例114　稀な軽度のめまいで，無視されそうな圧外傷による迷路（内耳）障害のケース

32歳，男性

平成12年8月30日，ぐらぐらする感じを訴えて初診．

よく聞くと，3年前，1年前にも同じめまいがあったという．

左耳で"プー"という音が聞こえ，嘔気，嘔吐なし．6月に耳鼻咽喉科で行った聴力検査では難聴なし．耳閉感なし．左耳の下がしびれた感じがするとのことであった．

四肢の先のしびれ，頭痛，複視なし．

下を向くとめまいがする感じもあるとのこと．

血圧は106/70．

タバコ：20本/日，コーヒー：10杯以上/日．

両脚直立検査，足踏み検査：異常なし．

眼振所見：自発眼振検査は裸眼，フレンツェル眼鏡下でも異常なし．

頭位眼振検査，頭位変換眼振検査で左向き方向固定性水平性眼振が認められた．

頸椎X-rayは異常なし．

頭部MRIは異常なし．頸部MRAで椎骨動脈の左右差が著しく，右の椎骨動脈が左に比べて1/2以上細くなっていた．脳底動脈の蛇行も認められた．

一時的な椎骨脳底動脈循環不全と考えてメリスロン6錠，セロクラール（1錠，20 mg）3錠/日を処方．

めまいはいったん消失．

平成13年1月4日，再びぐらぐらするめまいありと再診．

アレルギー性鼻炎があり，くしゃみ，水様鼻汁あり．左鼻閉になりやすく，耳閉塞感もある．左耳の下にしびれ感があるという．

本人は今回のめまいは「鼻症状と関係があるのでは」と質問があったので，耳管狭窄によるめまいと考え，「多分あるでしょう」と答えた．

眼振所見は異常なし．

アレジオン1錠，エンピナースPD3錠，セファランチン6 mg/日を処方．

2月1日には症状は消失した（セファランチンは耳管狭窄を目標に使用）．

次に「めまいと平衡障害」という書物[14]に，この耳管の換気障害によるめまいが詳細に記載されてあるので，引用する．

■圧外傷による迷路（内耳）障害■

潜水スポーツが盛んになってきたし，空の旅や宇宙旅行を楽しむ人が増えているなかで，圧力中耳炎，航空性中耳炎というのがある．

圧力中耳炎を起こすきっかけは鼓室と外耳道間の圧力差である．

それは通常耳管の換気性の障害に起因する．

これに関しては上気道領域の感染，特に強い粘膜腫脹を伴う鼻咽腔の炎症がある時はリスクファクターとみなされる．鼻風邪や感冒に罹患した人が飛行機に乗ったり（着陸時に航空性中耳炎になる），潜水したりすることは合併症を起こす可能性があると考えなければならない．耳管が閉じたままであると，鼓膜は強く圧迫され，鼓室内の空気は圧縮される．潜水中身体が高圧にさらされると，粘膜の腫脹，滲出，出血などの反応を起こす．このような過程によって激しい耳痛，難聴感，耳鳴，場合によりめまいが引き起こされる．

治療は点鼻液，バルサルバ法を頻回に行う．

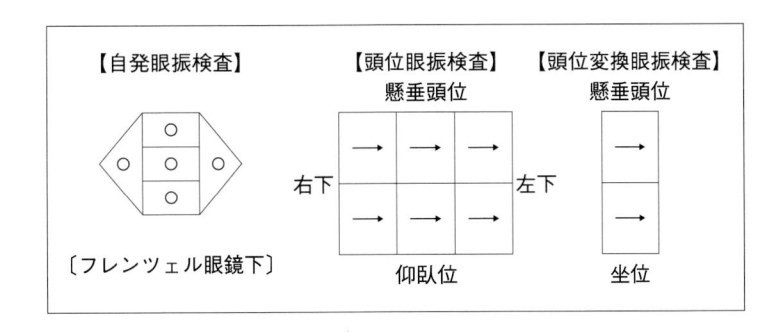

次の症例はMRAがまだ撮れなかった頃，椎骨動脈狭窄が血管造影で証明されたケースであるが参考に供したい．

その他のめまい

症例115　主に左上肢を挙げた時の眼前暗黒を主訴に受診した左椎骨動脈狭窄の症例

74歳，男性

昭和57年頃から，主に左上肢を挙上した時，常時ではないが，眼前暗黒，両耳閉感，四肢の先のしびれ，気が遠くなる感じもあるとのことで昭和60年10月23日初診．

両脚直立検査，足踏み検査：異常なし
神経学的検査：異常なし

左鎖骨上窩から胸鎖乳突筋後縁に沿ってブルーイを聴取（図187）．

聴力検査では老人性と思われる両感音難聴あり（図188）．

眼振所見：自発眼振検査で左右注視方向性回旋性眼振を認めた．

頭位眼振検査は正常．

頭位変換眼振検査で懸垂頭位にて下眼瞼向き垂直性眼振あり．

坐位では明確な眼振なし．

眼前暗黒，両耳閉感，四肢の先のしびれ，気が遠くなる感じもあるとのことから，

左椎骨動脈撮影を行ったところ，図のごとく狭窄が判明した（図189）．

手術はしたくないとの本人の意向もあり，そのまま様子をみることにした．

以来受診せず．

考　察

左上肢を挙上したとたんにめまいがする（イラスト53）というのは，鎖骨下動脈盗血症候群が有名である．この症例は一見似ているが，実は

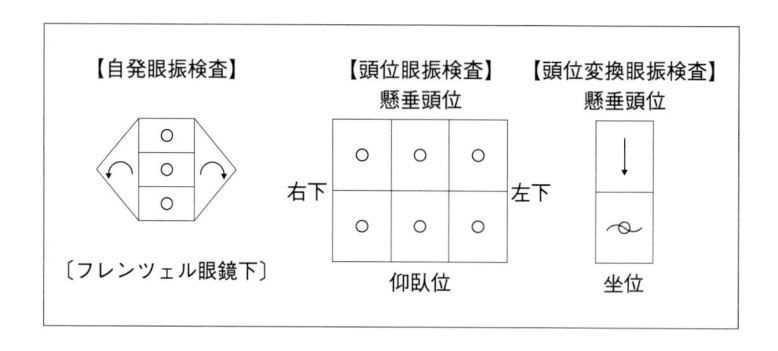

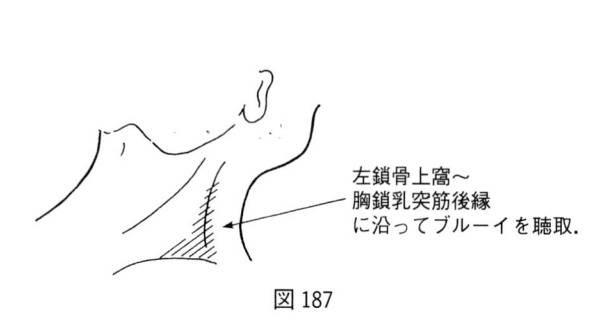

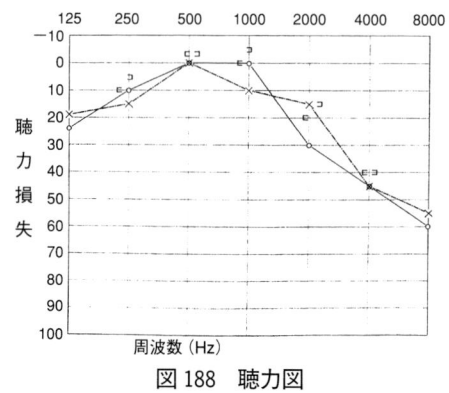

図187

図188　聴力図

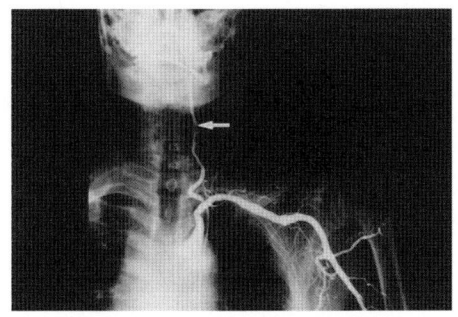

図 189 症例 115, 左椎骨動脈写
左椎骨動脈がかなり細い（⇨）.

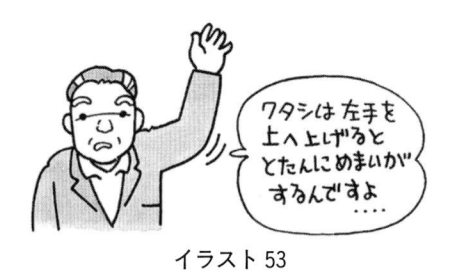

イラスト 53

鎖骨下動脈は異常なしであった．
　この症例から椎骨脳底動脈循環不全の症状を学ぶことができる．
　　① 眼前暗黒
　　② 両耳閉感
　　③ 四肢の先のしびれ（手袋靴下型）
　　④ 気が遠くなる（fainting atack，時にけいれん，振戦を伴うことあり）

症例116　大動脈弓症候群に伴うめまいが考えられた症例

85歳，男性
平成10年5月21日，回転性めまいを主訴に初診．
詳しく聞くと，5月19日午後4時頃，椅子に坐って新聞を読んでいたら，急に回転性めまいが出現したという．
嘔気，嘔吐あり．耳鳴，難聴，複視，眼前暗黒，後頭部痛，四肢の先のしびれなし．
平成9年1月27日に急性心筋梗塞に罹患．
血圧は124/60，心電図で心房細動あり．
左上肢が冷たく，左で脈を触れにくい．
両脚直立検査，足踏み検査：異常なし．
眼振所見：自発眼振検査は裸眼，フレンツェル眼鏡下でも異常なし．
輻輳麻痺あり．
頭位眼振検査では仰臥位正面のみ眼振なし．これ以外は左向き方向固定性水平性眼振あり．
頭位変換眼振検査では懸垂頭位，坐位で左向き方向固定性水平性眼振あり．
6月23日，頭部MRIにて大脳にラクナ梗塞，頸部MRAにて左椎骨動脈が右に比べて極端に細い所見がみられた(図190)．この所見から椎骨脳底動脈循環不全によるめまいを起こしやすい状況が確認された．

考察
ドイツにおいては，大動脈弓症候群は，大動脈弓と上部大動脈の枝の起始部閉塞で，原因として動脈硬化性の壁の変性や汎血管炎（古典的高安症候群）が根底にあると他書に記載がある[14]．

左側で脈に触れにくく，左上肢が冷たいことから，いわゆる「脈なし病」が考えられるが，高齢のため大動脈の造影は行っていない．
しかし動脈硬化による大動脈からの分枝の狭窄が背景にあり，これにより上半身の血流不足，特に椎骨脳底動脈系の循環不全の助長や，腕の動脈で脈を触れないという症状が起こると判断された．
メリスロン6錠/日，2週間の投与で改善．これ以後はめまいは軽快している．

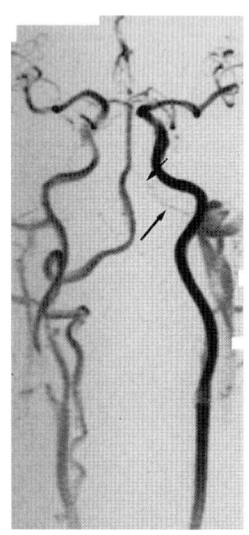

図190　症例116，単純頸部MRA
左椎骨動脈が著しく細い（→）．

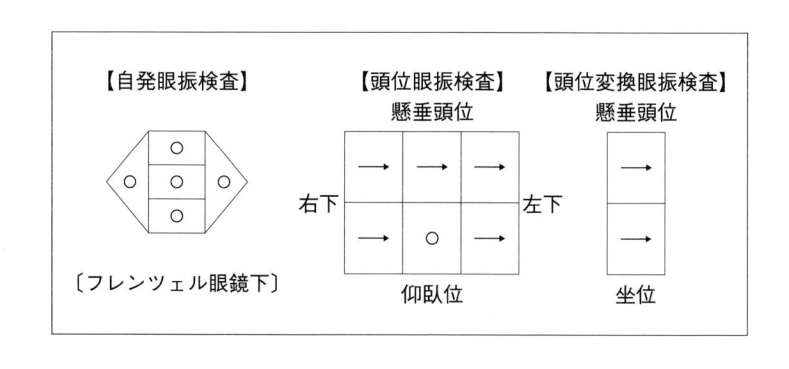

次に呈示するのは，動脈硬化よりむしろ大動脈炎症候群による汎血管炎を背景に発作性頭位眩暈を起こした症例である．

【症例】 69歳，女性

平成16年7月16日，頭が揺れる感じを主訴に初診．神経学的所見は特に異常なし．頭部CT（単純）でも特に異常所見を認めず，7月21日，われわれの外来を紹介された．

問診すると，7月19日から後頸部一後頭部にかけて痛みがあり，寝ていて左下頭位，右下頭位にすると，頭が揺れるという．

四肢の先のしびれあり．嘔気，嘔吐あり．耳鳴，難聴，複視，眼前暗黒なし．

昭和45年に他院にて大動脈炎症候群と診断された．

昭和52年，回転性めまい，嘔気，嘔吐あり．耳鳴，難聴なし．当時メニエール病を疑われ，同院にて検査を受けたが否定された．

平成13年，回転性めまいあり．耳鳴，難聴なし．別の病院の耳鼻咽喉科で良性発作性頭位眩暈と診断された．以後立ちくらみはよくあるとのこと．

右で脈に触れず．

血圧152/80，起立性低血圧あり．

頸椎X-rayにて椎間孔の狭小あり．

両脚直立検査：正常
足踏み検査：正常
眼振所見：自発眼振検査は裸眼，フレンツェル眼鏡下でも異常なし．

輻輳麻痺あり．

頭位眼振検査で方向交代性下向性水平性眼振，頭位変換眼振検査では懸垂頭位と坐位で方向の逆転する水平性眼振が認められた．潜伏時間，減衰現象を伴った．この右下頭位，左下頭位でのめまいと眼振所見からは，一見，良性発作性頭位眩暈が考えられる．

8月6日，頸部MRAにて右椎骨動脈が（図191，→）屈曲蛇行しながら上行し，その先端が脳底動脈（図191，➡）に合流する手前で閉塞している所見がみられ（図191，→），右総頸動脈も左に比べ細いことも判明した（図191，→）．左椎骨動脈も著しく屈曲あり（図191，→）．この所見から大動脈炎症候群がベースにあり，椎骨脳底動脈循環不全（頸動脈領域からの代償不全も加わっている可能性もある）を背景にした発作性頭位眩暈と考えられた．したがって内耳が原因の良性発作性頭位眩暈は否定された．さらに昭和52年に起きた回転性めまいも，椎骨脳底動脈循環不全ではないかと推測された．

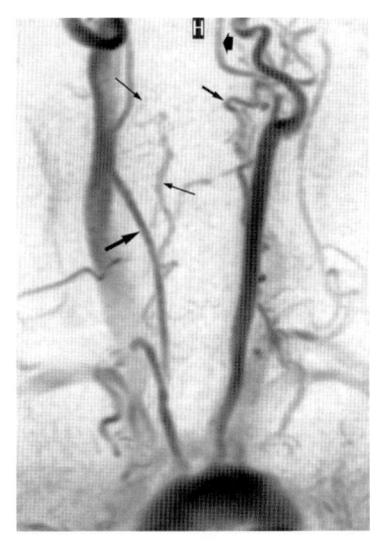

図191

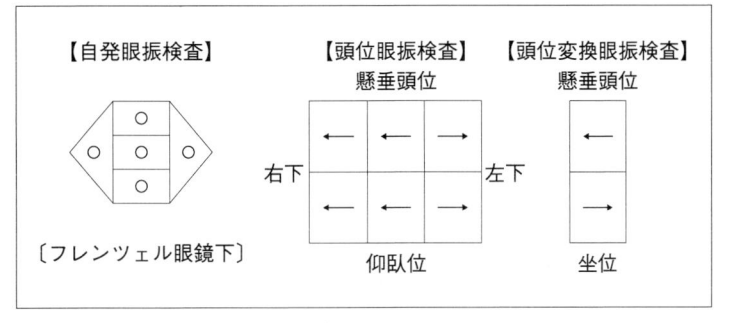

プライマリーケアー医へのサイドメモ83

これらの症例は動脈硬化や汎血管炎などによる血管狭窄が関与するめまいとして取り上げてみた．

もうひとつ左鎖骨下動脈の起始部付近，または腕頭動脈の高度の狭窄によって，椎骨動脈の血流が逆流し，その血液が鎖骨下動脈に流れる結果，椎骨脳底動脈領域の循環不全をきたし，めまいが起こるのを鎖骨下動脈盗血症候群と称する．左上肢を挙げたとたんにめまいがすると聞いたらすぐこの鎖骨下動脈盗血症候群を思い起こすこと．

次の症例は思いがけなく漢方薬が効を奏した症例である．

漢方薬が奏効しためまい

症例117　真武湯で20年来のめまいが消えた！

62歳，女性

平成11年11月24日，42歳頃から時々回転性めまいがあるとのことで初診．

頭全体にいわゆる頭鳴があり，めまい時に嘔気，嘔吐と下痢（mushy stool）を伴う．

そしてめまいが治まると，下痢も止まるという．

以前は年に1〜2回だったのが，最近は11月2日，3日と続けて回転性めまいあり．

難聴，四肢の先のしびれ，頭痛，複視なし．

血圧は120/80，起立性低血圧あり．

最近，めまいに発汗を伴うとのことで甲状腺機能を調べたが正常．

両脚直立検査，足踏み検査：正常

眼振所見：自発眼振検査では裸眼，フレンツェル眼鏡下でも異常なし．

輻輳麻痺あり．

頭位眼振検査，頭位変換眼振検査では左向き方向固定性水平性眼振が認められた．方向固定性水平性眼振は末梢性・内耳性でも脳幹，小脳でもどちらでも出現する．

考察

まず，自覚的に頭鳴があるということはイコール脳底動脈の循環不全を示唆する．

発汗を伴う回転性めまいはまず椎骨脳底動脈循環不全を考える．

そして頭部MRIは異常なかった．

頭部MRAで右椎骨動脈が合流部付近で細くなっている所見がみられた（椎骨動脈における動脈硬化の好発部位は椎骨動脈上行部である[14]）．

以上のことから，診断は椎骨脳底動脈循環不全となるが，めまいに下痢を伴うことは自律神経症状であり得ることなので，この時とばかり漢方薬を使った．

メリスロン6錠/日と真武湯7.5 mg/日を処方した．

1ヵ月後にはめまいはかなり改善．

平成12年1月6日には頭鳴も消え，めまいもすっかりよくなったとのことだった．

漢方薬のみでは弱いが，西洋薬と併用すると，効果が大きい．

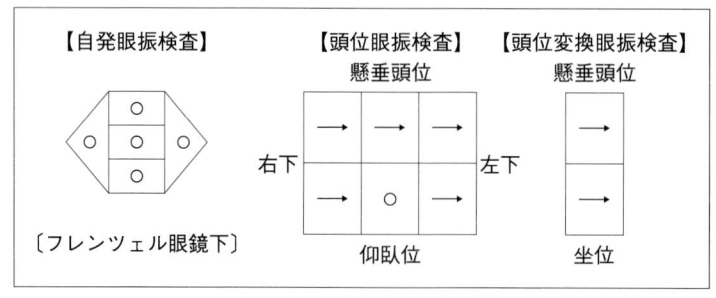

プライマリーケアー医へのサイドメモ 84

めまい時下痢を伴うケースは教科書には載っていない．

めまいに自律神経症状として嘔気，嘔吐を伴う（随伴症状）ことは有名なので，人によっては下痢まで伴うこともあるのではないかと思っている．

われわれは，めまいに下痢を伴うケースを3例経験したが，3例とも真武湯が効いた．「下痢など気のせいでしょう」などと言わず，漢方薬を使ってみることである．漢方薬のよいところは下痢もめまいも同時によくなってしまうことである．

症例118　便の回数が多い人のめまいには真武湯を！

82歳，女性
平成8年5月13日，ぐらぐらするめまいを主訴に受診．
平成4年7月7日に脳梗塞に罹患．
眼振所見：自発眼振検査は問題なし．
頭位眼振検査および頭位変換眼振検査にて，右向き方向固定性回旋性眼振を認めた．
脳梗塞の既往があることから，内耳性めまいより椎骨脳底動脈循環不全を考えた．
メリスロン6錠/日，セファドール3錠/日を処方．さらにメイロン125 ml＋メタボリン（ビタミンB_1）1Aを点滴施行．
5月17日，ぐらぐらするめまいは変わらず．
頭が後へ引かれる感じがあるという．
また同じ点滴を行って帰宅．
5月20日，症状はまったく変わらず．
メリスロン6錠/日，セロクラール（1錠，20 mg）3錠/日，半夏白朮天麻湯7.5 g/日を追加投与し，同じ点滴も施行．
5月27日，早朝ふらふら，ぐらぐらするめまいがあったという．
さらにセファドール3錠/日を追加投与．
6月24日，ぐらぐらのめまいはまだ変わらず．
6月28日，さらにめまいが増強．急患で受診．
当直医がメイロン250 mを点滴し帰宅させた．
7月22日，ふらふらするめまいありとのことで受診．
便の回数が多いと聞き，これはと思い真武湯を5 g/日2×で追加投与（高齢なので1日5 gとした）．
7月29日，漢方薬を飲み始めてから，めまいはやっと軽くなったという．
8月10日，12日とまたぐらぐらするめまいがあり，10日はベッドの脇で前のめりに倒れたとのことで12日に受診．
今度は併用していた半夏白朮天麻湯7.5 g/日を中止し，真武湯を7.5 g/日に増量してみた．
この結果やっとめまいは完全に消失したのである．

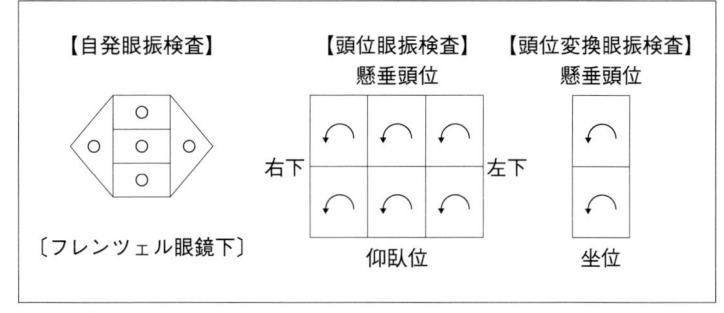

【自発眼振検査】〔フレンツェル眼鏡下〕　【頭位眼振検査】懸垂頭位／仰臥位　右下／左下　【頭位変換眼振検査】懸垂頭位／坐位

プライマリーケアー医へのサイドメモ85

高齢者の循環不全によるめまい（いわゆるdizziness）は治療に苦慮することが多い．あまりしつこいと心因性のめまいなどと診断されてトフラニールやドグマチールなどを投与され，眠くなるだけでめまいはよくならないと言われることがよくある．
このような時こそ漢方薬の出番である．真武湯は下痢をしやすいとか，便の回数が多いとかいう人のめまいにも効果がある．
しつこいめまいが消えた時に，「ああよかったですね」と患者とともに喜びを分かちあえる時，臨床をやっていてよかったと思うのである．

症例119 真武湯が奏効した椎骨脳底動脈循環不全症例

50歳，女性
平成12年1月19日，初診．
若い時，乗り物酔いあり．
平成8年2月頃，回転性めまいがあり，1日中続いた．
平成10年10月頃にも同様のめまいあり．
この後ずっとふわふわ感のめまいが持続している．
左下頭位と仰臥位で，特にふわふわする．
平成12年1月17日には左前腕にしびれを感じた．
耳鳴，難聴，嘔気，嘔吐，複視なく，右後頭部が重く，肩凝りもある．
平成10年10月から某耳鼻咽喉科にかかっているが，よくならないとのことで受診．
両脚直立検査，足踏み検査：正常
眼振所見：自発眼振検査も正常．輻輳麻痺なし．
頭位眼振検査で仰臥位左下頭位と，懸垂頭位左下頭位でのみ左向き方向固定性回旋性眼振が，頭位変換眼振検査でも坐位で左向き回旋性眼振，懸垂頭位で左向き斜向性眼振が認められた．
頭部MRIでは異常なく，頸部MRAにて右椎骨動脈の90°屈曲が認められ，頸椎X-rayでC$_5$，C$_6$の変形が認められた．

考　察

懸垂頭位で斜行性眼振が認められたことは，内耳性めまいよりむしろ，頭蓋内病変を意味する．しかも椎骨動脈の屈曲，頸椎変形も認められたので，頸椎の変形，椎骨動脈の屈曲を背景とした椎骨脳底動脈循環不全が考えられた．
メリスロン6錠，苓桂朮甘湯7.5g/日を処方した．
平成12年2月15日，まだふわっとする感じが抜けないとのこと．
時々どきどきすることがあるとのことだったので，甲状腺機能検査も行ったが正常．
そこで真武湯を投与した．2週間後に受診した時はめまいは消えていた．

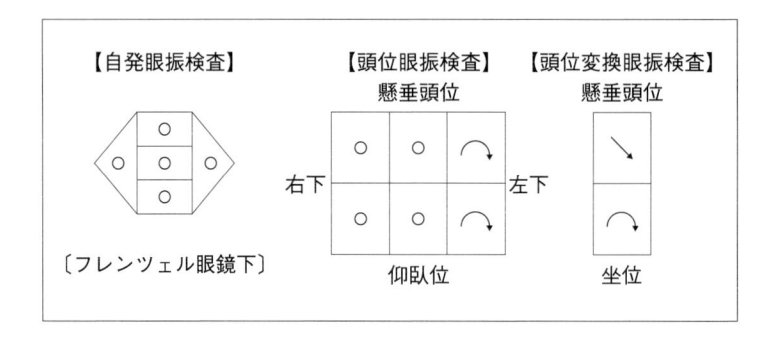

【自発眼振検査】〔フレンツェル眼鏡下〕　【頭位眼振検査】懸垂頭位／仰臥位／右下／左下　【頭位変換眼振検査】懸垂頭位／坐位

プライマリーケアー医へのサイドメモ86

ふわっとするめまいがどうしてもとれないという時には，漢方薬を使うと効を奏することがある．

一言メモ14

特に真武湯はふわっとするめまいや足が地につかないような感じのめまいに効果がある．

症例120 病院をはしごしてもよくならず，苓桂朮甘湯を増量してやっとめまいが治まった症例

27歳，男性

平成9年2月13日，歩いている時に必ず左右に揺れる感じがするとのことで初診．

耳鳴，難聴，嘔気，嘔吐なし．疲れると眼の奥が痛くなる．

仕事がバスの運転なので，今までに5回追突され，むち打ち症を何回も経験しているとのこと．

この患者はよく聞くと，今までにいろいろな病院を渡り歩いて来たとのこと．

平成8年5月，某総合病院内科を受診．

頭部CT，眼底検査では異常なし．

8月，別の病院の耳鼻咽喉科で調べて頭部MRI，内耳道断層は異常なし（聴神経腫瘍は否定的）．

整形外科で頸椎のC_5とC_6の変形ありとのことで牽引療法を行ったが変化なし．

近くの大学病院にも行って，耳鼻咽喉科，眼科，整形外科を受診したが，問題なしと言われたとのことであった．

両脚直立検査，足踏み検査：正常

眼振所見：自発眼振検査は裸眼，フレンツェル眼鏡下でも正常．

そこで頭振り眼振検査を行った．

第Ⅰ相で左向き水平性眼振が，第Ⅱ相で反対の右向き水平性眼振が認められた（つまり2相性眼振）．

頭位眼振検査，頭位変換眼振検査では左向き方向固定性水平性眼振が認められた．

頭振り眼振検査を行うことで初めて眼振が誘発され，診断がついた．

頸椎X-rayでは若年ながら，確かにC_5とC_6の軽い変形を認めた（図192）．

頭部MRI，頸部MRAでも異常なし．

考察

頭振り眼振検査において，第Ⅰ相と第Ⅱ相で方向の逆転する眼振がみられたことから，内耳が関与している可能性が大きく，しかも第Ⅱ相が向かう右内耳の障害が推測された．

さらにむち打ち症を5回も患っており，椎骨動脈周囲の交感神経の興奮による椎骨脳底動脈系の循環不全があり，その結果として特に右内耳の循環不全になっていると考えた．

そこでメリスロン6錠/日，セロクラール（1錠，20 mg）3錠/日で開始した．

肩凝り，後頸部の重い感じを目標にテルネリン（1錠，1 mg）6錠/日の追加処方を行ったが，まったく効果なし．

セファドール3錠/日，カルナクリン（1錠，25 mg）6錠/日といろいろ組み合わせてみたがまったく効果なし．

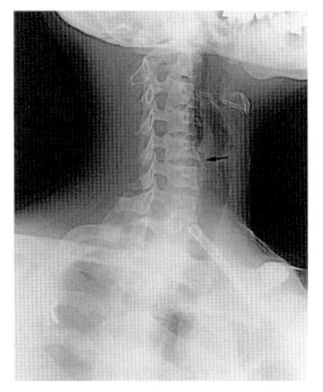

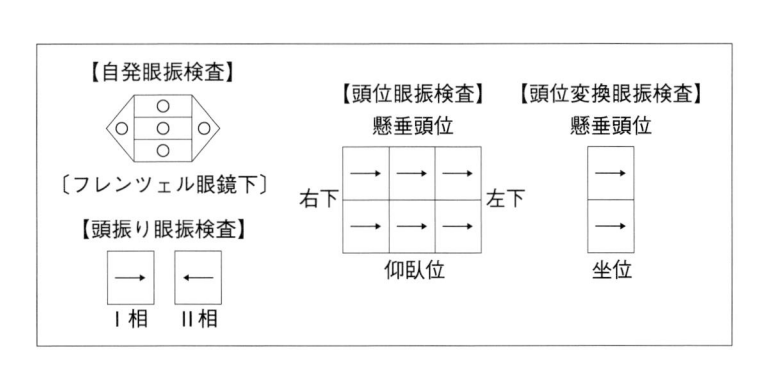

図192 症例120，頸椎X-ray
C_5，C_6の軽度変形を認める（→）．

メイロン125ml/日も点滴したが，まったく効果なし．

やむなくメリスロン6錠，セロクラール3錠/日をベースにして苓桂朮甘湯を7.5g/日を併用した．するとめまい感が軽くなってきたとのことだった．

この処方を続けたがいま一つめまい感がとれない．

そこでこのケースは処方量が足りないのではないかと考えた．

身長176cmで73kgと聞いたので，苓桂朮甘湯を10g/日2×にしてみた．

すると，2週間後にはめまいはすっかり消えたとのことだった．

運転が仕事なので，不安とのことで6ヵ月間くらい内服治療を続け，完全にめまいは消失してバスの運転に従事できるようになった．

> **✒ プライマリーケアー医へのサイドメモ87**
>
> このケースは頭振り眼振検査をして眼振を誘発しなければ，診断がつかなかったと思われる．
>
> この検査を行うことで，どこへいっても診断がつかなかった人が救われるのである．
>
> さらに治療に関しては，西洋薬でまったく反応しなかった人でも，漢方薬でコロッとよくなる場合があるので，「そのうちよくなるでしょう」とか，「自律神経異常でしょう」などと言わずに，東洋医学的治療も試みてみることである．
>
> 漢方薬の出番の1つに，更年期女性のめまいがある．更年期のからんだ女性のめまいは長引いてなかなか改善しないことがある．このような時，抗めまい薬に漢方薬を加えると効を奏することがある．

症例121　真性多血症に伴うめまい

67歳，女性
平成14年4月19日，頭がぐらつき，左側の頭痛を主訴に初診．

両側耳鳴がたまに起こり，嘔気，嘔吐あり．難聴，複視はないが，眼前暗黒あり．

肩凝りと左前腕のしびれと動きが悪くなることが時々あり．

他院ですでに「血が濃い」と言われているとのこと．

2～3年前から高血圧にて近医で降圧剤を投与されている．

平成12年10月に回転性めまいあり．

血圧は142/82．

末梢血はWBC：17700，RBC：770万，Hb：17.4，PLT：949000．

両脚直立検査，足踏み検査：異常なし

眼振所見：自発眼振検査は裸眼，フレンツェル眼鏡下でも異常なし．

輻輳麻痺あり．

頭位眼振検査，頭位変換眼振検査で左向き方向固定性回旋性眼振あり．

考　察

両側耳鳴は両側内耳の血流障害，つまり椎骨脳底動脈循環不全を示唆し，眼振は方向固定性，しかも赤血球，血小板が増多していることから血栓形成しやすい状況である．

めまい自体は内耳循環障害を含めた椎骨脳底動脈循環不全によるめまいと考えられた．

そして背景には真性多血症が当然あるので，めまい自体の改善には基礎疾患の改善が必要で，それだけ時間がかかる可能性を本人に伝えた．

治療はメリスロン6錠/日，セロクラール（1錠，20 mg）3錠/日，セファドール3錠/日，苓桂朮甘湯7.5 g/日で開始．

5月，6月は，起きるとめまいがするとのことで，寝たり起きたりの生活だったが，8月になってからはだいぶ改善し，台所の仕事もふつうにできるようになったとのことである．

血小板数も徐々に改善し，37万程度に落ちついてきた．

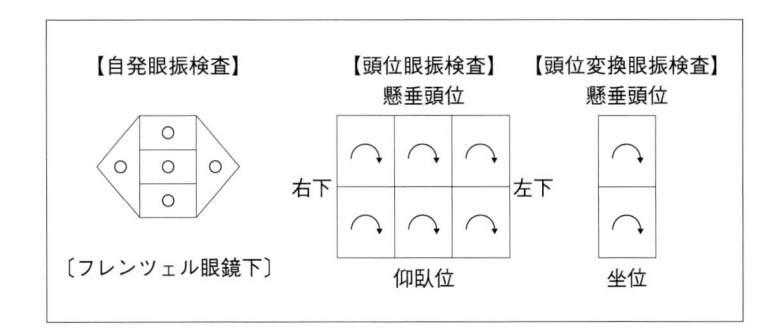

> **プライマリーケアー医へのサイドメモ88**
>
> 貧血や白血病以外の血液疾患に伴うめまいは，従来報告が少ないが，やはり基礎疾患の改善が前提と思われる．

一言メモ15

　実はもう1例，平成5年に63歳の女性で，特発性血小板血症（血小板増多症）に伴うめまいを経験した．

　当時，血小板数は138万～150万で，血液粘度は測定不能であった．

　この患者は昭和61年に心筋梗塞，平成1年に左突発性難聴に罹患．

　糖尿病（空腹時血糖値155），高血圧，高脂血症もあった．

　めまいは縦に揺れる感じで，ふわふわ感が主体．

　持続時間は短く，数分とのことだった．

　眼振所見は右向き方向固定性水平回旋混合性眼振であった．

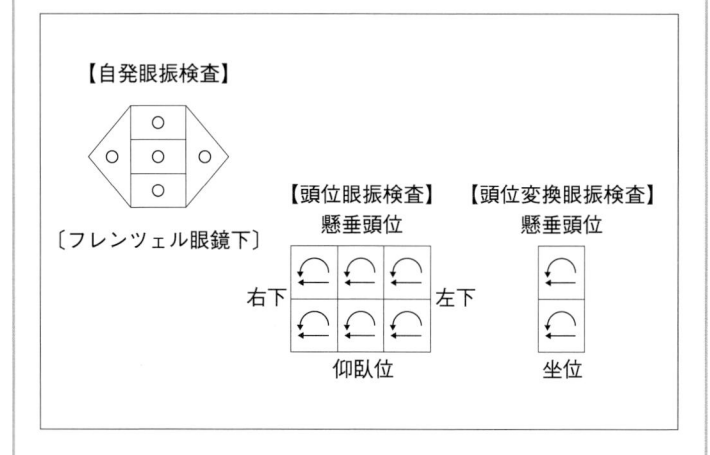

【自発眼振検査】
〔フレンツェル眼鏡下〕

【頭位眼振検査】
懸垂頭位
右下　　　左下
仰臥位

【頭位変換眼振検査】
懸垂頭位
坐位

　めまいが縦に揺れるということから，内耳性よりむしろ，椎骨脳底動脈循環不全を考えた．

　ただし，血小板増多があれば血栓形成もしやすいので，過去の心筋梗塞，突発性難聴，さらにこのたびのめまいも含め，これらの疾患の背景に血小板増多が一因となっているのではないかと考えられた．

　めまいはメリスロン6錠/日，セロクラール（1錠，20 mg）3錠/日の内服で3週間ほどで改善した．

　血液粘度も，血小板数が下がるにしたがい改善してきた．

　その後は血栓形成が引き起こすような疾患に罹患しておらず，めまいの再発もない．

血管病変によるめまい

症例122　回転性めまいで救急で来院し，頭部MRAにて解離性椎骨動脈瘤が強く疑われ，5ヵ月後に椎骨脳底動脈系のTIAを起こした症例

74歳，男性

平成15年5月22日，朝6時起床時に回転性めまいあり．

自分で救急車を呼んで内科外来へ搬入された．

詳しく問診すると，5月21日夕方，身体のふらつきを感じたが，そのまま寝てしまったという．

ベッド上で診察．嘔気あり．嘔吐，耳鳴，難聴，複視，眼前暗黒，四肢の先のしびれなく，後頭部の重い感じあり．

血圧は170/85．

平成5年5月，高血圧，高脂血症，境界型糖尿病とめまいあり．

当時，頭部MRIは問題なく，われわれは椎骨脳底動脈循環不全と診断（当時はまだMRAは撮れなかった）．

平成9年9月，頭部MRIにて虚血性変化少数あり．頭部MRAでも椎骨動脈は経の左右差を認めたのみであった．

今回のめまい発作前は，コニール（1錠，2 mg）2錠/日，ユベラニコチネート6錠/日，ビタミンC 2 g/日（脳出血予防のため）を内服していた．

眼振所見：自発眼振検査で，フレンツェル眼鏡下で回旋要素の強い左向き方向固定性水平性眼振あり．頭位眼振検査，頭位変換眼振検査では左向き方向固定性回旋性眼振あり．

血糖値159，総コレステロール264，TG 181．

メイロン250 ml 点滴．

さらにセルシン5 mgを筋注．

めまいは軽快したので自宅安静を指示し帰宅させた．

内服薬はメリスロン6錠/日，セロクラール（1錠，20 mg）3錠/日，セファドール3錠/日を投与．コニール，ビタミンCは併用内服するように指示した．

後頭部痛，複視，四肢の先のしびれはなかったが，動脈硬化を背景にした椎骨脳底動脈循環不全であろうと考え，この時，頭部CTは撮らなかった．

めまいは5～6日でほぼ消失した．

6月20日の頭部MRIで，大脳に虚血性変化を数個認め，頭部MRAにて右椎骨動脈に解離性動脈瘤を強く疑う所見がみられ，脳外科に相談．しかし本人のリスクを考え，脳血管造影は見合わせることにした（図193）．

考　察

椎骨動脈に発生する動脈瘤は，解離性や，動脈硬化性紡錘状など他の部位では稀な形態をとるものが少なくない[15]．男性に多く，近年増加傾向にある．

初発時の症状は，頭痛（後頭部痛），意識消失，

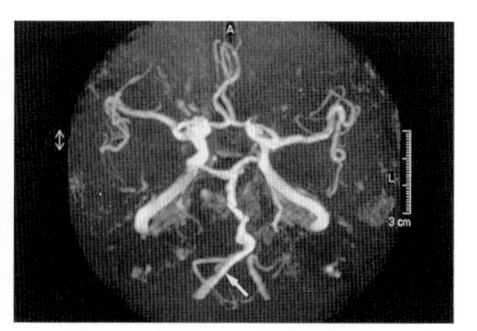

図193　症例122，単純頸部MRA
右椎骨動脈に解離性動脈瘤を強く疑う所見あり（⇒）．

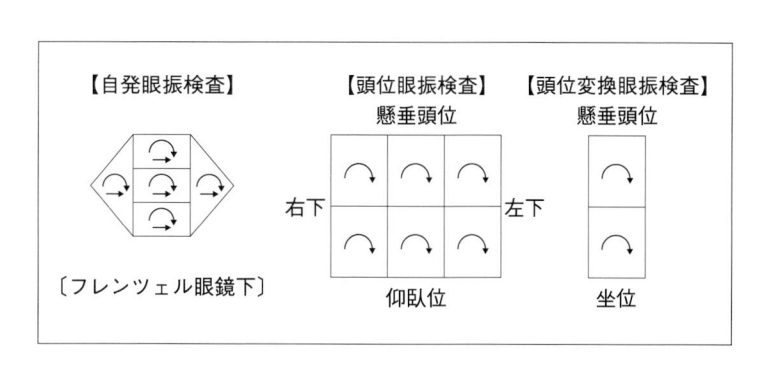

回転性めまい，嘔吐[15]，時に延髄外側症候群（ワレンベルグ症候群）によるめまいを起こすことがある．

頻度は少ないが，クモ膜下出血をきたすこともあるので要注意である．

非常に稀であるが，クモ膜下出血後に前下小脳動脈の血管れん縮による虚血が内耳動脈まで及び，一側性の感音難聴をきたした症例もある[16]．

本症例は，起き上がれないような強い回転性めまいと，後頭部の重い感じのみで，延髄外側症候群の症状を呈さなかった．

しかし，この後10月1日に定期受診した際，診察を待っている間にふらふらするめまい，平衡障害，右半身のしびれ，構音障害を起こした．

診察時には右半身のしびれと構音障害は消失，フレンツェル眼鏡を用いて眼振を観察したが，自発眼振検査，頭位眼振検査にて左向き方向固定性回旋性眼振を認めた．

椎骨脳底動脈系のTIAが考えられた．

次の症例はふわっとする非回転性めまいで受診し，偶然，椎骨動脈瘤が発見された症例である．

✎ プライマリーケアー医へのサイドメモ89

このケースは回転性めまい発作5カ月後に椎骨脳底動脈系のTIAを起こしたが，めまい発作を生じてからまもなくクモ膜下出血を起こさなかったのは幸いだった．

さらにこの患者は救急車で来院した際，回転性めまい，嘔気，後頭部の重い感じを訴えたのみであった．単なるめまいあるいは軽度の頭痛，頭重感程度であると，とかく前庭神経炎や内耳性めまいと診断されやすい．吉本[13]は，高齢者では脳血管障害によるめまいの頻度が高くなる（TIAも含めるとめまいの70〜80％）とし，**特に糖尿病（境界型も含めて），高脂血症，高血圧，肥満，喫煙，飲酒などの危険因子を有する場合（ことに複数以上），脳血管障害を疑うような神経症状がなくても，それを疑うべきと報告している**．

それゆえ，一見，内耳性のめまいでも，「内耳が原因のめまいと思われますので心配ありませんし，これ以上の検索も必要ないです」としてそのままにせず，可能な限り頭部MRI，MRAを地域医療連携を利用してでも，撮っておかないと，稀なケースとはいえ，命にかかわる疾患が見逃されてしまうことになる．

頭部CTのみ撮って「大丈夫です．心配ありません」という答え方は慎んでおいた方がよい．

【症 例】81歳　男性

初診時，頭全体の軽い頭痛を訴え，この時はふわっとするめまいは治まった状態で来院した．

両脚直立検査，足踏み検査は問題なし

眼振所見：自発眼振検査は正常．頭位眼振検査では斜行性眼振を含む右向き方向固定性水平性眼振が認められた．斜行性眼振は垂直性眼振と同じで，頭蓋内疾患を示唆する（つまり斜行性眼振が存在するということは，すなわち末梢性めまいが否定される所見である）．

頭部MRIにて左延髄に血管腫を疑う腫瘤影が認められ，脳外科に紹介した（図194）．

同科で造影頭部CTの結果，左椎骨動脈瘤と判明した．しかし高齢なので本人，家族と相談のうえ，手術は行わず経過観察となった．

めまいの原因として，椎骨動脈に動脈瘤が存在すること自体，椎骨脳底動脈循環不全による前庭神経核の虚血→回転性めまいを起こしやすい状況にあることが考えられた．

さらに延髄を含む下部脳幹には前庭神経核が存在するので，左椎骨動脈瘤による延髄の圧迫も否定できないと思われた．

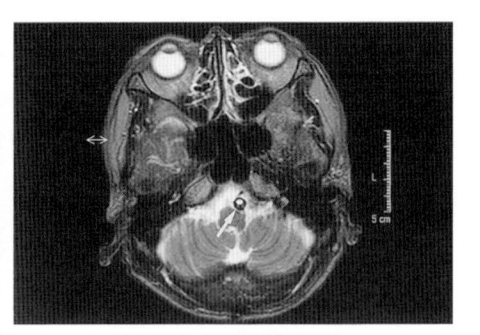

図194　単純頭部MRI
左延髄に腫瘤影が認められる（⇨）．

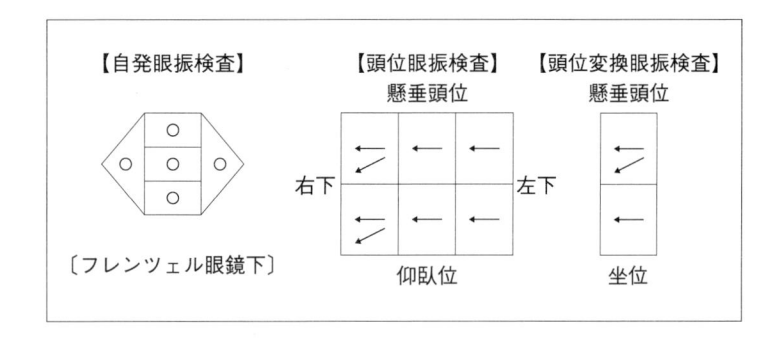

症例123 ふわっとするめまいで受診，頭部MRAにて右中大脳動脈閉塞が判明した症例

44歳，女性

平成15年3月8日，1週間前の朝9時30分頃，仕事中に目の前がふわーっとするめまいあり，持続時間は5分くらいという症状を主訴に初診．左上肢のしびれと力が抜ける感じを伴うとのこと．ただこのしびれは，若い頃から時々あるとのことであった．

嘔気，嘔吐，耳鳴，難聴，複視，眼前暗黒，後頭部の重い感じもなし．

血圧106/70．

両脚直立検査，足踏み検査は正常．

眼振所見：自発眼振検査，裸眼，フレンツェル眼鏡下でも異常なし．輻輳異常なし．

頭位眼振検査，頭位変換眼振検査で，右向き方向固定性回旋性眼振が認められた．

眼振所見のみから判断すると，内耳性めまいを考えたくなるところだが，しびれを伴うので，少なくとも末梢性めまいは否定的．とりあえず微小梗塞を含む椎骨脳底動脈循環不全を考えたが，この日は軽いめまいなので，メリスロン6錠/日，メチコバール（1錠，250μg）3錠/日，3×14を処方した．

4月3日，めまいは変化なし．

4月5日の頭部MRIは異常なし．頭部MRAにて中大脳動脈がかなり細くなっている所見が認められた（図195）．

神経内科に紹介．モヤモヤ病が疑われ，脳外科に紹介された．

脳血管造影が施行され，右中大脳動脈閉塞症と診断された．

この後，めまいは徐々に改善してきた．

考察

めまいは椎骨脳底動脈系に責任病巣があるとは限らない．

前庭神経の上行路が投射している頭頂葉の2v野は，中大脳動脈と前大脳動脈の境界域にあるので，いずれか一方の動脈が障害されても，虚血が生じ，大脳性のめまいを起こす可能性がある．

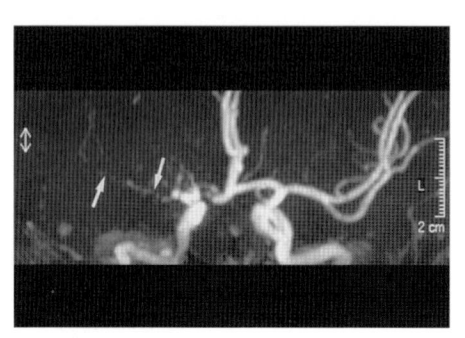

図195 症例123，単純頭部MRA
右中大脳動脈が著しく細い（⇒）．

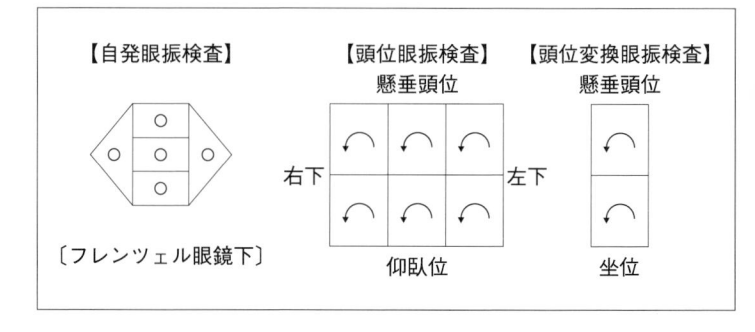

プライマリーケアー医へのサイドメモ90

大脳性のめまいは，一般に非回転性と認識されていると思われる．

大脳性めまいの性状は，回転性めまいのことも，この症例のように非回転性めまいのこともあり，めまいの性状だけで，椎骨脳底動脈系のめまいか，それとも大脳性のめまいかは判断できないので要注意である．

めまい診療
まとめ

めまい診療まとめ

　昭和62年1月から平成14年12月までに内科めまい外来を受診した患者総数は2938例である．そしてこれまでに経験し得た範囲内で，めまいの診断名にかかわらず，めまい後に脳卒中を起こした確率は1.5%，60歳以上の患者では2.9%（明確な臨床症状が認められた症例で，一過性脳虚血発作も除く．当院はこの地域の基幹病院なので，めまい後の脳卒中で他院に流れる確率は少ない）．

I．めまいと一過性脳虚血発作，脳腫瘍，脳動脈瘤

　以下にめまいと一過性脳虚血発作（内頸動脈領域），めまいと脳腫瘍，めまいと脳動脈瘤を参考までにまとめてリストにした．

1．めまいと一過性脳虚血発作（内頸動脈領域）（0.3%，昭和62年1月－平成14年12月まで）

　一過性脳虚血発作（TIA）が脳梗塞の前兆になることは，衆知の事実であるが，椎骨脳底動脈領域のめまいを起こした後に，脳梗塞にまで至らなくても，内頸動脈領域のTIAを起こすことがあるので，表3（症例❶～❽はこれまでとは異なる症例である）に掲げておく．

2．めまいと脳腫瘍（めまいで受診し，脳腫瘍が発見された確率0.8%，昭和62年1月－平成14年12月）

　内科のめまい外来なので，どうしても聴神経腫瘍は非常に少ない．

　次に掲げる症例は，めまいを訴えて受診した患者で，頭部MRI（❸以外すべて），頭部CT（❸のみCTエンハンス）で見つかった脳腫瘍である（これらの脳腫瘍がめまいの直接原因となっているとは限らない）．

　なお，厳密には腫瘍ではないが，頭蓋内病変なので嚢胞もこのリストにあげておく．

❶ 40歳，男性．Oligoastrocitoma
❷ 67歳，女性．小脳橋角部腫瘍
❸ 60歳，男性．肺癌小脳転移
❹ 55歳，女性．髄膜腫
❺ 53歳，女性．下垂体腫瘍
❻ 48歳，男性．下垂体腫瘍
❼ 65歳，男性．松果体嚢胞
❽ 79歳，女性．小脳橋角部嚢胞
❾ 79歳，女性．髄膜腫
❿ 26歳，男性．Venous angioma
⓫ 52歳，女性．小脳橋角部腫瘍
⓬ 72歳，女性．髄膜腫
⓭ 66歳，女性．脂肪腫
⓮ 53歳，女性．小脳橋角部嚢胞
⓯ 29歳，女性．松果体嚢胞
⓰ 51歳，女性．小脳橋角部腫瘍
⓱ 72歳，男性．cavernous angioma
⓲ 62歳，女性．cavernous angioma
⓳ 74歳，女性．髄膜腫
⓴ 59歳，女性．髄膜腫
㉑ 57歳，女性．松果体嚢胞
㉒ 70歳，女性．髄膜腫
㉓ 61歳，女性．血管腫

（❶～㉓の番号は便宜的No．本文中の症例も含まれる）

表3

	年齢	性別	診断名	TIAを起こすまでの期間
症例❶	71歳	女性	椎骨脳底動脈循環不全	8ヵ月
症例❷	66歳	女性	発作性頭位眩暈	10ヵ月
症例❸	77歳	男性	椎骨脳底動脈循環不全	1年9ヵ月
症例❹	74歳	女性	同　上	1年10ヵ月
症例❺	58歳	女性	同　上	2年6ヵ月
症例❻	81歳	女性	同　上	4年8ヵ月
症例❼	77歳	男性	同　上	5年8ヵ月
症例❽	76歳	男性	同　上	17年

症例❶～❽の番号は便宜的番号

3．めまいと脳動脈瘤（めまいで受診し，脳動脈瘤が発見された確率1.2%）

脳動脈瘤は頭部MRAで発見されるが，❶，❷の症例については，当時MRの装置が旧式であったため，MRAまで調べられなかった．

しかし，平成8年1月以降に頭部MRAが撮れるようになったので，症例❸〜症例㉒までが頭部MRAでチェックされたことになる．

平成8年1月から14年12月までのめまい患者総数は1735例であるから，このうちの20例（1.2%）が脳動脈瘤と判明した．つまり頭部MRAで発見された確率は1.2%である．（本人のキャンセル，ペースメーカー装着，あるいは手術で金属が挿入された患者以外はすべて頭部MRAをチェックした）．

❶から㉒までの症例を表4にまとめたが，自覚症状や経過についての詳細は，表4の前後に記載されてあるので，参照されたい．

❶ 73歳，女性
　椎骨脳底動脈循環不全後，1年でクモ膜下出血で死亡．
　後頭部の重い感じを訴えていた．頭部MRIは異常なし．

❷ 64歳，女性
　椎骨脳底動脈循環不全後，1年でクモ膜下出血を発症．
　脳外科に運ばれ，手術．高血圧，高脂血症，胆石症を合併．
　頭部MRIは異常なし．

❸ 68歳，女性
　発作性頭位眩暈後9年で，脳動脈瘤が頭部MRAにて判明．
　初診時頭部CTでは異常なし．高血圧を合併．時々，後頭部の凝りと後頭部痛を訴えていた．
　脳外科に紹介し，手術を受け，元気に退院．

❹ 74歳，女性
　平成2年4月から高血圧で治療中．
　平成8年8月に回転性めまいあり．頭部MRAにて脳動脈瘤が判明．

❺ 74歳，女性
　近医より紹介され，椎骨脳底動脈循環不全と診断．
　頭部MRAにて脳動脈瘤が判明．

❻ 58歳，男性
　人工透析中の患者で椎骨脳底動脈循環不全によるめまいあり．
　頭部MRAにて脳動脈瘤が判明．

❼ 61歳，女性
　回転性めまいにて急患で入院．
　頭部MRIで橋部に小梗塞あり．頭部MRAにて脳動脈瘤が発見された．
　脳外科に紹介され，手術を受け，現在は元気である．

表4

症例	年齢	性別	診断名
❶	73	女性	椎骨脳底動脈循環不全
❷	64	女性	椎骨脳底動脈循環不全
❸	68	女性	発作性頭位眩暈
❹	74	女性	椎骨脳底動脈循環不全
❺	74	女性	椎骨脳底動脈循環不全
❻	58	男性	椎骨脳底動脈循環不全
❼	61	女性	橋部小梗塞
❽	80	女性	椎骨脳底動脈循環不全
❾	74	女性	橋部小梗塞
❿	73	女性	発作性頭位眩暈
⓫	70	女性	椎骨脳底動脈循環不全
⓬	64	女性	発作性頭位眩暈
⓭	57	女性	椎骨脳底動脈循環不全
⓮	64	男性	発作性頭位眩暈
⓯	60	男性	椎骨脳底動脈循環不全
⓰	74	女性	椎骨脳底動脈循環不全
⓱	52	女性	椎骨脳底動脈循環不全
⓲	70	女性	発作性頭位眩暈
⓳	54	女性	椎骨脳底動脈循環不全
⓴	66	女性	小脳出血梗塞（陳旧性）
㉑	43	女性	椎骨脳底動脈循環不全
㉒	80	女性	発作性頭位眩暈

❶〜㉒の番号は便宜的No. 本文中の症例も含まれる．

❽ 80歳，女性
　平成11年8月，回転性めまいで初診．頭部MRAにて両側脳動脈瘤が発見された．平成13年7月左側が破裂し，緊急手術を施行．現在は元気である．

❾ 74歳，女性
　平成2年4月以来高血圧で経過観察中．平成8年9月，回転性めまいを起こし，頭部MRIで橋部小梗塞，頭部MRAで脳動脈瘤が判明．

❿ 73歳，女性
　回転性めまいで初診．発作性頭位眩暈と診断．頭部MRAで脳動脈瘤が認められた．

⓫ 70歳，女性
　平成8年11月，椎骨脳底動脈循環不全と診断．
　この時の頭部MRAでは何もなし．2年後の平成10年10月の頭部MRAにて脳動脈瘤が発見され，11月脳外科で手術（2～3年に一度は撮った方がよいと最初に話しておいたのが幸いだった）．

⓬ 64歳，女性
　発作性頭位眩暈で平成6年初診．
　平成9年にめまい再発．この時の頭部MRAは何もなし．
　しかし平成12年にクモ膜下出血で突然死亡．

⓭ 57歳，女性
　平成9年10月，高血圧とふらつくめまいで初診．
　頭振り眼振検査で下眼瞼向き垂直性眼振を含む左向き方向固定性水平性眼振あり．
　椎骨脳底動脈循環不全と診断．この時の頭部MRAで脳動脈瘤あり．平成11年の頭部MRAでさらに脳動脈瘤が明確になってきたが様子を見ている．

⓮ 64歳，男性
　発作性頭位眩暈後5年して頭痛と半身のしびれで救急車で運ばれ，脳血管造影で脳動脈瘤が発見された．手術後は元気である．

⓯ 60歳，男性
　平成9年に高血圧とめまいで受診．椎骨脳底動脈循環不全と診断．3年後に頭部MRAで脳動脈瘤が発見された．

⓰ 74歳，女性
　椎骨脳底動脈循環不全と診断．頭部MRAで脳動脈瘤が発見された．

⓱ 52歳，女性
　慢性腎不全で人工透析中，高血圧，めまいで受診．
　頭部MRAで脳動脈瘤が発見された．

⓲ 70歳，女性
　ふわーとするめまいで発作性頭位眩暈と診断．
　頭部MRAで脳動脈瘤と判明．

⓳ 54歳，女性
　回転性めまいで受診．頭部MRAで脳動脈瘤が認められた．

⓴ 66歳，女性
　ふらふらするめまいがどうしてもとれないと受診．
　頭部MRAで脳動脈瘤と判明．高血圧，糖尿病を合併（頭部MRIで小脳に陳旧性の出血梗塞が認められた）．

㉑ 43歳，女性
　回転性めまい，高血圧で受診．頭部MRAで脳動脈瘤が認められ，脳外科で手術．その後仕事に復帰している．

㉒ 80歳，女性
　高血圧と発作性頭位眩暈で受診．頭部MRAで脳動脈瘤と判明．

参考までに示すが，高齢者は動脈硬化を背景にしているので，動脈瘤は脳のみとは限らない．

◎めまいを起こしてから7年後に解離性胸部大動脈瘤を起こして入院となった症例もある（他に同様の症例が2例あるので全部で3例を経験）．
　78歳，男性．昭和63年5月に椎骨脳底動脈循環不全を起こし，7年後に解離性胸部大動脈瘤を発症し，入院．高血圧，高脂血症を合併．

◎めまいを起こしてから4年6ヵ月後に腹部大動脈瘤破裂で死亡したケースを経験している．
　66歳，男性．平成10年1月に斜行性眼振を含む方向固定性眼振を認め，椎骨脳底動脈循環不全と診断した．ヘビースモーカーで，高血圧，高脂血症を合併していた．

II. 第一線のプライマリーケアー医のためのめまい診療の進め方

「木を見て森を見ず」ではなく「森を見てから木を見る」の心構えで診療を進めていく．

一方で「森を見て」おいて「木を見る」ために眼振検査を含む前庭機能検査を行う．

まず問診を詳しく取ることが重要．

めまいの診断は問診だけでほぼつくといってもよいくらいである．

1. 内科でよく遭遇するめまい

内科でよく遭遇するめまいは椎骨脳底動脈循環不全，発作性頭位眩暈の順である．

めまいはメニエール病と発作性頭位眩暈だけではない！！

メニエール病は内科めまい外来昭和62年1月―平成15年6月までの16年6ヵ月間の全めまい総数3021例中18例，0.6%にすぎない（ちなみに耳鼻咽喉科でのメニエール病の確率は5%程度）（注目2）．

(1) 椎骨脳底動脈循環不全は過去16年6ヵ月間で56.9%
(2) 発作性頭位眩暈は過去16年6ヵ月間で27.9%

(1) 椎骨脳底動脈循環不全

めまいは回転性だけでなく，下を向いた時にめまいがする，ふわっとする，ぐらっとする，頭が後に引かれるといったように多種多様である．

椎骨脳底動脈循環不全では，前庭神経核も内耳もともに血流障害に陥る．症状がめまいだけのケースや，めまいにプラスして両耳で耳鳴や

---

❶ 心循環器系疾患の有無を診る．
　胸部X-ray（稀に症例116のごとく大動脈弓症候群に伴うめまいもある），脈を診て心音を聴取するのは基本．頸動脈狭窄の有無を診るため，ブルーイの聴取もしておく．
　（頸動脈狭窄はブルーイが聴取されていても，スクリーニング目的の単純頸部MRAで指摘できないこともある）
　心電図は必要．
❷ 血圧測定して起立性低血圧の有無を診る（臥位と立位を比較）．
　起立性低血圧があれば脳幹の循環障害，つまり椎骨脳底動脈領域の循環不全があるらしいとまず判断できる．
❸ 採血して貧血，血糖をチェック．
　低血糖が椎骨脳底動脈系の循環不全の引き金になることもある．多血症や血小板増多も稀にめまいの一因となる（症例121）．
❹ 血沈，抗核抗体を調べておく．
　膠原病による血管炎からくる椎骨脳底動脈系の循環不全もある．
❺ 内分泌疾患の有無．
　甲状腺機能亢進症，低下症に伴うめまい，稀に褐色細胞腫（変動する血圧によるめまい），シーハン症候群（低血圧によるめまい）でもめまいが起こる．
❻ 頸椎症の有無．
　変形性頸椎症→椎骨脳底動脈循環不全によるめまいのパターンは意外に多い．

注目！！ 2

多くの成書には耳鼻咽喉科のめまい外来での統計データが記載されている．
ここでは内科において遭遇するめまい疾患の確率を示してある．内科では当然動脈硬化を背景にした中高年のめまいが主体となってくる．
しかもわれわれは患者がキャンセルするか，金属が体内に入っていて頭部MRI，頭部MRA，頸部MRAを撮れなかった人以外は全症例を検査した．
特に頸部MRAを撮ることによってこうした結果がより明らかとなり，ギャップが出たのである．
各種めまい疾患の遭遇する確率という点で，内科と耳鼻咽喉科の間で違いがあることを日常診療上痛感している．

耳閉塞感を訴える患者もいる（病変の主座は前庭神経核にあるが，内耳も関与しているという程度）．

それゆえ前庭神経核と内耳のどちらに病変の主座があるかは，個々のケースによって違ってくる．

大多数のケースは病変の主座が前庭神経核にあり，内耳に病変の主座があるのは少数例と思われる．

内耳に病変の主座があるケースは左もしくは右耳で，あるいは両耳で音が響くと訴え，難聴（高音域とは限らない，低音域のこともある）を伴うこともある．

内耳に病変の主座がある場合は下記の理由による．

内耳動脈は脳底動脈から枝分かれしている終末動脈なので，本幹の動脈が循環不全に陥れば当然その分枝は循環不全になる．

そして例えば右の椎骨動脈の屈曲，蛇行，動脈径が左に比べてはるかに細いなどの理由で血流が悪ければ，脳底動脈に合流後も，右側の血流が悪いままで内耳へ流れていく傾向があるといわれている（例外はあるが）．

それゆえ右の内耳動脈の血流不全を生じ，内耳機能の左右差をも起こしてくる．

この結果，方向固定性眼振を生じ，一見，内耳性のめまいと同じような所見になると考えられる．

(2) 発作性頭位眩暈

内科では椎骨脳底動脈循環不全を背景とした発作性頭位眩暈が多い．

診断は問診と眼振所見で決定される．

つまり一定の頭位をとった時のみ回転性めまいが起こる．多くは寝たり起きたりした時，あるいは上を向くときめまいがするということでほぼ診断がつく（詳細は「めまい診療概論」を参照）．

3番目に内科で遭遇する機会が多いのは，循環器系疾患を背景としためまいである．

(3) 循環器疾患を背景としためまい（全めまい症例の4.4%）

徐脈，頻脈，洞不全症候群，WPW症候群，房室ブロック，上室性，心室性期外収縮，ペースメーカーを装着中の患者，冠動脈虚血疾患の患者で，椎骨脳底動脈循環不全か，またはそれを背景とした発作性頭位眩暈によるめまい（回転性，くらくら，ふわふわ）を呈する．

最近，われわれは完全房室ブロックによるめまい1例，心室性期外収縮が背景にある発作性頭位眩暈，狭心症が背景にある発作性頭位眩暈（いずれも眼振がしっかり存在する）を1例ずつ経験している．

ここで末梢・内耳性めまいを取り上げておく．

(4) 末梢性あるいは内耳性のめまい

◎内耳が関与するめまいは，難聴，耳鳴，耳閉感を伴うことが多い．時に音声が割れて聴こえるという症状を訴えることもある．

しかしながら，中高年者のめまいを簡単に内耳性と考えないこと！！

むしろ椎骨脳底動脈循環不全例が多い．

① メニエール病

めまい発作に伴って耳鳴や難聴が悪化あるいは軽減・消退したりする場合に，初めてメニエール病を考える（ただし1回限りのめまいはメニエール病とはいわない！！）．

めまいを繰り返して初めてメニエール病といえる（めまいを繰り返して最後は高度難聴に陥ることが多い．多くは一側性）．

少なくとも内科では，高齢者のメニエール病はほとんどないに等しいと考えること！！

（メニエール病は耳鼻咽喉科の専門外来でなければ滅多に来ない）．高齢者のメニエール病は，著者の経験では3021例中3例にすぎない．

しかも全員若い時に発症し，発作が再発してきた症例である．

② 突発性難聴

回転性めまいにプラスして，どちらか一方の耳に，ある日突然強い耳鳴と難聴が出現した場合，突発性難聴に伴うめまいを考える．

このめまいは多くは1回限りである！！

ただし初めのうちは突発性難聴と考えていたが，つまり難聴，耳鳴のみの症状であったのに，少し後になって本格的に反復性めまいを起こしてくることがある．これは多くの場合，遅発性内リンパ水腫である．

③ 良性発作性頭位眩暈

◎時にみかける耳鳴，難聴を伴わないめまいは，良性発作性頭位眩暈（症例55，症例56）を考える．これは問診と眼振所見で決定される．

つまり一定のめまい頭位をとった時に回転性めまいが起こりやすい．

多くは寝たり起きたりした時，あるいは上を向く時めまいがするということでほぼ診断がつく（中高年の発作性頭位眩暈の症状と同じで区別はつきにくいが，若年者の場合はこの疾患を考えた方がよい）．眼振所見についての詳細は文献を参照されたい[6,17,18]．

④ 前庭神経炎

もう一つ，耳鳴，難聴のないめまいとして，2ないし4週間以内の風邪の既往を聞き出すことで前庭神経炎を疑う．ただし最初に記載したが，今まで前庭神経炎は内耳性とされてきたなかに，実は脳幹部の梗塞（前庭神経核周辺の限局性梗塞）が意外に多いということが，最近いわれている[2]．

それゆえ，めまいのみ訴えて受診する中高年の患者に「末梢性の前庭神経炎でしょう」と簡単に診断しないこと．特に高齢者は種々の合併症を抱えているので要注意！

⑤ ウイルス性疾患に伴って起こる内耳性めまい

代表的なものは以下である．
◎耳帯状疱疹（症例58，症例60）
◎流行性耳下腺炎に伴う耳鳴，難聴，めまい（症例57）

2．その他の内科で遭遇するめまい

(1) 甲状腺疾患に伴うめまい（0.2％）

甲状腺機能亢進症では頻脈，不整脈でめまいが起こる．

甲状腺機能低下症でも心拍出量の減少でめまいが起こる．

いずれにせよ甲状腺疾患に伴うめまいは，循環器の障害を起こして，このために椎骨脳底動脈系の循環障害を生じた結果，めまいを起こす．

(2) 慢性呼吸不全に伴って起こるめまい

低酸素が関係している（前庭神経核は低酸素に弱い）と思われるが，多くは椎骨脳底動脈循環不全を背景とした発作性頭位眩暈の形をとる．

(3) 脳血管性パーキンソニズム

特に高齢者で多発性脳梗塞がある人では，不安定感や，前方へ転倒しやすくなり，このことをめまいとして訴えることがよくあるので注意．しかし時には，脳循環障害によると思われる軽いくらくらとかふわふわするめまい感を合併していることもある．

このような場合にはめまい感を取り除くことは可能である（32頁の症例（9）を参照）．

(4) 大脳性のめまい

稀に大脳性のめまいもある．内頸動脈狭窄によるめまい1例，前大脳動脈閉塞による発作性頭位眩暈2例（29頁の症例（4），（5）を参照）（2例とも方向交代性下行性眼振が観察された），中大脳動脈閉塞によるめまい1例（症例123，方向固定性眼振が認められた）を経験した．つまりフレンツェル眼鏡を装着して注意深く眼振を観察すれば，大脳性めまいであっても眼振は存在するし，方向固定性眼振，方向交代性眼振いずれの眼振も認められる．

(5) 妊娠中に起こるめまい

妊娠初期に軽いめまい感を訴えることがある．16年6ヵ月間3021例中，3例経験した（症例113を参照）．このうち1例は良性発作性頭位眩暈であった．

低血糖で起こるという説もある．

(6) 眼科的なめまい

高齢者で老眼鏡が合わなくて，ぐらつくと訴

えることもある（イラスト54）．

3．めまいで最終的にしておくことは

　病院に紹介するなり，あるいは地域医療連携を利用して，頭部MRI，できればMRAも撮っておく．中枢性眼振（上眼瞼向きの垂直性眼振は少ない．下眼瞼向きの頭蓋内疾患を疑う垂直性あるいは斜行性，純回旋性眼振など．症例47の参考を参照）がなければ必要ないという意見もいまだ根強いが．

　まず最近は頭は大丈夫かという患者のニーズがある．

　神経学的にみて頭蓋内疾患を疑わせる所見がなくても，そして中枢性眼振（頭蓋内疾患を疑う眼振）がなくても，また一見，良性発作性頭位眩暈のようであっても，頭蓋内疾患が後日見つかることは特に中高年者でよくあるので，頭部MRIは必要である．頭部CTのみ撮って異常なしとするのは，頭蓋内疾患見逃しのリスクが高いので注意．

　頭部MRIでラクナ梗塞や虚血性変化が大脳に複数個見つかった場合（イラスト56），頸動脈カラードップラー法を用いてプラークの有無をチェックしておく方がよい（カラードップラーがなければ，普通のエコーの装置でも可能）．

　なお，オプション的になるが，高血圧，高脂血症，境界型を含めた糖尿病の患者でめまいを起こした場合，IMT（頸動脈内膜中膜複合体肥厚度）を計測しておくと，将来の脳梗塞や心血管イベントの予測因子として有用と思われる．

　プラークを持っている人は脳梗塞になりやすいだけでなく，心筋梗塞のリスクも高い．

　さらに70％以上の頸動脈の狭窄があれば，異論はあるが，一応手術適応となる（図196は頸動脈カラードップラー検査を行っているところ）．

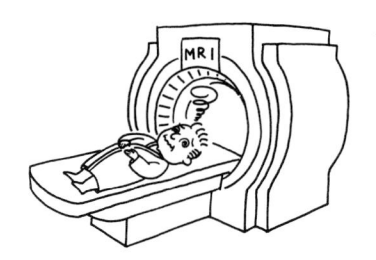

イラスト56

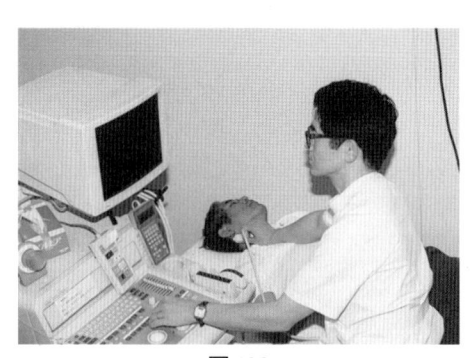

図196

一言メモ16

その1
　抗めまい薬を投与しても治まらず，眼科で視力を測定した後，眼鏡を交換したらとたんにめまいが良くなったケースもある（イラスト54）．

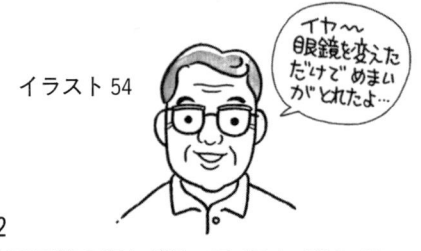

イラスト54

その2
　高齢者で下肢の筋力が弱ってくると，頭のぐらつきなのか，足腰のぐらつきなのか判定しにくいことがよくあるので，問診を丁寧にとる必要がある（イラスト55）．

イラスト55

III．明日からでも役に立つめまいの実践診療

1．眼振以外のめまい診断へのアプローチ

　第一線のめまい診療において「眼振を把握するのは簡単ではない．他にコツはないものか」

と考える方がいらっしゃると思われる．

そこですべて省略して，次のように簡単に三つのことを考えるとよい．

そしてこの際，診断名にこだわらないことである．

❶ 若い人のめまいは基本的に内耳が原因のめまいを考える（イラスト57）．

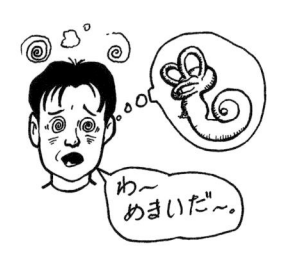

イラスト57

❷ 中高年者のめまいは多くは動脈硬化を背景にしているので，椎骨脳底動脈系の循環不全があるなと考える（イラスト58）．

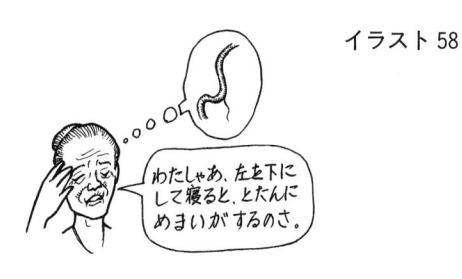

イラスト58

❸ 外来でよく診る内科疾患，たとえば循環器疾患，甲状腺，膠原病その他貧血，低血糖などを除外したうえで，最終的に可能なら頭部MRIを調べて聴神経腫瘍，その他の脳腫瘍，脳幹，小脳の脳血管障害を見逃さないようにすれば万全．MRAまで撮れば動脈瘤をチェックできる（最近は病院の施設を直接予約で利用できるようになってきたのでこれを利用する）．

2．プライマリーケアーでのめまいの処方

救急外来でめまいを診る時のコツは最初に記載したが，多忙な外来でめまいを診る時に，検査や詳細な問診をしている余裕はない．

プライマリーケアーにおいては，診断名にかかわらず，めまいの処方はほとんど変わらないのでご安心を（イラスト59）．

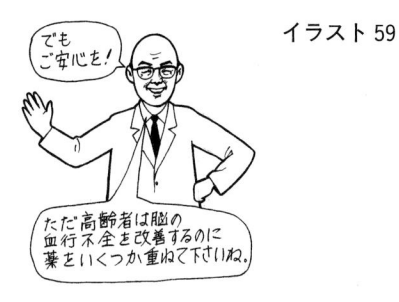

イラスト59

軽いフワッとするようなめまいには

| 1．Rp）メリスロン（1錠，6 mg）3ないし6錠/日　3× |

この処方でよくなってしまう症例もある．

回転性めまいや，メリスロンだけで効果がなければ，

| セファドール3錠/日　3×を加える． |

中高年者のめまいは，多かれ少なかれ動脈硬化による脳の慢性循環障害が加わっているので，

| セロクラール（1錠，20 mg）3錠/日　またはサアミオン3錠/日，3×を加えるのがコツ． |

ただしこれらを単剤で使うのではなく，次に具体例を示す．

これらの脳循環改善剤だけではめまいがもう一つ治まりが悪いということがある．

脳の循環障害といえども内耳の循環障害もあると考え，メリスロンを併用する．

これでよくなるケースが多い．つまり，

| 2．Rp）メリスロン6錠/日　セロクラール3錠，またはサアミオン3錠/日，3× |

高齢者ではこれでもめまいがよくならないと訴える人もしばしばいる．その場合は，

| セファドール3錠/日 3×を加える． |

脳循環改善剤のみではめまいが治まらない高齢者もいる．このような場合，脳代謝賦活剤としてアデホスを併用すると，よくなるケースもある．

```
Rp）メリスロン 6 錠
    セロクラール 3 錠
    セファドール 3 錠
    アデホス 3 g/日，3×
```

肩凝りをしつこく訴える人もしばしばいる．そして肩凝りをとると，めまいもよくなることが多い．

```
2 の処方＋Rp）テルネリン（1 錠，1 mg）3 錠またはミオナール 3 錠/日，3×
```

これで効かなければ，

```
2 の処方＋Rp）テルネリン（1 錠，1 mg）4 錠/日，2×
```

それでも効かなければ，

```
2 の処方＋Rp）テルネリン（1 錠，1 mg）6 錠/日，3×
```

この量でも肝機能の悪い人には注意が必要．9 錠/日にすると，肝機能障害がさらに高率に起こるので，これはやめておく．

高齢者のめまいは，種々の投薬に抵抗することがしばしばである．

多くは起立性低血圧（一般に臥位と立位で 20 以上の差のある場合をいうが，多忙な外来では坐位と立位でも可）を伴う．

そこで，

```
Rp）メリスロン 6 錠
    セロクラール 3 錠
    セファドール 3 錠/日，3×
```

上記処方に，高血圧の人には向かないが，

```
リズミック 2 錠/日　2× を追加することもある．
```

またはたとえ高血圧の人でも使えるものとして，漢方がある．

```
苓桂朮甘湯 7.5 g/日
```

を追加して，やっとめまいがよくなることもある．

> **一言メモ 17**
>
> **メリスロンは 3 錠/日では効きがよくない．**
> 6 錠にして初めて効果が出てくる人が多い．
> 内服だけで不十分なケースには，
> 　メイロン 40～60 ml を静注
> 効果がなければ
> 　メイロン 125 ml～250 ml を点滴する．

3．めまい患者のめまい以外の症状について

めまいの患者のめまい以外の症状については次のように対処するとよい．

(1) 嘔気，嘔吐

これらの症状はめまいにはほとんど付き物なのでプリンペランを使用する．

```
例：メイロン 125 ml＋プリンペラン 1A
    内服なら Rp）プリンペラン 6 錠　3×
```

(2) しびれ

手袋靴下型の四肢末端のしびれが重要．これは頸椎症による頸髄障害で起こることが多い．頸椎症があれば骨棘による直接圧迫，そこまでいかなくても，栄養動脈の循環障害で起こりやすい．

片半身のしびれは当然脳の問題となってくる．

```
Rp）セロクラール 3 錠　3× を処方しておくとよい．
```

上記のような脳循環改善剤がすでに処方されていれば，

```
Rp）メチコバール（1 錠，250 μg）3 錠　3× を追加処方．
    効果がなければ，メチコバール（1 錠，500 μg）3 錠 3× とする．
```

(3) 頭痛，首筋の痛み，頭重感

緊張型頭痛，後頭部痛が多いが，すべてひっくるめて，

> Rp）テルネリン3錠　3×を処方．

（ただし，強い後頭部痛を訴える時は，滅多にないが，とりあえず頭部 CT を撮っておく方がよい．そして後日頭部 MRI で確認しておくことが肝要）．

漢方薬を使う場合，片頭痛も含めて，

> Rp）呉茱萸湯 7.5 g/日　3×を処方．

高齢者で高血圧気味の人の頭痛には，

> Rp）釣藤散 7.5 g/日　3×を処方．

(4) 肩凝り

めまいを起こす多くの人が，この症状を訴える．肩凝りがあると，これにより異常に緊張した筋肉が神経，血管を圧迫し，結果として椎骨脳底動脈系の循環不全を引き起こすためと考えられている[19]．

そして肩凝りをとると，めまいもよくなることが多い．

> Rp）テルネリン3錠　3×を処方．さらにこれを4錠 2×あるいは6錠3×に増やす．

一言メモ 18

めまい患者はよく肩凝りを訴える．
肩凝り→頸部筋の緊張→椎骨脳底動脈周囲の交感神経興奮状態→椎骨脳底動脈系の循環不全のパターンは，実地臨床上，頻回に遭遇する．ただし，頸椎の索引療法でめまいが悪化するケースがあるので注意（われわれは適切な索引療法と抗めまい薬の併用により，頸椎症が原因の頑固な発作性頭位眩暈が治まった症例を経験している）．

(5) 頭鳴

耳鳴は頻度が多いが，頭鳴は頻度が少ない．
しかし患者にとってはとてもつらいものである．

頭鳴は，頸部筋の緊張→椎骨脳底動脈周囲の交感神経興奮状態→脳底動脈循環不全によるものと考え，

> Rp）テルネリン3錠　3×を処方．

場合によっては，

> Rp）テルネリン4錠　2×を処方．

時に漢方薬が効くケースもある（症例117参照）．

> Rp）真武湯 7.5 g/日　3×

一言メモ 19

最初に記載したようにメイロン投与後，セルシンを注射すると効果があるのは，自律神経障害部分に対してであり，なかにはセルシンの内服だけで効いてしまう人もいる．
こういうケースは自律神経の要因の強い人であろう．

4．外来でよく遭遇する Q & A

次の Q1〜Q3 は医師が診療の際に患者からよく質問される事柄である．参考になれば幸いである．

Q1 めまいと自律神経失調の関係について教えて下さい．

A：図 197 のごとく，自律神経障害部分と循環障害部分とが重なり合ってめまいが起こります．そしていずれかが主体となってめまいが起こると考えられます（腫瘍は別として，梗塞，出血，ウイルス感染などの器質的障害が引き金となり，それに伴って循環障害が起こる場合も含まれ

ます）．

どちらの部分が主体になるかは，個人差があります（同一人物ですら，どちらの成分が主体になるかは，発症年齢や経過の時期によって微妙に違ってきますが）．

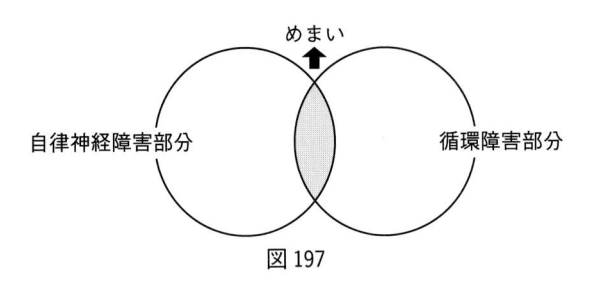

```
            めまい
              ↑
   ┌─────┐ ┌─────┐
   │自律神経│ │循環障害│
   │障害部分│ │部分   │
   └─────┘ └─────┘
          図197
```

> **Q2** 理論はわかりました．では治療についてはどうなのでしょうか？ どちらが主体になるかで治療が変わるのしょうか？

A：一般に中高年のめまいは，循環障害が主体のめまいですので，循環改善剤でよくなることが多いです．

頭の中でぐらぐらするのが最後までとれないという場合など，自律神経障害部分の治療が必要な人もいますので，まず真武湯，次に西洋薬ならメイラックス，ソラナックス，眠くなるのが嫌な人は，漢方薬で自律神経調節作用のある半夏厚朴湯あるいは桂枝加竜骨牡蛎湯，抑肝散加陳皮半夏などを使うのがよいです．

> **Q3** 私のめまいは内耳なのですか？ それとも脳からきているのですか？

A：腫瘍，梗塞，出血のように器質的要因がはっきりしている場合は例外として，多くのめまいは，どちらに病変の主座があるかと考えた方がわかりやすいと思います．

例外はありますが，若い人の場合，末梢ことに内耳に病変の主座があることが多いと考えます．

中高年になれば多かれ少なかれ動脈硬化が加わってきますので，本幹の椎骨脳底動脈系の障害，すなわち，脳幹，小脳に病変の主座が移ってくると考えられます．

しかし，内耳も当然のことながら，関与はしていると予測されます．

理由は若い時は，動脈硬化がほとんどないので（あっても軽い），椎骨脳底動脈系にもともと循環障害を起こしやすい潜在的要因があったにせよ，内頸動脈系が代償してくれているはずです．

ところが，年齢が進むにつれて，内頸動脈系の代償が動脈硬化のためうまく働かなくなるので，本幹の椎骨脳底動脈系の循環障害が顕著になり，内耳だけでなく，むしろ脳幹，小脳を含めた広範囲の機能障害を起こしてきます．

以上のように説明すれば患者にも理解していただけるのではないかと思う．

> 注：脳幹は前庭神経核（図4, 15頁），小脳は主に前庭小脳といわれている小脳虫部や小脳下虫つまり，結節，片葉を意味する．

IV. 最終的に頭に入れておくこと

1. 中高年者のめまいで多いのは椎骨脳底動脈循環不全（眼振は一定方向）

この椎骨脳底動脈循環不全は松永[10]が提唱した，

❶ Haemodynamic type
❷ Vascular type

の二つであり，❶は一種の慢性脳循環不全のような機能的障害であり，めまいが主体で，時に口周囲のしびれ，四肢の先のしびれを伴う．

❷は椎骨脳底動脈系の梗塞性病変，高度の血管の蛇行，屈曲，周囲組織よりの血管への圧迫

などの器質的障害であり，他の神経症状を伴う．

本書で扱うのは❷より，❶の方がはるかに多い．

変形性頚椎症や動脈硬化，心疾患などを背景にした慢性脳循環不全がふだんから微妙にあれば，家がまっすぐな状態なら地震がきても倒れにくいが，少々斜めに立っていれば，弱い地震でも倒れやすくなるのと同じで，一時的な血圧降下，肩凝り，精神的ストレス，肉体的ストレスによってめまいを起こしやすくなる（**イラスト 60**）．

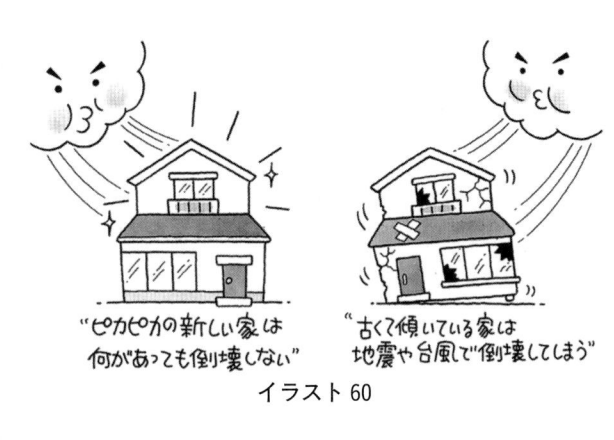

イラスト 60

斜めに傾いた家を倒す地震や台風に相当するものとして精神的，肉体的ストレスがある．

●長時間のパソコン操作（**イラスト 61**）

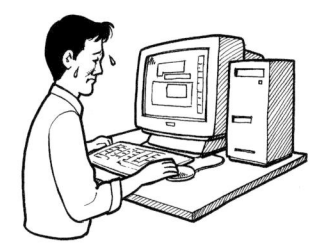

イラスト 61

●編物に凝ってうつむき姿勢が長い（**イラスト 62**）

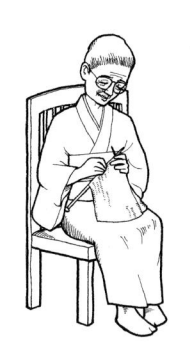

イラスト 62

●突然のリストラ宣告（**イラスト 63**）

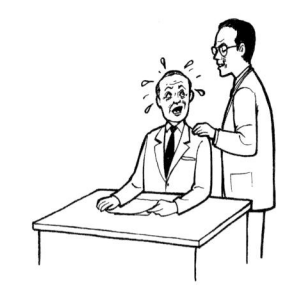

イラスト 63

●遠距離通勤（**イラスト 64**）

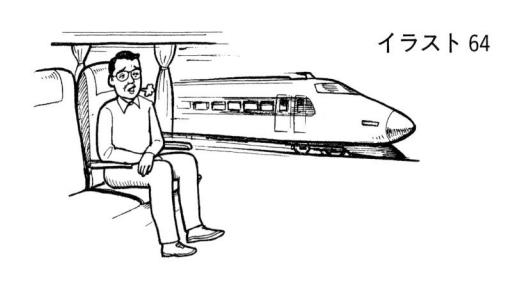

イラスト 64

●長時間の通勤ラッシュ（**イラスト 65**）

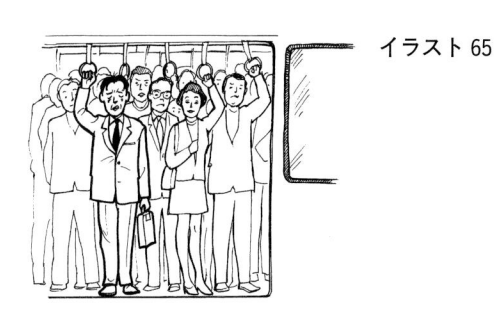

イラスト 65

2．発作性頭位眩暈（眼振は方向交代性）
（イラスト66）

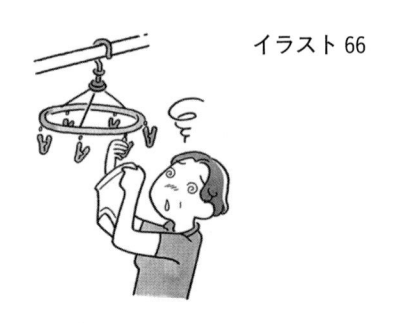

イラスト66

3．見逃してはならぬもの

頭蓋内疾患（脳腫瘍，脳梗塞，脳出血），背景にある循環器疾患，外来でよく遭遇するその他の内科疾患（貧血，低血糖など）．

●頭蓋内疾患については，
特に糖尿病と高血圧の合併例，高血圧で降圧剤を内服中のケースでは，激しい回転性めまいだけでなく，たとえ軽いめまいでも頭部MRIで脳幹梗塞，小脳出血や小脳梗塞が発見されることがあるので油断せず，安易に「内耳性めまい」と思い込まないこと！

これらの疾患を見逃さないためには，次のような症状の有無を問診で聞き出すことを心がける．
① しびれ（顔面を含む半身のしびれ，口周囲のしびれ，手と口唇の半分のしびれなど），② 複視，③ 頭痛（一側耳介後部の痛み，後頭部痛），④ 構音障害（軽度の場合本人も気付いていないことも），⑤ 眼前暗黒，⑥ 短時間の意識消失．
《一側耳介後部〜後頭部の痛みは椎骨動脈解離を除外する必要あり》

①〜⑥の症状が必ずしも頭蓋内疾患に随伴するとは限らないし，めまいのみの場合も十分あり得る．しかしながら，医療サイドから尋ねないと患者が話をしてくれないことが往々にしてある．

●背景にある循環器疾患については，
良性発作性頭位眩暈と酷似した眼振所見が認められたが，発作性心房細動が発見された症例あり．脈の触診も重要．さらに回転性めまいで初診，僧帽弁閉鎖不全がみられた症例もあるので，心音聴取も注意深く．

●貧血については，
高齢の患者で回転性めまいで受診し，眼振もみられたが，貧血が発見され結局内視鏡で胃癌が見つかったケースがある．

●低血糖については，
眼前暗黒の症状が起こることもあるので要注意．

繰り返しになるが，リスクファクターとして糖尿病，高血圧，高脂血症，肥満，喫煙，坐ったままのライフスタイルなどがある中高年者のめまいは，まず「中枢性めまい」を疑い，そして将来の脳卒中だけでなく，狭心症や心筋梗塞にも注意を払う必要がある（イラスト67）．

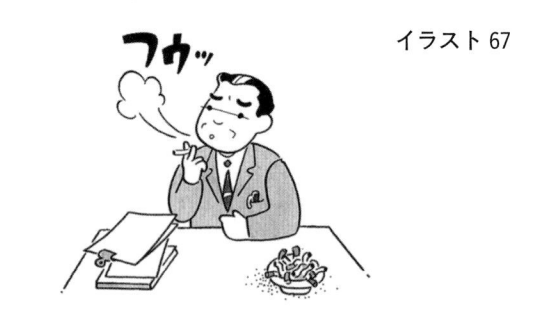

イラスト67

V．これからのめまい診療の注意点

❶ 今や患者のニーズは，めまいを起こせば「頭は大丈夫か」というところにきている

最初から眼振所見のみに頼りすぎて内耳性と思い込み，患者に「頭部MRIは必要ない」と断言しないこと．脳腫瘍が隠れてい

イラスト担当の和田慧子氏，西谷ゆかり氏，種々ご尽力いただいた田中大蔵氏，小宮山真一郎氏に深謝する．

たり，めまい後，短時日のうちに脳出血，脳梗塞を起こすこともある．

　頭部CTでは患者の要望を満たすには不十分である．

❷ **団塊の世代が徐々に60歳代に達し，高齢化社会を迎えようとしている**

　中高年のめまいは動脈硬化を背景としているので，当然のことながらめまい後に脳卒中，狭心症，心筋梗塞を起こす確率は高くなる．

　めまい後何年もしてからこうした疾患に罹患するのは，めまいと無関係であるように言う人もいるが，その患者にとって重要なのは背景にある動脈硬化なのである．

　つまりめまいをきっかけにして，その人の生活習慣を改善させることができれば，臨床医としての役割が果たせることになるのである．

❸ **最後にこの辺で「めまいは内耳」という考え一辺倒から脱却していくべきと考えるのは早急だろうか**

おわりに

　本書の稿を終えるにあたり，画像診断のご教示をいただいた放射線科，藤田安彦部長，黒田　覚医長，楠　直明医師，佐藤正人医師，手術や検査等で種々御協力いただいた脳神経外科，田中直樹部長，貴重な症例や検査資料を提供いただいた神経内科，宮崎　弘部長，斎藤之伸医師，広田英明医師．耳鼻咽喉科，三橋敏雄部長，江畑康哉医師，関　彰彦医師，小野健一医師，内科でのめまい診療にご理解とご支援をいただいた呼吸器内科，三浦溥太郎部長，大河内　稔医長に，頸動脈の超音波検査の写真撮影を担当していただいた検査科，松田佑太朗氏，阿部励一氏，中島俊一氏に心から謝意を述べたい．

文 献

1) 日本平衡神経科学会, 編：「イラスト」めまいの検査. 診断と治療社, 東京, p 8, p 27, p 147, 1995
2) 寺本　純：めまい！　脳は大丈夫か. 講談社健康ライブラリー. 講談社, 東京, 1996
3) 福井圀彦, 藤田　勉, 宮坂元麿：脳卒中最前線―急性期の診断からリハビリテーションまで―(第2版). 医歯薬出版, 東京, p 350, 1994
4) 植村研一：頭痛・めまい・しびれの臨床. 医学書院, 東京, p 57, p 92, p 118, 1988
5) Sakata E, Ohtsu K, Shimura H, et al：Positional nystagmus of benign paroxysmal type (BPPV) due to cerebellar vermis lesions：pseudo-BPPV. Auris Nasus Larynx 14：17, 1987
6) 重野浩一郎：頭位眼振の分類とその意義. Eguilibrium Res 59(4)：254, 2000
7) 松田邦夫：漢方薬の実際. 創元社, 東京, p 145, p 148, 1992
8) Nakayama M：Investigation of Vestibular Damage by Antituberculous Drugs. Acta Otolaryngol (Stockh), (Suppl)：p 481, 1991
9) Nakayama M：Clinical investigation of Vestibular Damage by Antituberculous drugs. Auris・Nasus・Larynx (Tokyo) 13(Suppl)：p 181-192, 1986
10) 松永　喬：椎骨脳底動脈循環動態とめまい. 第96回日耳鼻総会宿題報告. 1995
11) 七戸満雄：めまい, 耳鳴り, 難聴（メニエール病とその周辺疾患）の新しい治療法―ヘルペスウイルス感染症説―：http://www.bekkoame.ne.jp/~ms-71
12) 八木聰明：メニエール病のゾビラックス治療に対する見解. Equilibrium Res 59(6)：p 598, 2000
13) 吉本　裕：「危ないめまい」, 後頭蓋窩の急性脳血管障害（その2）, 診療メモ. Equilibrium Res 60(6)：p 492, 2001
14) W Stoll, DR Matz, E Most, Schwindel und Gleichgewichitsstoerungen
（坂田英治, 高橋佐知子, 訳）：めまいと平衡障害. 南江堂, 東京, p 146, p 248, 1988
15) 平井伸治, 佐伯直勝, 山上岩男, 小林英一, 小林繁樹, 山浦　昌：クリッピング困難な椎骨動脈瘤に対する治療選択. 脳卒中の外科 28：p 339, 2000
16) 西沢　茂, 横山徹夫, 植村研一, 龍　浩志, 忍頂寺紀影, 下山一郎, 鎮目研吾, 杉浦康仁, 酒井直人, 野末道彦, 伊藤久子：椎骨動脈瘤破裂後に一側性感音難聴を呈した1例. Neurol Med Chir (Tokyo) 29：p 772, 1989
17) 林　裕次郎, 國弘幸伸, 東野一隆, 齋藤　晶, 神崎　仁：方向交代性頭位眼振の臨床的検討. Equilibrium Res 59(3)：p 198, 2000
18) 徳増厚二, 長沼英明, 橋本晋一郎, 伊藤昭彦, 栗原里佳, 岡本牧人, 山根雅昭：良性発作性頭位めまい症の回旋性眼振の垂直成分. Equilibrium Res 62(4)：p 331, 2003
19) 北野英基, 白馬　明, 畑田耕司, 山根英雄：神経内科医によるめまいの診断と治療. Equilibrium Res 60(1)：p 15, 2001

索　引

A

アブミ骨切除　18
アデノウイルス　17
アーノルド-キアリー奇形　215
アテローム硬化　30, 35, 138, 244
悪性発作性頭位眩暈　18, 21, 26
足踏み検査　11, 12
頭振り眼振検査　11, 13, 14, 92
圧力中耳炎　221
Arachnoid cyst　177
AT-III製剤　162
ataxia　173

B

バルサルバ法　221
ブルーイ　222, 241
抜歯　10
傍正中橋毛様体（PPRF）　15
房室ブロック　22, 242
附子　62
Barré-Lieou症候群　43
β-ブロッカー　44

C

遅発性内リンパ水腫　18, 76, 124
陳旧性脳出血　160
陳旧性心筋梗塞　6, 90
陳旧性出血　170
知能障害　216
聴性脳幹反応　50
聴神経腫瘍　8, 22
釣藤散　65, 247
中大脳動脈　30
中大脳動脈閉塞症　236
中大脳動脈起始部　83
中大脳動脈起始部狭窄　102
中耳炎　10, 16
中高年の発作性頭位眩暈　28

中脳梗塞　163
注視眼振検査　11
cavernous angioma　164, 165, 238
TG（中性脂肪）　53

D

第3脳室　181
第4脳室周辺の病変　21
大動脈弁閉鎖不全　32, 96, 197
大動脈炎症候群　225
大動脈弓症候群　224, 241
大動脈弓症候群（脈なし病）に伴ううめまい　23
大脳白質　33
大脳基底核　28
大脳の穿通枝領域　20
大脳性のめまい　23
代償灌流異常　83
脱力　150
脱力発作　7, 10, 45
電気ショック　163
洞不全症候群　22, 242
動静脈奇形　22
動脈硬化　23
動脈脈波伝搬速度　84
動脈脈波伝搬速度検査　86
Dandy-Walker奇形　217
diziness　227
DOA　90, 141

E

遠赤外線　139
延髄外側症候群（ワレンベルグ症候群）　21, 173
延髄梗塞　140
延髄空洞症　40
EVM　17

F

ふらつき　8
フレンツェル眼鏡　6, 13
フレンツェル眼鏡検査　11
腹部大動脈瘤　31
複視　5, 7, 10, 18
輻輳麻痺　138, 167
輻輳障害　22
不整脈　6
不定愁訴　42
不全麻痺　29
fainting attack　223
faintness　147, 150

G

ガンマーナイフ　50
外転眼の眼振　15
顎関節症に伴ううめまい　17
眼科的なめまい　23
眼瞼下垂　33
眼球運動　15
眼球運動核　15
顔面神経麻痺　17, 50, 132
眼振　6
眼振電図検査　84
眼振緩徐相　73
眼振検査　11, 12
眼振記載法　14
眼振（急速相）　42
眼振急速相　73
眼振（急速相）　120
眼振誘発率　13
眼運動（サッケード）　42
眼運動神経　46
眼前暗黒　7, 32, 82, 100, 147
眼前暗黒感　10, 146
画像所見　34
減衰現象　16, 19, 82

下痢　226
仰臥位　12
呉茱萸湯　42, 61, 247

H

ヒステリー発作　88, 89
ホルター心電図　24, 136
八味地黄丸　62
肺アスペルギルス症　59
肺癌小脳転移　238
肺結核　50
肺機能検査　141
肺線維症　21, 29
反回神経麻痺　173
汎血管炎　225
半器官麻痺　76
半夏白朮天麻湯　42, 61
半夏厚朴湯　248
発汗　7, 10
鍼　26
鍼治療　120
平衡機能検査　11
偏倚　42, 73, 120
変形性頸椎症　6, 19, 51
片側聾　124
片葉　15, 248
片頭痛　42, 119, 125
片頭痛に伴うめまい　17, 42
非回転性めまい　25, 93
被殻出血　144, 169
肥満　25
頻脈　10, 22, 242
非定型メニエール病　79
補中益気湯　42
補腎薬　62
補充現象　116
歩行検査　11, 12
歩行困難　59
発作性頻拍　31
発作性心房細動　109, 136
発作性頭位眩暈　6, 16
発作性頭位眩暈（狭義）　18, 21

発作性頭位眩暈（広義）　18
　方向交代性上向性水平性　19
　方向交代性下向性回旋性　19
Haemodynamic type　248
HDL コレステロール　53, 148

I

インフルエンザウイルス　17
胃癌　44, 192
異常眼球運動検査　11
異常インパルス　43
異常血圧　10
異型狭心症　141, 156
胃切除後高血糖　44
意識障害　9, 10, 34, 147
意識消失　7
一過性脳虚血発作（TIA）　238
一側迷路機能廃絶　40
一側性高度感音難聴　18
IMT（頸動脈内膜中膜複合体肥
　厚度）　244

J

ジフテリアによる内耳炎　18
自動調節機能　84
自発眼振　7
自発眼振検査　11, 14
耳閉感　80
耳管狭窄　221
耳管の換気障害　221
耳下腺腫脹　17
耳後部痛　107
耳鳴　6
地面に引き込まれる感じ　42
腎不全　58
人工気胸術　50
自律神経失調　247
自律神経失調症　43
耳石　16, 70
耳石膜　16
耳帯状疱疹　17
徐脈　22, 242

上部脳幹　5
上下肢不全麻痺　28
上行結腸癌　144
上室性期外収縮　22, 242
上小脳動脈　123
上小脳動脈閉塞症　21
上腕神経叢神経鞘腫　33
純回旋性眼振　244
循環器疾患　6
持続時間　9

K

コクサッキーウイルス　17
コステン症候群　17
クモ膜下出血　93, 148
下部脳幹　86
下眼瞼向き斜行性眼振　19
蝸牛症状　8, 75, 79
解離性胸部大動脈瘤　240
解離性椎骨動脈瘤　233
回旋性眼振　14
回転性めまい　6
肝機能障害　65
関節リウマチ　190
患側　73
完全房室ブロック　242
肩凝り　23
片麻痺　25
葛根湯　65
褐色細胞腫　241
風邪症状　24
経鼻カテーテル　29
頸部筋の緊張　23
頸動脈カラードップラー法　21, 30, 35, 138
頸動脈狭窄　241
頸動脈内膜中膜複合体肥厚度
　（IMT）　244
頸肩腕症候群　60
頸筋群　43
頸性めまい　26, 51
桂枝　62

桂枝加竜骨牡蛎湯　248
頸椎牽引歴　10
頸椎MRI　30
頸椎椎間板ヘルニア　30
頸腕症候群　43
頸髄障害　246
懸垂頭位　12
血沈　241
血液ガス　28, 141
血液粘度　232
血管炎　25, 190
血管腫　238
血管運動中枢　7, 10
結節　15, 248
血糖降下剤　32
気管支喘息　28, 34, 79
気功　26, 107
緊張型頭痛　60
菌状息肉症　44
起立性調節障害　180, 199
起立性低血圧　8, 10, 25, 32, 241
虚血性変化　20, 35, 148
虚血性疾患　22
極位眼振　22, 47
境界型糖尿病　98
橋梗塞　103, 110, 240
狭窄率　138
狭心症　6, 197
球形嚢　16
急性中耳炎　79
骨棘形成　19
降圧剤　33
高度難聴　8, 16
口蓋垂　173
膠原病　25, 190, 241
抗凝固療法　163
紅斑　17
甲状腺機能亢進症　241, 243
甲状腺機能低下症　241, 243
甲状腺疾患に伴うめまい　22
抗核抗体　241
後下小脳動脈　176

後下小脳動脈閉塞症　21, 173
高血圧　20
航空性中耳炎　221
硬膜下水腫　167
高尿酸血症　33
構音障害　10
高脂血症　19, 20
口周囲しびれ感　5, 10, 88
後頸部　63
後縦靱帯硬化症　27, 187
後大脳動脈　94
後頭部　63
後頭部痛　7, 10, 82
後頭下穿刺　147
kinking（ねじれ）　199, 202, 205
KM　16, 17

L

low density area　162

M

めまい感　6
むち打ち症　10, 80
マン検査　11, 12
メニエール病　6, 72, 116
メニエール症候群　7, 150
ムンプス　18
膜迷路　16
慢性C型肝炎　109
慢性腎不全　86, 240
慢性呼吸不全　21, 29
慢性呼吸不全に伴うめまい　22
慢性脳循環不全　249
麻疹　18
末梢性めまい　44, 236
末梢性前庭障害　8
末梢前庭性　73
未破裂脳動脈瘤　26, 34, 94
味覚異常　50
脈なし病　224
霧視　7, 10, 18, 82
無症候性のラクナ梗塞　35

無症候性脳梗塞　20, 35
mirror aneurysm　195
MLF (medial longitudinal fasciculus)　15
MLF症候群　15
MR Angiography (MRA)　67, 245
MRI　250
mushy stool　226

N

内包後脚　32
内包の小梗塞　21
内耳　16
内耳梅毒　17
内耳病変　118
内耳道断層　229
内耳炎　17
内耳血行障害　16
内耳血流の左右差　38
内耳機能の高度低下　71
内耳の循環障害　245
内耳性めまい　18, 80
内耳障害　79
内耳水腫　64
内頸動脈　30
内リンパ水腫　17
内側縦束　15
内転眼の麻痺　15
二段脈　21, 30
二朮湯　65
妊娠中のめまい　23
二相性　96
乳様突起炎　18
乗り物酔い　10, 18
脳動脈硬化　149
脳動脈瘤　194, 238
脳循環改善剤　24, 64, 245
脳幹病変　22
脳幹梗塞　9, 102
脳幹脳炎　131
脳下垂体　107

脳下垂体腫瘍　107
脳血管性パーキンソニズム　23, 24, 32, 158
脳血管造影　34, 88
膿胸術後状態　28
脳梗塞の前兆　63
脳内出血　147
脳出血　25, 94
脳腫瘍　238
脳卒中　6
脳代謝賦活剤　245
囊胞　109

O

お灸　26
音響外傷　10, 16
温痛覚障害　173, 175
黄連解毒湯　65, 144
Oligoastrocitoma　238
OPCA（オリーブ橋小脳萎縮症）　22

P

ペースメーカー　6, 22, 242
paramedian pontine reticular formation（PPRF）　15
PICA　176
PTCA　140
pure sensory stroke　89

R

ラムゼイ・ハント症候群　17
レルモワイエ症候群　123
卵形囊　16
卵巣囊腫　43
苓桂朮甘湯　42, 61
両脚直立検査　11, 12
良性発作性頭位眩暈　6, 16, 18, 19, 71, 126
良性の脳腫瘍　49
良性再発性眩暈症　17, 42, 125
両側耳閉塞感　45

両側耳鳴　7, 10, 45, 68, 136
両側感音難聴　9
両側内耳障害　155
両側前庭機能障害　8, 70
流行性耳下腺炎　17
六味地黄丸　62
六味丸　62
老人性痴呆　57
radial artery　163
risk factor　171
RSウイルス　17

S

シーハン症候群　241
ステント留置　140
鎖骨下動脈盗血症候群　23, 222
三半規管　16
三半規管の膨大部　16
三叉神経　17
三叉神経核　5
三叉神経麻痺　50
三叉神経痛　49
嗄声　173
星状神経節ブロック　132
生活習慣病　27
潜時の延長　50
潜伏時間　16, 19, 82
脂肪腫　238
視標追跡検査　84
歯状核　150
視ミオクローヌス　22, 45
心房細動　24, 32, 162
深部白質　33
真武湯　65, 226, 227, 228
真珠腫性中耳炎　10, 17
神経圧迫症候群　23
心血管イベント　244
心筋梗塞　25, 90, 141
進行性内リンパ水腫　16
滲出性中耳炎　86
心療内科　43
真性多血症　231

心室性期外収縮　22, 242
視線変更　15
四肢末端のしびれ（手袋靴下型）　5, 10, 246
視床　18
視床梗塞　89
舌のもつれ　45
舌のしびれ　18, 46
失調　173
失調性歩行　46
視運動性眼振検査　84
斜行性眼振　14, 59
松果体　109
松果体囊胞　49, 181
症候性脳梗塞　35
小脳虫部　15, 47, 165, 248
小脳虫部梗塞　140
小脳虫部の低形成　216
小脳半球　28, 33, 150
小脳半球腫瘍　40
小脳扁桃　214
小脳下虫　15, 248
小脳橋角部囊胞　238
小脳橋角部腫瘍　22, 40
小脳梗塞　19
小脳性のめまい　38
小脳出血　21, 151
小脳出血梗塞　41
小脳腫瘍　40
出血梗塞　240
速度蓄積　13
側副血行路　84
側脳室　181
塞栓　162
側頭骨外傷　18
側弯症　28
総頸動脈　30
総コレステロール　51
垂直性眼振　14
水平・回旋混合性　14
水平性振子様　14
水平性眼振　14

水疱形成　17
SM　16, 17
ST 低下　156

T

立ちくらみ　8
多発性脳梗塞　23
多血症　241
単純疱疹　65
単脚直立検査　11, 12
胆石症　92
手足の先のしびれ　18
低血糖発作　44
低音部障害　118
低酸素状態　28
低周波　139
橈骨動脈　162
特発性血小板血症（血小板増多症）　232
突発性難聴　11
突発性難聴に伴うめまい　16
突進現象　32
頭部 CT　90
頭部外傷　10, 16
頭部外傷に伴うめまい　17
頭部静止時の視力　70
頭部運動時の視力　70
頭頂葉　18
頭頂葉の 2 v 野　30

頭位眼振検査　11, 12, 14
頭位変換眼振検査　11, 12, 14
当帰芍薬散　65, 207
糖尿病　20
糖尿病（境界型）　19
糖尿病性昏睡　57
東洋医学的治療　26, 139
椎間孔狭小　19
椎骨動脈結紮　33
椎骨動脈狭窄　222
椎骨動脈瘤　234
椎骨脳底動脈循環不全　6, 7, 18
痛風　53
TIA（一過性脳虚血発作）　164, 238

U

ウイルス感染　75
ウイルス性脳炎　131
ウイルス疾患　17

V

Vascular type　248
Venous angioma　238
vertigo　30

W

ワレンベルグ症候群　21, 175
WPW 症候群　22, 242

Y

予防医学　35
抑肝散加陳皮半夏　248
有毛細胞　16

Z

坐位　12
在宅酸素療法　21, 23, 29
頭帽感　60
頭重感　53
頭鳴　7, 10, 68
前大脳動脈閉塞　21, 29
前下小脳動脈閉塞症　21
前下小脳動脈虚血発作　171
前交通動脈　34
全身倦怠　42
全失語　144
前庭器官　16
前庭神経　16, 79, 154
前庭神経炎　17, 24, 243
前庭神経上行路　30
前庭神経核　15, 38, 154
前庭神経核の梗塞　9
前庭小脳　248
前頭葉　49
前頭葉血管腫　192
舌咽神経　46
髄膜腫　105

著者略歴

中山　杜人（なかやま　もりと）

1971 年　群馬大学医学部卒業．群馬大学耳鼻咽喉科入局．
1975 年　同大学院修了．
1977 年　武蔵野赤十字病院耳鼻咽喉科副部長．
1980 年　同内科勤務．
1982 年　横須賀共済病院内科勤務（後年内科部長）．
2005 年　同院退職．
　　　　この間，埼玉医科大学耳鼻咽喉科と群馬大学耳鼻咽喉科で非常勤講師．めまいについては，耳鼻咽喉科入局以来診療に携わり，1987 年内科に「めまい外来」を立ち上げ，呼吸器内科診療だけでなく「めまい診療」にも従事し，2005 年まで継続．
　　　　現在は湘南記念病院，額田記念病院，衣笠病院でめまいを含め一般内科を診療中．

監修者略歴

亀井　民雄（かめい　たみお）

1957 年　群馬大学医学部卒業．
1962 年　同大学院修了．
1965 年　群馬大学耳鼻咽喉科学講師．
1972〜1973 年，および 1977 年　アレキサンダー・フォン・フンボルト研究員としてドイツ・ウルム大学（神経内科）に留学．
1980 年　群馬大学耳鼻咽喉科学助教授．
1984 年　同教授．
1998 年　定年退官し，現在，群馬大学名誉教授．主たる研究領域は神経耳科学．
　　　　"Archives for Sensology and Neurootology in Science and Practice"（インターネットジャーナル）準編集人．
　　　　NES（国際平衡神経学会）Tato-Claussen 賞受賞（2004 年）．

　　　　　　　　　　　　　　　　　　　　　　3 刷　2008 年 5 月 15 日
　　　　　　　　　　　　　　　　　　　　　　2 刷　2006 年 3 月 15 日
　© 2005　　　　　　　　　　　　　　　　第 1 版発行　2005 年 1 月 15 日

プライマリーケアー医のための
めまい診療の進め方

（定価はカバーに表示してあります）

著　者　　中　山　杜　人

発行者　　服　部　治　夫
発行所　　株式会社　新興医学出版社
〒113-0033　東京都文京区本郷 6 丁目 26 番 8 号
電話　03(3816)2853　　FAX　03(3816)2895

検印省略

印刷　三報社印刷株式会社　　ISBN 4-88002-629-8　　郵便振替　00120-8-191625

・本書および CD-ROM（Drill）版の複製権・翻訳権・譲渡権・公衆送信権（送信可能化権を含む）は株式会社新興医学出版社が所有します．
・JCLS〈㈱日本著作出版権管理システム委託出版物〉
本書の無断複写は著作権法上での例外を除き禁じられています．複写される場合は，その都度事前に㈱日本著作出版権管理システム（電話 03-3817-5670, FAX 03-3815-8199）の許諾を得てください．